Daniel Agustoni

Craniosacral Rhythmus

Praxisbuch
zu einer sanften
Körpertherapie

Mit einem Vorwort
von Ruediger Dahlke

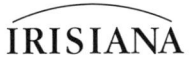

IRISIANA

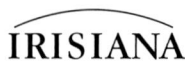

IRISIANA

Eine Buchreihe herausgegeben von
Margit und Ruediger Dahlke

Die Deutsche Bibliothek – CIP-Einheitsaufnahme
Agustoni, Daniel:
Craniosacral-Rhythmus : Praxisbuch zu einer sanften Körpertherapie /
Daniel Agustoni. – 2. Aufl. – Kreuzlingen ; München : Hugendubel, 1999
(Irisiana)
ISBN 3-89631-278-2

2. Auflage 1999
© Heinrich Hugendubel Verlag, Kreuzlingen/München 1999
Alle Rechte vorbehalten

Umschlaggestaltung: Zembsch' Werkstatt, München, unter Verwendung
eines Motivs von Daniel Agustoni
Fotos: Toni Blättler, Sarnen
Produktion: Tillmann Roeder, München
Satz: Design-Typo-Print, Ismaning
Druck und Bindung: Huber, Dießen
Printed in Germany

ISBN 3-89631-278-2

Inhalt

Vorwort des Autors

Dieses Craniosacral-Praxisbuch informiert Laien und Personen mit medizinischer Vorbildung über die Craniosacrale Behandlung und ihre Wirkungsweise und stellt die wichtigsten Vorkenntnisse und grundlegenden Techniken vor. Ein wichtiges Anliegen ist mir darüber hinaus, dem Leser eine Grundhaltung zu vermitteln, die es ihm ermöglicht, die Essenz dieser subtilen und heilungsunterstützenden Körperarbeit bestmöglich zu erfassen. Dazu gehört es, während einer Sitzung immer wieder zum eigenen Zentrum zurückzukehren, präsent zu sein, Zeit und Raum zu geben für die Entspannung von Körper-Geist-Seele und Kontakt mit unserer inneren Heilkraft aufzunehmen. Die Selbstbehandlungstechniken und geführten Meditationen in diesem Buch fördern dabei die Erfahrung mit dem Puls des Lebens – dem Craniosacral-Rhythmus.

Es ist an der Zeit, neuen erfolgreichen Methoden der »Sanften Medizin« zum Durchbruch zu verhelfen und ihnen den gebührenden Platz einzuräumen. Immer mehr Ärzte, Physiotherapeuten, Zahnärzte, Hebammen, Naturärzte, Heilpraktiker und Therapeuten zeigen aufgrund der Grenzen der Schulmedizin großes Interesse an der Craniosacralen Körpertherapie. Diese wirkt ausgleichend u. a. auf das Zentralnervensystem, hat dadurch ein breites Behandlungsspektrum und ist sehr effizient.

Die große Nachfrage in vielen Praxen unterstreicht das zunehmende Bedürfnis vieler Menschen nach heilungsunterstützenden Behandlungsformen der Komplementärmedizin.

Dieses Buch beschreibt die Wirkungsweise einer ganzheitlichen Behandlungsform, die wesentlich zur Entspannung, Gesundheitsvorsorge, Genesung und Heilung von innen beiträgt.

Basel, im Oktober 1998   *Daniel Agustoni*

Die in diesem Buch erwähnten Techniken sind u. a. angelehnt an die Forschungen und Praxen von W. G. Sutherland, E. W. Retzlaff, J. E. Upledger, H. I. Magoun, V. M. Frymann und R. O. Becker.

Die Formulierungen Behandler, Klient, Therapeut etc. wurden aufgrund der besseren Lesbarkeit gewählt, sie schließen jedoch immer die weibliche und männliche Form mit ein.

Vorwort des Herausgebers
Dr. Ruediger Dahlke

Wenige neue Therapieansätze haben eine so rasante Verbreitung erfahren wie die Craniosacral-Therapie – und das, obwohl bis jetzt außer dem sehr persönlichen Bericht *Auf den inneren Arzt hören* ihres Entdeckers, John Upledger, kein populäres Buch vorlag, das diese Therapie dem interessierten Laien und Therapeuten nahebringen konnte. Daniel Agustonis Buch kann diese Lücke schließen: Von einem Behandler der ersten Stunde geschrieben, ist es ganz auf die Praxis ausgerichtet und ermöglicht einerseits ein Einfühlen und Erlernen dieses Ansatzes für Therapeuten, andererseits aber auch über aufbauende Übungen ein langsames Herantasten interessierter Laien an den Craniosacral-Rhythmus, der so spät entdeckt wurde, weil er so tief im Zentrum des Menschen verborgen schwingt.

Daß »alles Leben Rhythmus« ist, hat schon Rudolf Steiner verkündet. Daß »alles Leben Tanz« ist, erklärte der ehemalige Harvard-Psychologe Richard Alpert und spätere Lehrer Ram Dass. Heute sagen uns sogar die Quantenphysiker, daß alles in diesem Universum Schwingung ist, vom Innersten des Atoms bis zum Äußersten des Universums. Insofern braucht es eigentlich nicht zu verwundern, daß auch das Nervensystem in einem eigenen Rhythmus, eben dem Craniosacral-Puls schwingt. Alles spricht dafür, daß dieser Rhythmus sogar der grundlegendste von allen ist; jedenfalls taucht er zuerst auf, ist bereits beim Fötus vorhanden und bleibt beim Verlassen des Körpers, im Sterbeprozeß, am längsten erhalten. So scheint es durchaus nicht übertrieben, hier mit dem gleichen Recht wie beim Herzrhythmus vom Puls des Lebens zu sprechen.

Wenn es heute eingefleischten Schulmedizinern noch schwerfällt, überhaupt die Existenz des Craniosacral-Rhythmus zu akzeptieren, mag das einerseits damit zusammenhängen, daß es viel mehr Sensibilität verlangt, ihn zu spüren, als etwa den Puls des Blutes.

Andererseits müssen auch noch viele Vorurteile überwunden werden, um ihn überhaupt für denkbar zu halten: Immerhin haben Generationen von Medizinern an Universitäten gelernt, daß die Schädelknochen bereits in der Kindheit fest miteinander verwachsen und anschließend für den Rest des Lebens eine mechanische Einheit bilden. Ausgerechnet an den sich sozusagen illegalerweise unter sensiblen Händen regenden Bewegungen dieser bisher für unverrückbar gehaltenen Schädelknochen kann man den Craniosacral-Puls erspüren.

Hinzu kommt noch, daß selbst der aus heutiger Sicht so selbstverständliche und so leicht tast- und spürbare Herz-Kreislauf-Puls seine Anerkennungsschwierigkeiten hatte. Noch über hundert Jahre nach seiner Entdeckung durch William Harvey machte sich der bayerische Chirurg Reisinger an der

Münchner Universität über Harvey und seinen »angeblichen Kreislauf« lustig. Noch heute erinnert im Münchner Klinikviertel eine Straße an den starrköpfigen Chirurgen, während man vergeblich eine mit Harveys Namen sucht.

Der Blutkreislauf als zusammenhängendes, in sich geschlossenes System mit dem Herzen im Zentrum ist uns heute völlig selbstverständlich. Daß es bis zu seiner Anerkennung so lange dauern konnte, mag wohl auch damit zusammenhängen, daß Harvey seine Entdeckung auf dem Weg der analogen Weltsicht zufiel oder er sie jedenfalls in entsprechenden Bildern propagierte. Er sah das kreisende Blut des Menschen denselben Gesetzen gehorchen wie die Wasser der Erde und gründete damit noch im Mikrokosmos-Makrokosmos-Denken von Paracelsus.

Wenn also eine so einfach nachvollziehbare Geschichte schon einen so schweren Stand gegen die fortschrittshemmenden Kräfte der Universitätsmedizin hatte, könnte man befürchten, daß der soviel Sensibilität erfordernde Craniosacral-Rhythmus noch länger braucht, um Anerkennung und an den Universitäten Beachtung zu finden. So lange kann und will eine stetig wachsende Gruppe von alternativen Therapeuten und ein Heer von Hilfsbedürftigen und auf die Kraft der Natur Vertrauenden nicht warten. Der Siegeszug der Craniosacral-Therapie geht wie so viele bahnbrechende Entdeckungen an den Universitäten vorbei und verbreitet sich dadurch unter Umständen sogar schneller und wirksamer. Meine eigenen Erfahrungen mit den Krankheitsbilderdeutungen lassen mich vermuten, daß der Weg außerhalb der schulmedizinischen Bahnen heute sogar die effektivere Ausbreitung neuer Methoden erlaubt; diese haben so auch den Vorteil, daß sie in einem System der Eigenverantwortung und ganz ohne Kostenerstattung einem harten Konkurrenzkampf ausgesetzt sind. Nur was sich wirklich bewährt, kann sich halten und schließlich durchsetzen.

Ähnlich, wie sich außerhalb des schulmedizinischen Kassenmedizinsystems langfristig auch nur die Therapeuten durchsetzen können, die wirklich etwas bewegen, während innerhalb des Systems jeder Arzt, der krankschreibt und aus der Sicht der Patienten sozusagen umsonst arbeitet, seine Überlebenschance hat. Craniosacral-Therapeuten haben zum Teil eindrucksvolle Wartelisten, während schulmedizinische Praxen über beängstigenden Patientenschwund klagen. Und das, obwohl bei ersteren alles eigenverantwortlich zu zahlen ist, während bei letzteren für den Patienten zumindest subjektiv alles umsonst zu sein scheint. Was sich trotz dieses (gesunden) Handicaps durchsetzt, muß eine gewisse Wirksamkeit haben, denn auf Dauer läßt niemand etwas mit sich machen, das kostet und nichts bringt. Natürlich gilt dieses Argument auch für die klassische Homöopathie, die Krankheitsbilderdeutung, die Reinkarnationstherapie und vieles andere mehr.

Bedenkt man, um wie vieles aussagekräftiger die chinesische Pulsdiagnostik ist im Vergleich zum westlichen Pulsfühlen, mag man ein Gefühl dafür entwickeln, wieviel feiner noch die Information sein dürfte, die wir vom Rhythmus des Flüssigkeitssystems bekommen, das Gehirn und Rückenmark umfließt und von den Hirnhäuten geleitet wird. Während der westliche Arzt am Puls vor allem feststellt, daß der Patient noch lebt und wie schnell sein Herz arbeitet, kann der Heiler der chinesischen Tradition über die Erfassung der vielen verschiedenen Pulsqualitäten so ziemlich über jedes Organsystem Auskunft erhalten. Gute Craniosacral-Therapeuten erinnern da schon eher an die Meister der chinesischen Pulsdiagnostik.

Wir brauchen uns nur bewußt zu machen, daß sich entlang der Wirbelsäule unsere wesentliche Entwicklung zum Menschen abspielt, um eine Ahnung vom Ausmaß der Bedeutung dieses innersten Lebensrhythmus zu bekommen. Bis heute müssen wir unsere Wirbelsäule in den ersten Jahren aufrichten, um ein aufrechter Mensch zu werden. Was uns aber vor Jahrmillionen zu Menschen machte, tut es heute immer noch. Die Inder gehen schließlich davon aus, daß die Entwicklung zum Menschen ein lebenslanges Thema ist, das sich wiederum entlang der Wirbelsäule abspielt. Beginnend im Sakralbereich muß die Energieschlange Kundalini sich von Chakra zu Chakra bis zum Kopf oder cranialen Bereich hochbewegen. Der Buddha als der Erwachte wird häufig mit der hochaufgerichteten Königskobra hinter sich dargestellt, die seinen Scheitel überwölbt und anzeigt, daß sich seine Lebensenergie bis zum Kronenchakra hochbewegt hat. Der Craniosacrale Energiestrom ist in ungehindertem rhythmischen Fluß.

Selbst die westliche Medizin spricht aber noch vom *Os sacrum* und damit vom heiligen Bein, ganz so, als wüßte auch sie, daß alle Entwicklung zum Heil und damit zum Heiligen hier unten in der Kreuzbeingegend beginnt. Daß das Heil mit einem vollentwickelten Bewußtseinspotential zu tun hat und dieses mit dem Kopf in Zusammenhang steht, ist ihr ebenso klar. Insofern könnte man in der Entdeckung des Craniosacral-Rhythmus auch die Wiederentdeckung eines alten, lediglich im Westen in Vergessenheit geratenen Wissens sehen. Das mag wohl auch ein weiterer Grund für die schnelle Ausbreitung dieser Methode in Therapeutenkreisen und die ebenso rasche Annahme durch die Patienten sein: Es könnte sozusagen ein altes Feld für diese Arbeit vorhanden sein, und Wiederinbesitznahme schon einmal vorhandenen Wissens geht immer schneller als Neuentdeckung.

Daß mit Daniel Agustoni einer der ersten Anwender dieser Methode in Europa und obendrein ein Freund sein Buch der praktischen Craniosacral-Arbeit bei uns auf die Welt gebracht hat und daß ich dabei gewisse Hebammendienste leisten konnte, freut mich sehr. Daß ich wieder, wie schon vor Jahren zu John Upledgers Buch *Auf den inneren Arzt hören* das Vorwort schreiben konnte, erhöht die Freude noch. Dem Buch wünsche ich, daß es einer so wertvollen Methode eine noch breitere Basis geben und vielen Menschen zu Erfahrungen mit dem Puls des Lebens verhelfen möge.

Johanniskirchen, im November 1998   *Dr. Ruediger Dahlke*

Hinweis zur Rechtslage

Alle Behandlungsvorschläge, Ratschläge und Hinweise in diesem Buch sind vom Autor sorgfältig geprüft und erprobt worden. Eine Garantie kann dennoch nicht übernommen werden. Eine Haftung des Autors bzw. des Verlages für Personen-, Sach- und Vermögensschäden ist daher ausgeschlossen.

Die im Buch beschriebenen Methoden können bei ernsthaften gesundheitlichen Problemen eine Behandlung durch Ärzte oder Heilpraktiker nicht ersetzen.

Die Ausübung von Körperarbeit unterliegt der unterschiedlichen Gesetzgebung in den jeweiligen Bundesländern, Kantonen oder Staaten. Lassen Sie sich von den Behörden, Berufsverbänden oder bei Ihrer Rechtsauskunft über die Rechtslage beraten, bevor Sie eine Behandlung anbieten.

Zur Behandlung von gesunden Personen (im Familien- und Bekanntenkreis) wird der Besuch eines Einführungskurses, für die therapeutische Behandlung eine komplette Weiterbildung vor einer Behandlung am Menschen empfohlen. Behandlungen geschehen in eigener Verantwortung.

I.

Und der Schädel bewegt sich doch:

Übersicht, Theorie und Einführung

1. Die Vielfalt der Craniosacral-Behandlung

Die Craniosacral-Behandlung ist eine sanfte, manuelle Form der Körperarbeit. Sie kann in ihrer Vielfalt und Effektivität als für sich stehende Behandlung angewendet oder mit anderen kombiniert werden. Der CS-Rhythmus ist schon beim Fötus vorhanden. Wenn wir unseren Körper verlassen, ist sein Pulsieren am längsten spürbar, länger als Atem- und Herzrhythmus.

Behandelt wird am ganzen Körper, mit Schwerpunkt **Schädel** *(Cranium)*, Wirbelsäule und **Kreuzbein** *(Sacrum)*, daher die Bezeichnung **Craniosacral.** Die Anwendung erfolgt durch sehr sanfte Berührung. In der Regel entspricht diese einem leichten Druck von einem bis drei Gramm. Das Craniosacrale System umfaßt äußerlich die erwähnten knöchernen Strukturen und innerlich unsere Hirn- und Rückenmarkhäute mit ihrer Flüssigkeit *(Liquor cerebrospinalis).* Der freie, uneingeschränkte Fluß des Liquors und die Bewegung der knöchernen Teile des Craniosacralen Systems reguliert zahlreiche lebenswichtige Körperfunktionen. Das Membransystem der Hirn- und Rückenmarkhäute ist maßgebend für Entwicklung, Wachstum und Funktionsfähigkeit des Gehirns und des Rückenmarks.

Die Liquorflüssigkeit schützt unser Hirn und Rückenmark, etwa bei einem Aufprall oder bei Verletzungen. Zudem nährt sie das Gehirn, das Rückenmark und die entlang der Wirbelsäule austretenden Nervenenden. Die Volumenschwankung der Hirnflüssigkeit bewegt die Schädelknochen und bewirkt den Craniosacral-Rhythmus, der mit sechs bis zwölf Zyklen pro Minute durch den ganzen Körper pulsiert.

Durch die Behandlung werden Einschränkungen und Blockaden im Craniosacralen System aufgehoben. Das zentrale Nervensystem des Körpers wird unterstützt, Selbstregulation, Selbstheilungskräfte und unsere Immunstärke werden gefördert. Auch schafft die subtile Unterstützung der natürlichen Bewegung der Schädelknochen gleichzeitig mehr Platz im Gehirn. Von dieser Weitung an ihren Eintrittsstellen profitieren die Hirnarterien; die Hirnnerven und -venen profitieren davon an ihren zahlreichen Austrittsstellen.

Die Craniosacrale Behandlung setzt an zentralen Stellen des Körpers (u. a. am Liquordrucksystem des Zentralnervensystems) an und verhilft diesem zu mehr Balance und Integration. Dadurch weist diese Körperarbeit ein großes Anwendungsspektrum auf. Sie ist wichtig für Regeneration und Gesunderhaltung und wirksam bei der Therapie von Beschwerden und Krankheiten. Indikationen und Kontraindikationen finden Sie im gleichnamigen Kapitel und Anhang.

Der Behandelte führt die jeweilige Sitzung über die Botschaften seines Körpers, der Behandelnde unterstützt den Patienten lediglich in den Entspannungen auf verschiedenen Ebenen. Es ist der »innere Arzt« des Klienten, welcher über Körpersignale dem aufmerksamen Behandler beisteht und ihn an die Orte von Einschränkung und Entspannung führt. Es entsteht ein Raum der Stille, in dem Heilung für »Körper-Geist-Seele« geschehen kann.

Da der Craniosacrale Rhythmus sehr subtil pulsiert, ist Craniosacrale Körperarbeit (CS-Körperarbeit) gleichzeitig eine Körperbewußtseinsschule für den Klienten wie auch eine Wahrnehmungsschulung für den Behandler. Die CS-Körpertherapie wirkt auf vielen verschiedenen körperlichen Ebenen harmonisierend und selbstregulierend. Emotionen, wichtige Einsichten oder der Verlauf von Energien im eigenen Körper können deutlich erfahren werden. Durch die breite Wirkungsweise werden oft im Verlauf von einigen Sitzungen verschiedene Beschwerden aufgelöst oder verringert: So werden zum Beispiel Rückenschmerzen erfolgreich behandelt, und als Nebeneffekt verschwinden etwa Schlafstörungen und Hyperaktivität. Die Erfahrungen aus der Craniosacral-Praxis zeigen, daß diese Methode sehr effektiv wirkt und sich deshalb viele alltägliche, noch nicht chronische Beschwerden in sechs bis neun Behandlungen verringern oder gar auflösen, bevor sie möglicherweise zu ernsthaften gesundheitlichen Problemen werden.

Durch die Craniosacral-Grundbehandlung wird die Bewegung der Schädelknochen und der Fluß der Hirn-Rückenmark-Flüssigkeit entscheidend verbessert. Dem ausgebildeten Craniosacral-Therapeuten stehen weitere Methoden wie spontane Freiwindungsbewegungen (*Unwinding*), Arbeit im Mund oder Behandlung von sogenannten energetischen Zysten zur Verfügung. Der erfahrene Craniosacral-Therapeut ist zudem in Gesprächsführung und Prozeßbegleitung geschult, um den Patienten auch in Sitzungen mit starken Gefühlen zu unterstützen und neu entdeckte Körperempfindungen positiv zu integrieren.

Behandlungen mit mehren Therapeuten, sogenannte Multiple-hands-on-Sitzungen, können sehr intensiv sein. Sie helfen, tieferliegende Traumata und Blockierungen aufzulösen. Ich selbst kenne keine Körperarbeit, die ohne Nebenwirkungen den Menschen von Geburt an, während seines Wachstums und der körperlichen Wandlungsphasen bis zu seinem Tod so sehr unterstützt wie die Craniosacrale Behandlung.

Aus all diesen Gründen ist es naheliegend, daß immer mehr Fachpersonal, wie Hebammen, Masseure, Naturärzte, Ärzte, Zahnarzthelferinnen, Zahnärzte, Psychologen und andere Therapeuten, mit Craniosacral (oder Teilen davon) erfolgreich arbeiten. Zunehmend mehr Physiotherapeuten und Heilpraktiker lassen sich in Craniosacral-Behandlung fortbilden. Die CS-Körperarbeit kann auch von Laien, den Angehörigen von Pflegebedürftigen oder chronisch Kranken, aber auch zur Selbsterfahrung erlernt werden. Wichtig sind fundierte anatomische Kenntnisse, aber auch Intuition, Selbstreflexion und eine aufmerksame, offene und zentrierte Grundhaltung.

2. Ursprung und Geschichte

Bereits im 17. Jahrhundert erkannte ein italienischer Forscher, daß sich die Hirnhäute rhythmisch bewegen und den Liquor über die Nerven in periphere Bereiche transportieren.

Der Ursprung der Craniosacralen Behandlung liegt in der Cranialen Osteopathie, einem Teilgebiet der klassischen Osteopathie. Die Osteopathie umfaßt noch weitere manuelle Techniken (an Knochen und Gelenken) und die Viszerale Manipulation (Eigenbewegung und Lage der Organe).

Die Craniale Osteopathie wurde von William Garner Sutherland (1873-1954) entwickelt. Im Jahr 1900 erlangte Sutherland den Titel Doktor der Osteopathie. Obwohl damals wie heute Anatomiebücher lehrten, daß die Schädelknochen an ihren Nähten fest verwachsen sind und keine Bewegung zulassen, war er fasziniert von den Schädelnähten, insbesondere der schuppenartigen Verbindung der Schläfen- und Scheitelbeine.

Denn Sutherland war der Meinung, daß jede Form auch einen Zweck hat, und betrieb jahrzehntelang Studien. Dabei fand er heraus, daß unterschiedliche Druckanwendungen mit einem selbstentwickelten Helm auf verschiedene Schädelteile körperliche und emotionale Empfindungen auslösten. Die Bewegungen des Schädels ähneln Ebbe und Flut und werden von der inneren Gewebeatmung des Zentralnervensystems hervorgerufen. Diesen »Urpuls des Lebens« nannte Sutherland den »primär respiratorischen Mechanismus«, welcher die Lungenatmung und alle weiteren Körperfunktionen reguliert. Unter dem Pseudonym Blunt Bone Bill veröffentlichte er seine Ideen, mit denen er bei den meisten seiner osteopathischen Berufskollegen lange Zeit auf Ableh-

nung stieß. Erst 1946 gelangt es Sutherland auf einem Kongreß, mit seinen Forschungen zu überzeugen.

Harold Magoun, ein Schüler von Sutherland, lehrte ab 1964 die Craniale Osteopathie in London und Paris, wo sie ebenfalls einige Zeit brauchte, um sich durchzusetzen und sich zu verbreiten.

Ein weiterer Durchbruch glückte John E. Upledger in den siebziger Jahren des 20. Jahrhunderts. Während einer Operation im Halswirbelbereich kam er in Kontakt mit der Pulsation der Hirn- und Rückenmarkshäute, welche durch den CS-Rhythmus hervorgerufen werden. Von da an beschäftigte er sich intensiv mit der Cranialen Osteopathie.

In der Folge konnte die Bewegung der Schädelknochen (im Mikromillimeterbereich) aufgrund der Bewegungen des Craniosacral-Rhythmus (durch Produktion und Resorption des Liquors) wissenschaftlich nachgewiesen werden; so gewannen Forschungsteams vertiefte Einsichten in die Funktionsweise des Körpers. Durch Einbezug der bei der Behandlung auftretenden Emotionen gelang darüber hinaus die Verbindung zur Psychologie – die Craniosacral-Therapie wurde somit zu einer umfassenden neuen Körperpsychotherapie. Es waren John E. Upledger und weitere Osteopathen, die dieses Wissen der Öffentlichkeit zugänglich machten.

Craniosacral-Therapeuten und -Institute in Amerika und Europa bieten diese Behandlungsmethode an, mit zum Teil unterschiedlicher Ausrichtung (z. B. eher an Sutherland oder an Upledger orientiert) und unter den verschiedensten Namen, etwa CranioSacralOsteopathie, Craniosacral-Therapie, Craniosacral-Balancing oder Craniosacral-Behandlung.

3. Das Craniosacrale System

Anatomie in Wort und Bild

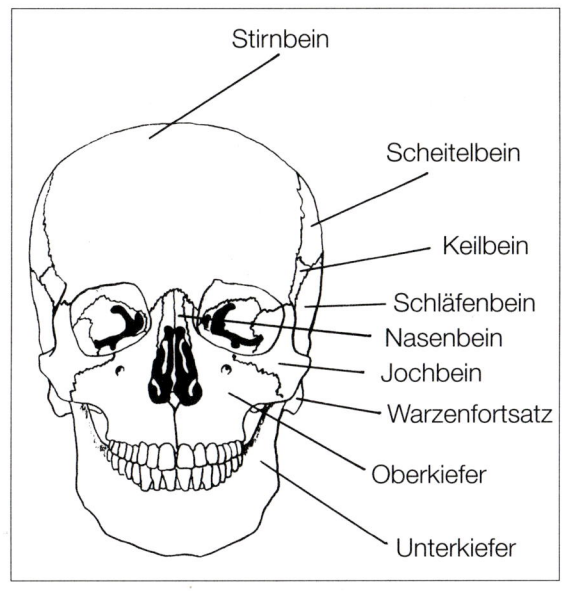

Schädelknochen vorn

Schädelknochen und Schädelnähte oben

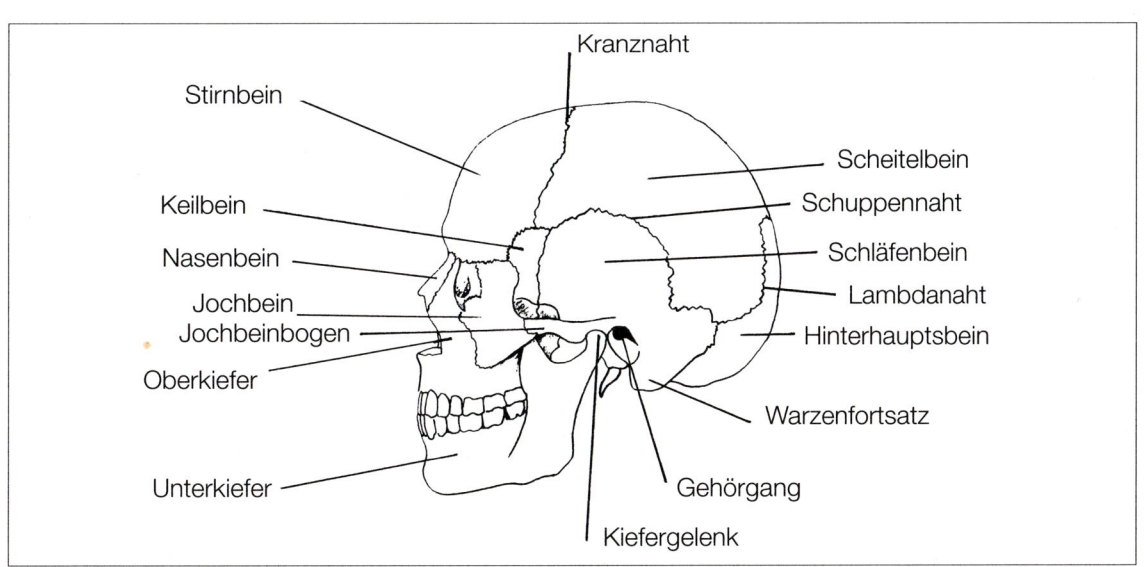

Schädelknochen und Schädelnähte seitlich

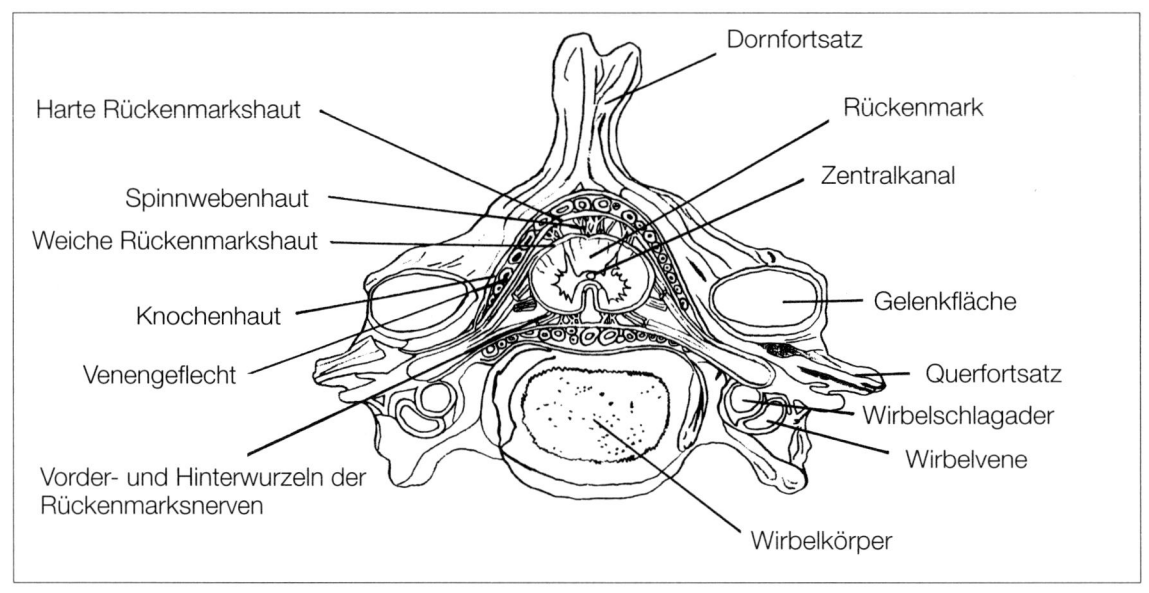

Dornfortsatz

Rückenmark

Zentralkanal

Harte Rückenmarkshaut

Spinnwebenhaut

Weiche Rückenmarkshaut

Knochenhaut

Venengeflecht

Gelenkfläche

Querfortsatz

Wirbelschlagader

Wirbelvene

Vorder- und Hinterwurzeln der
Rückenmarksnerven

Wirbelkörper

Wirbel von oben

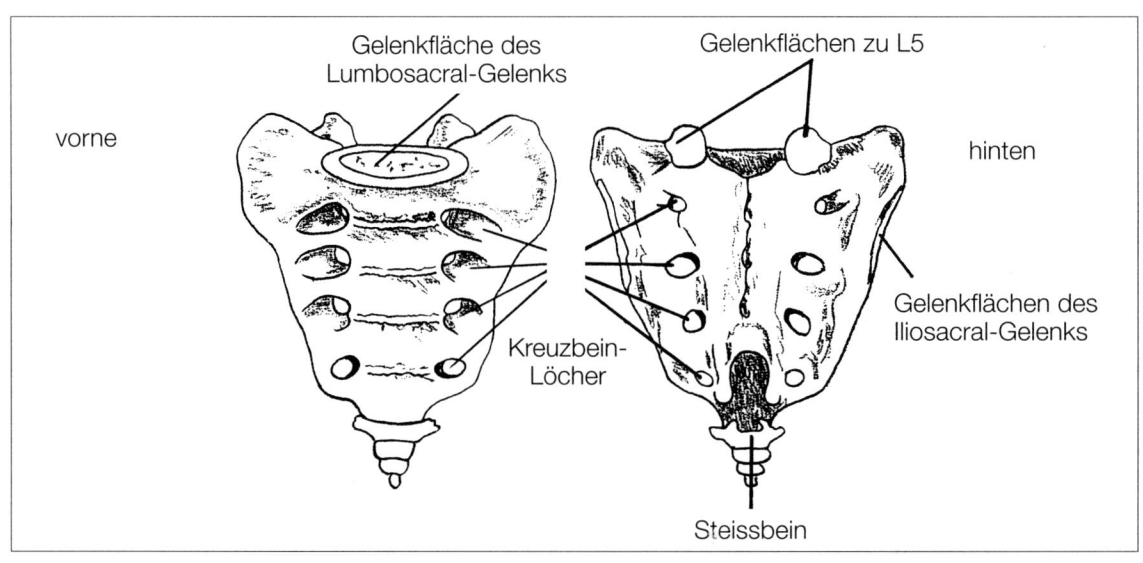

Gelenkfläche des
Lumbosacral-Gelenks

Gelenkflächen zu L5

vorne

hinten

Kreuzbein-
Löcher

Gelenkflächen des
Iliosacral-Gelenks

Steissbein

Kreuzbein

Das Craniosacrale System ist ein halbge-schlossenes, hydraulisches Liquordrucksy-stem. Es umfaßt, wie bereits erwähnt, äußer-lich die Knochenteile des Schädels, die Wir-belsäule und das Kreuzbein.

Innerlich umfaßt es die Hüllen des Zen-tralnervensystems, die Hirn- und Rücken-markhäute (Meninges), ein kompaktes Mem-bransystem, in dem Liquor (die Cerebro-spinalflüssigkeit oder Liquor cerebrospina-lis) rhythmisch fließt (siehe auch »Der Cra-niosacral-Rhythmus«).

22

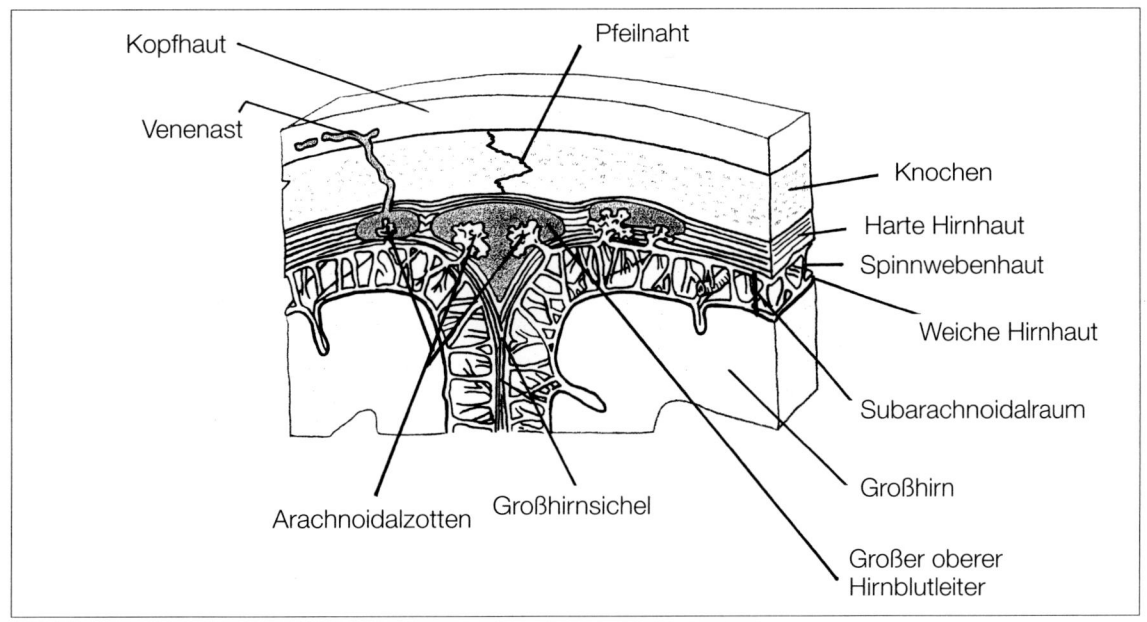

Hirnhäute im Bereich des Schädeldaches

Labels in image 1:
Kopfhaut
Pfeilnaht
Venenast
Knochen
Harte Hirnhaut
Spinnwebenhaut
Weiche Hirnhaut
Subarachnoidalraum
Großhirn
Großer oberer Hirnblutleiter
Arachnoidalzotten
Großhirnsichel

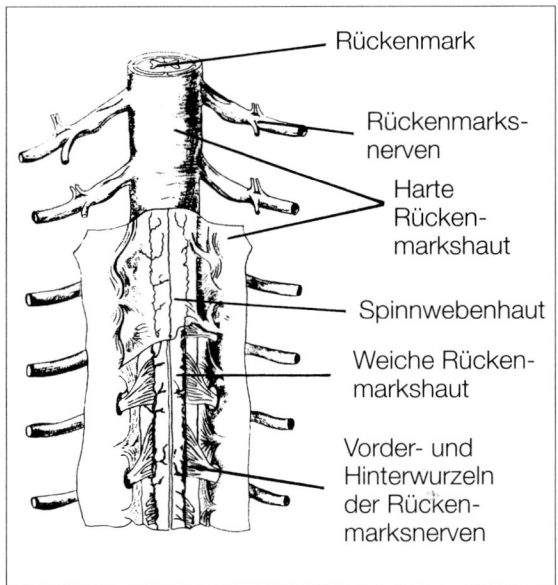

Rückenmarkshäute

Labels in image 2:
Rückenmark
Rückenmarks-nerven
Harte Rückenmarkshaut
Spinnwebenhaut
Weiche Rücken-markshaut
Vorder- und Hinterwurzeln der Rückenmarksnerven

Das Membransystem besteht aus drei verschiedenen Schichten:

– die harte Hirn-/Rückenmarkshaut (*Dura mater*)
– die Spinnwebenhaut (*Arachnoidea*)
– die weiche Hirn-/Rückenmarkshaut (*Pia Mater*)

Die Hirnhäute gehen am großen Hinterhauptsloch *(Foramen magnum)* in die Rückenmarkshäute über.

Schädel und Hirnhäute

Durch die Craniosacrale Behandlung werden die Schädelnähte *(Suturen)*, welche die Schädelknochen fast gelenkartig miteinander verbinden, gelockert und flexibel gehalten sowie deren natürliche Bewegungen unterstützt. Gleichzeitig werden über die Schädelknochen die dahinter befestigten Hirn- und Rückenmarkshäute (und weitere mit ihnen verbundene Strukturen) sanft gedehnt. Damit wird die bei vielen Menschen auftretende Überspannung der Hirn- und Rückenmarkshäute abgebaut und der ungehinderte Fluß des Liquors verbessert.

Funktionsverbesserung des CS-Systems

Durch die Weitung der Schädelnähte können die Schädelknochen ihre natürliche Bewegung wieder besser ausführen. Das Membransystem wird dadurch in seiner Elastizität unterstützt und die Fluktuation der Zerebrospinalflüssigkeit verbessert. Flexiblere und beweglichere Strukturen (Knochen, Suturen, Hirnhäute) begünstigen das CS-System und die Qualität des CS-Rhythmus.

Durch das Lösen von Stirn- und Scheitelbein wird die darunterliegende Großhirnsichel (*Falx cerebri*) sanft gedehnt. Die Großhirnsichel ist eine aus einer harten Hirnhaut bestehenden Einstülpung, welche die linke und rechte Hirnhälfte trennt. Sie bildet zusammen mit der unter dem Hinterhauptsbein liegenden Kleinhirnsichel (*Falx cerebelli*) die vertikale Ebene des intrakranialen Membransystems im Gehirn.

Durch die Behandlung der Schläfenbeine – besonders durch die »Ohrzieh-Technik« – wird das Kleinhirnzelt (*Tentorium cerebelli*) flexibel gehalten. Dieses bildet im Gehirn die waagrechte Ebene des intrakranialen Membransystems.

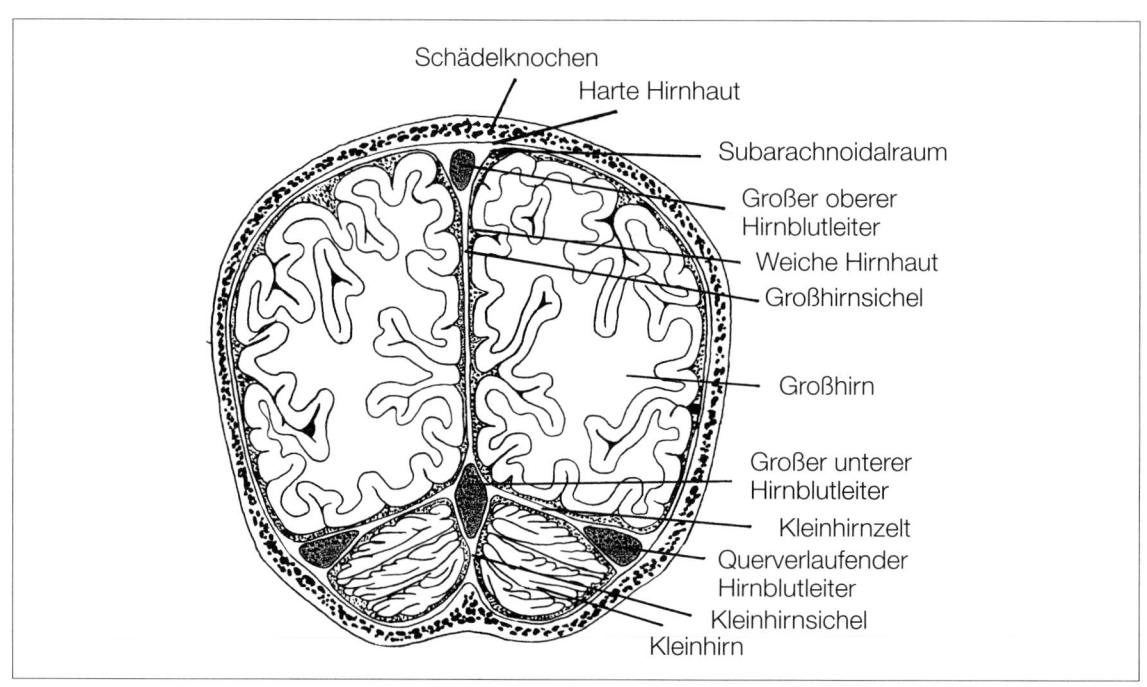

Großhirnsichel (Falx cerebri), Kleinhirnsichel (Falx cerebelli) und Kleinhirnzelt (Tentorium cerebelli), Ansicht kranial

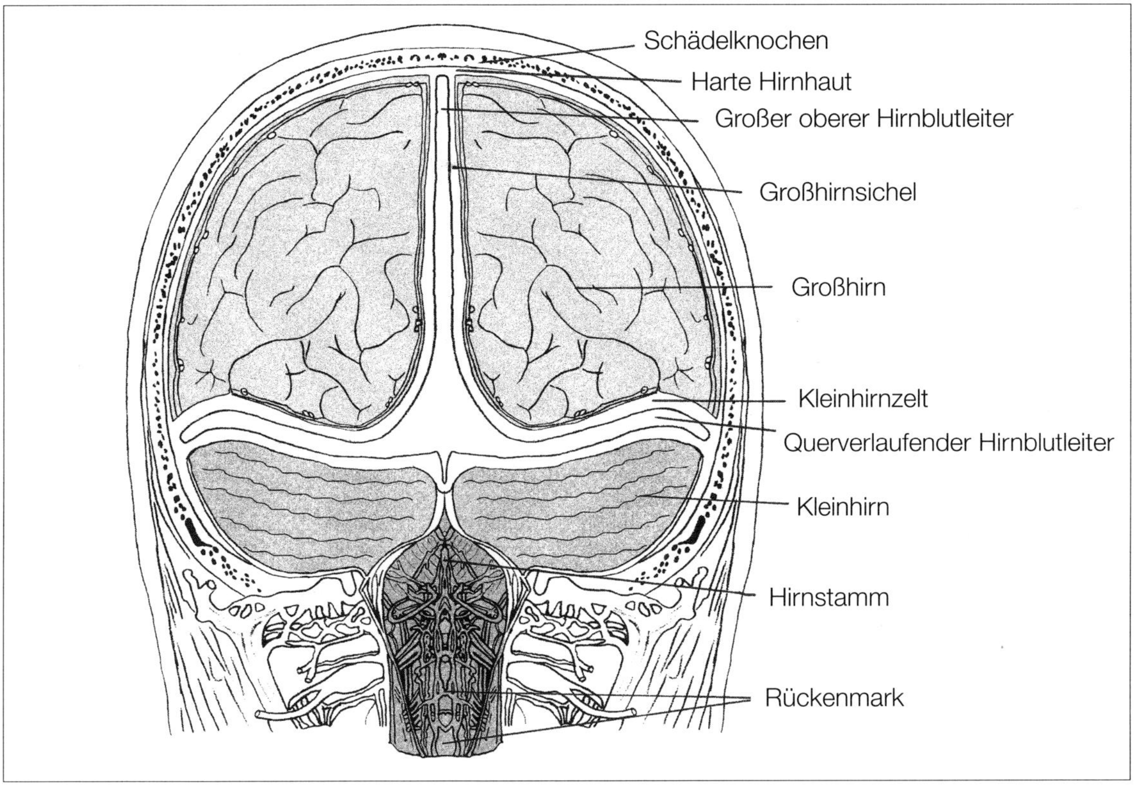

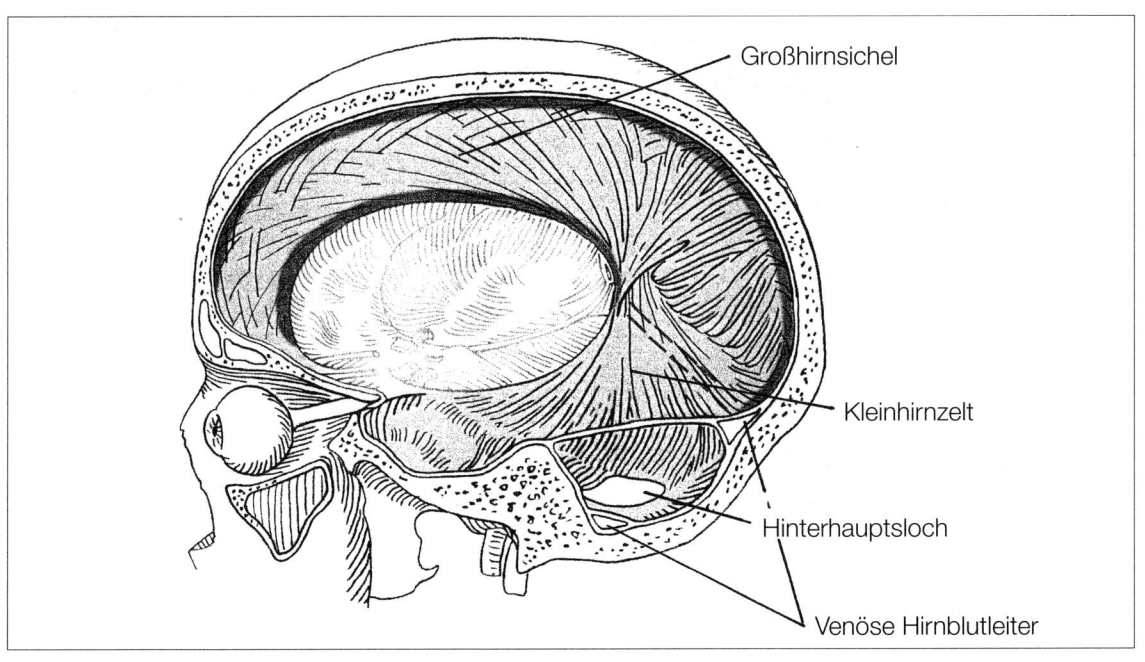

Schädelknochen

Harte Hirnhaut

Großer oberer Hirnblutleiter

Großhirnsichel

Großhirn

Kleinhirnzelt

Querverlaufender Hirnblutleiter

Kleinhirn

Hirnstamm

Rückenmark

Ansicht posterior

Großhirnsichel

Kleinhirnzelt

Hinterhauptsloch

Venöse Hirnblutleiter

Ansicht lateral

Duralschlauch, Wirbelsäule und Kreuzbein

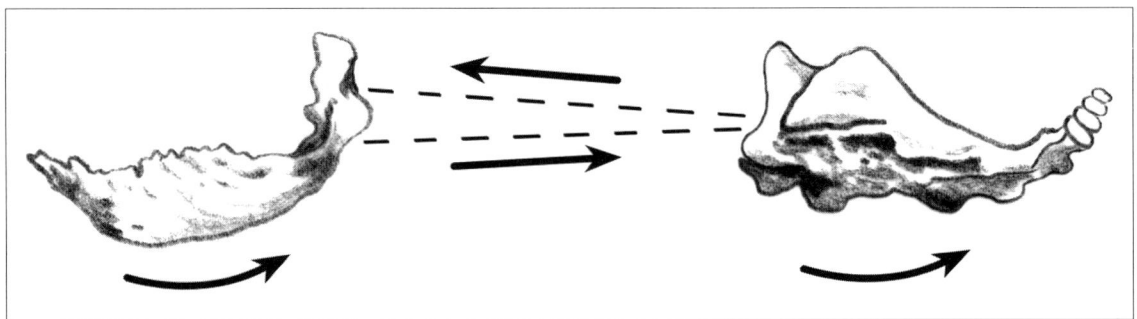

Bewegungsrichtung von Hinterhauptsbein und Kreuzbein in Flexion

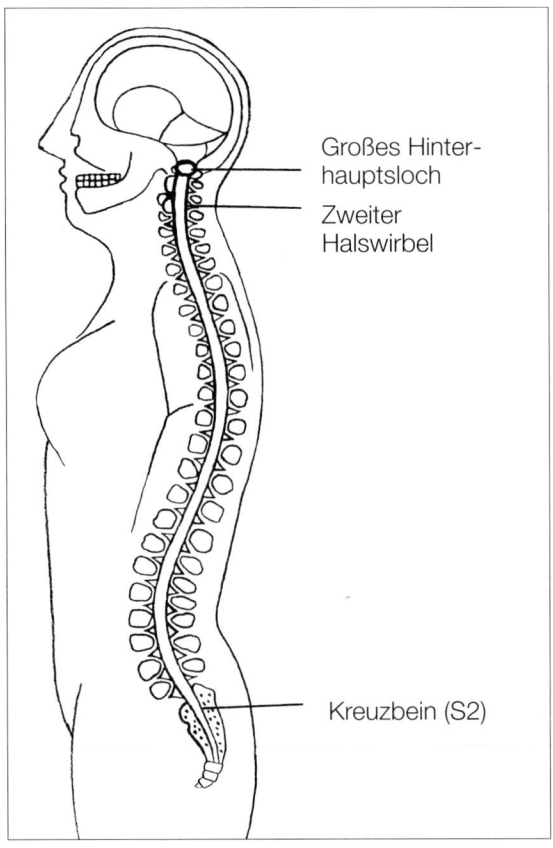

Großes Hinter-
hauptsloch

Zweiter
Halswirbel

Kreuzbein (S2)

Duralschlauch mit Befestigungspunkten

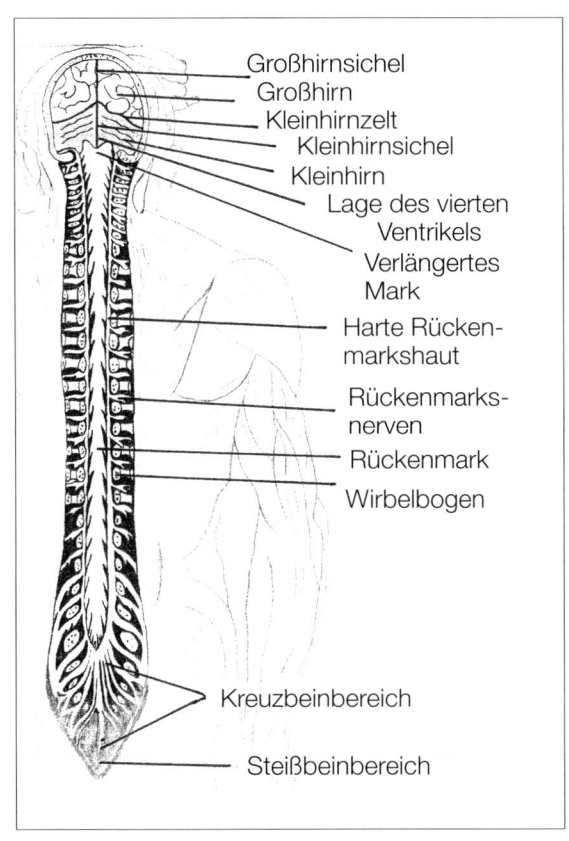

Großhirnsichel
Großhirn
Kleinhirnzelt
Kleinhirnsichel
Kleinhirn
Lage des vierten
Ventrikels
Verlängertes
Mark
Harte Rücken-
markshaut
Rückenmarks-
nerven
Rückenmark
Wirbelbogen

Kreuzbeinbereich

Steißbeinbereich

Zentralnervensystem mit Nervenaustrittsstellen

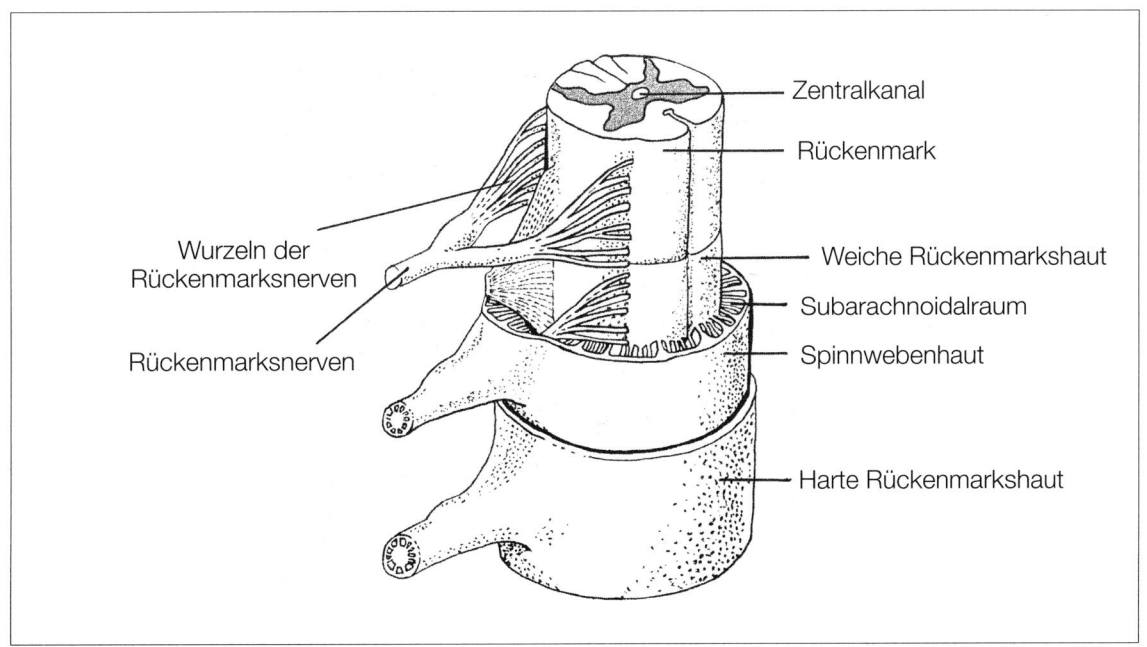

Zentralkanal

Rückenmark

Weiche Rückenmarkshaut

Subarachnoidalraum

Spinnwebenhaut

Harte Rückenmarkshaut

Wurzeln der Rückenmarksnerven

Rückenmarksnerven

Nervenaustrittsstellen mit Dura mater, Arachnoidea und Pia mater

Was im Schädel die Hirnhäute sind, setzt sich nach dem Hinterhauptsloch (Foramen magnum) unterhalb der Schädelbasis mit denselben Häuten (Dura mater, Arachnoidea, Pia mater) als Rückenmarkshäute bis zum Steißbein *(Os coccygis)* fort. Wir nennen diese im Bereich der Wirbelsäule Duralschlauch. Er schützt und nährt das Rückenmark und die Spinalnervenwurzeln. Der Duralschlauch leitet den CS-Rhythmus über die Wirbelsäule bis zum Kreuzbein weiter; dadurch ist der Rhythmus am Kreuzbein palpierbar, d. h. tastbar.

Der Duralschlauch ist am großen Hinterhauptsloch des Hinterhauptsbeins sowie innerhalb der Wirbelsäule im Bereich des 2. und 3. Halswirbels und im oberen Kreuzbeinbereich (S 2) befestigt.

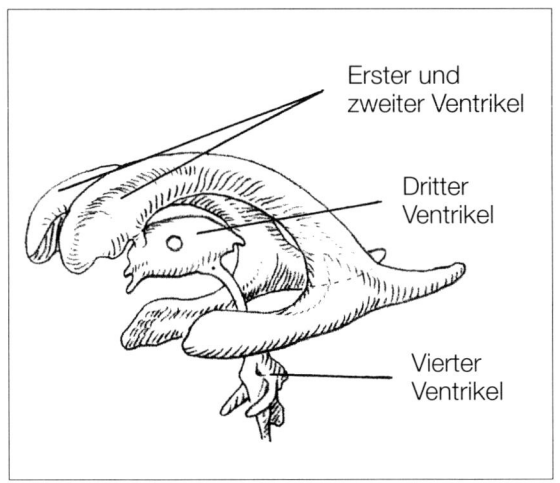

Ventrikel lateral

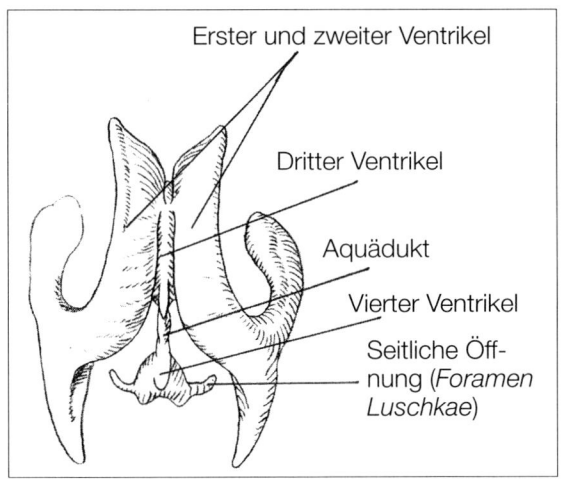

Ventrikel kranial

Das Ventrikelsystem (Hirnkammern)

Im Inneren unseres Gehirns befinden sich vier Hirnkammern oder Hirnventrikel; das sind Hohlräume, in denen sich Liquor befindet. An bestimmten Stellen dieser Wände der Hirnkammern produziert ein ausgedehntes Adergeflecht (*Plexus choroideus*) beständig die lebenswichtige Gehirn- und Rückenmarksflüssigkeit.

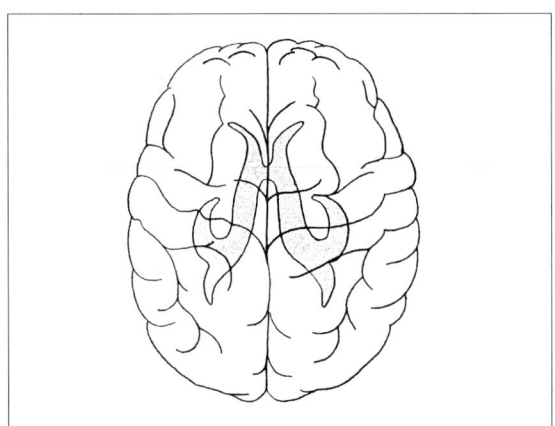

Lage der Seitenventrikel im Gehirn

Die Lage der Ventrikel: Der erste und zweite Ventrikel sind Seitenventrikel. Diese liegen im Bereich des Großhirns in der linken und rechte Hirnhälfte parallel nebeneinander. In der Folge fließt produzierter Liquor von diesen Seitenventrikeln nach unten zu einem weiteren Hohlraum, dem dritten Ventrikel. Dieser liegt in der Mitte des Gehirns, zwischen dem linken und rechten Zwischenhirnbereich. Von dort aus führt eine schmale Verbindung (der *Aquaeductus cerebri* im Bereich des Mittelhirns) zum vierten Ventrikel, der im Kleinhirnbereich zwischen Brücke, verlängertem Rückenmark und Kleinhirn liegt.

Die Gehirn- und Rückenmarksflüssigkeit (Liquor cerebrospinalis)

Beim gesunden Menschen ist der Liquor klar und farblos. Er fließt im Subarachnoidalraum, dem Raum zwischen mit harter Hirnhaut ausgekleideten Schädelknochen und dem Hirn. Im Rückenbereich fließt der Liquor im Raum zwischen harter Rückenmarkshaut und dem Rückenmark; er umspült in diesem Subarachnoidalraum über die Pia mater unser gesamtes Gehirn, das Rückenmark und fließt auch im Zentralkanal des Rückenmarks. Obwohl seine Menge von ca. 110 bis 170 Millilitern gering erscheint, ist sie, wie weiter unten ausgeführt, sehr wichtig. Im Craniosacralen System erneuert sich diese wertvolle Flüssigkeit ca. alle fünf bis sieben Stunden komplett. Insgesamt werden täglich etwa 500 bis 700 Milliliter Cerebrospinalflüssigkeit produziert.

Der Liquor hat wichtige Funktionen:

- **Schutzfunktion:** Mit seinem unserer Gehirnmasse ähnlichem spezifischen Gewicht bildet der Liquor zusammen mit der harten Hirn- und Rückenmarkshaut (Dura mater) als »Stoßdämpfer« einen Schutz für Gehirn und Rückenmark. Dies ist täglich wichtig, werden doch damit Erschütterungen beim Gehen, Rennen oder bei Schlägen oder Stürzen abgedämpft. Das Gehirn- und Rückenmark »schwimmt« im Liquor und wird von ihm umspült.

- **Nährfunktion:** Der Liquor nährt unser Gehirn, das Rückenmark und wichtige Nervenaustrittsstellen durch seine reichhaltige Zusammensetzung. Dazu gehören u. a.: Glukose, verschiedene Proteine (Eiweiße) und in Salz gelöste Stoffe wie Natrium, Kalzium, Magnesium, Kalium, Chloride, Phosphatide und Phosphate, Cholesterin. Darüber hinaus wurden Lymphozyten, geringe Spuren von Vitamin C, Hormone (z. B. Endorphine) und Neurotransmitter nachgewiesen. Metallische Ionen wie Natrium, Kalium und Kalzium sind nachweislich wichtig für das gesamte Übermittlungs- und Aktionspotential des zentralen Nervensystems.

- **Reinigung und Entschlackung:** Ein freigesetztes Craniosacral-System transportiert die Liquorflüssigkeit ungehindert an alle Stellen in Gehirn und Rückenmark, wo Abfallstoffe, wie z. B. alte Hirn- oder Rückenmarkszellen, ausgeschwemmt und abtransportiert werden.

Medizinische Diagnose

Durch eine Liquorentnahme (Lumbalpunktion), meist unterhalb des Rückenmarks zwischen dem 3. und 4. oder dem 4. und 5. Lendenwirbel, können pathologische Zustände am Zentralnervensystem wie z. B. Meningitis oder eine Blutung in Ventrikeln oder Subarachnoidalraum festgestellt werden. Ebenfalls kann so ein vorhandener Überdruck im Kopf erkannt werden, welcher zu Schädigung des Gehirns, zu Koma oder Tod führen kann. Die Lumbalpunktion ist meist sehr unangenehm und führt durch die Druckveränderung oft zu starkem Unwohlsein und Kopfschmerzen. Bei einigen Verletzungen und Krankheiten verändern sich die Liquorwerte. So ist bei einer Hirnhautentzündung die Leukozyten- und Erythrozytenzahl stark erhöht.

Liquorabfluß

Die Liquorflüssigkeit wird vor allem im Bereich des Schädeldachs innerhalb der venösen Hirnblutleiter (*Sinus durae matris*) absorbiert. Dort wird sie bei zunehmendem Druck in die Arachnoidalzotten (*Granulationes arachnoidales*) – das sind blumenkohlartig aussehende Ausstülpungen – abgeleitet. Von dort wird der Liquor in das venöse System resorbiert, insbesondere durch den großen, oberen Hirnblutleiter (*Sinus sagittalis superior*), in dessen Gegend besonders viele Arachnoidalzotten liegen. Entlang von Hirn- und Rückenmarksnerven kann ein Teil des Liquors auch in das extrazelluläre Milieu und von dort in das Lymphsystem abgeleitet werden. Gerade dort, wo Nerven, Venen oder Arterien den Subarachnoidalraum durchqueren, kann über die Nervenscheiden etwas Liquor entweichen.

Die Beziehung des CS-Systems zu anderen Körpersystemen

Das CS-System und andere Körpersysteme stehen in Beziehung zueinander und beeinflussen sich gegenseitig.

1. Craniosacral-System
2. Blutkreislauf (arterielle und venöse Blutversorgung)
3. Nervensystem
4. Endokrines System (Hormondrüsen)
5. Lymphsystem
6. Atemsystem
7. Bewegungsapparat (Muskeln, Bindegewebe, Faszien, Bänder, Sehnen, Gelenke)

Zwischen Nerven-, Immun-, Lymph- und Hormonsystem bestehen Verbindungen. Durch die sanfte CS-Behandlung werden diese Körpersysteme und ihre Querverbindungen unterstützt und ausbalanciert.

Eine Craniosacral-Behandlung spricht all diese Systeme indirekt oder direkt an und harmonisiert sie. Beispielsweise erhalten durch die CS-Kopfbehandlung Ein- und Ausstrittsstellen von Hirnnerven mehr Raum, um ihre Funktionen besser ausüben zu können; dies wirkt sich auf die Verarbeitung aller motorischen und sensitiven Reize positiv aus. Aber auch die Balance des autonomen oder vegetativen Nervensystems wird unterstützt: Es fördert u. a. auch den Abbau von Streß und die Verarbeitung von Außenreizeinflüssen.

Durch die Entspannung von Muskeln und Bindegewebe profitiert der gesamte Körper; sie »hüllen« das CS-System teilweise ein, denn einige Muskelansätze sind mit Knochen des CS-Systems verbunden. Durch zuviel Muskel- und Bindegewebsspannung etwa kann das CS-System beeinträchtigt werden: Ein muskulär verhärteter Schultergürtel wird beispielsweise die oberen Brustwirbel, die Halswirbel und deren Übergang zum Schädel einschränken, was sich in der Haltung und durch Kopfschmerzen auswirken kann.

Gerade der Spannungszustand des Bindegewebes, welches sich längs- und querverlaufend durch den ganzen Körper aneinander schichtet, entscheidet, ob der Craniosacral-Rhythmus am ganzen Körper spürbar ist.

Lebenswichtig ist für uns auch eine gut funktionierende arterielle und venöse Blutversorgung, ohne die wir kurz-, aber auch langfristige Schäden erleiden, beispielsweise an Extremitäten, Organen und insbesondere im Gehirn. Hier hilft die CS-Behandlung, diese Funktionen zu verbessern und z. B. Hirn- und Herzinfarkten vorzubeugen.

Neben dem Blutkreislauf ist auch der Lymphfluß für die Entgiftung und Entschlackung des Körpers von Bedeutung. Dieser wird durch die subtile Bewegung eines frei beweglichen CS-Rhythmus immerfort drainiert und mit der sanften CS-Behandlung, in der wir die Hände auf den Körper und gleichzeitig auf einigen der ca. 700 Lymphknoten liegen haben, leicht angeregt.

Die Atmung ist für uns lebenswichtig und begleitet uns das ganze Leben hindurch, und doch wird der Kraft des Atems relativ wenig Beachtung geschenkt. Unser Atem kann bewußt verändert werden, wird jedoch meistens unbewußt und durch das Zentralnervensystem gesteuert. Die CS-Behandlung begünstigt die freie Atmung, was zu mehr Energie und Lebensfreude führt.

Überaus komplexe Bedeutung kommt dem endokrinen System (Hormonsystem) zu. Seine lebenswichtigen Funktionen für den Menschen und dessen Beeinflussung auf körperlicher, geistiger und seelischer Ebene sind unbestritten: Die Entwicklung des Menschen und sein Wohlbefinden ist abhängig von einem gut funktionierenden und wohlgesteuerten endokrinen System.

Beispielsweise liegt der Hypothalamus, der an der Steuerung von Gefühlsreaktionen beteiligt ist und die laterale Wand des dritten Ventrikels bildet, im Zwischengehirn, einer Hirnregion, in welcher Schlaf, Hormonsekretion, Körpertemperatur, Wasserhaushalt, Blutdruck und Hunger kontrolliert werden.

Viele Zusammenhänge sind jedoch trotz intensiver Forschungen noch nicht geklärt.

Der Craniosacral-Rhythmus: Ebbe und Flut im Körper – der Puls des Lebens

Der CS-Rhythmus entsteht durch das Liquordrucksystem des CS-Systems. In den Adergeflechten (Plexus choroideus) der vier miteinander verbundenen Hirnventrikel wird immerfort Gehirn- und Rückenmarksflüssigkeit produziert. Diese wird durch die drei Öffnungen des vierten Ventrikels in die äußeren Liquorräume, in den Subarachnoidalraum gepumpt, wo es im CS-System fluktuiert. Die beiden seitlichen Öffnungen heißen *Aperturae laterales* (Foramina Luschkae), die in der Mitte liegende Öffnung *Apertura mediana* (Foramen Magendii). Der Liquor wird über den gesamten Gehirnbereich und Rückenmarkskanal entlang verteilt, das Zentrum unseres Körpers wird somit ständig von frischer und nährender Flüssigkeit umspült.

Die Bildung der Cerebrospinalflüssigkeit läßt den Liquordruck ansteigen und dehnt den Subarachnoidalraum und die damit direkt verbundenen Schädelknochen, insbesondere an deren Schädelnähten. Weil das CS-System über die Rückenmarkshäute bis zum Kreuzbein reicht, wird der Liquor gleichzeitig entlang dem Rückenmarkskanal verteilt und im CS-System bis zum Kreuzbein hinunter gepumpt. Deswegen läßt sich

diese feine Bewegung, der CS-Rhythmus, auch am Kreuzbein erspüren.

Ebbe-Flut-Prinzip aus dem Zentrum des Körpers

Das immerwährende Ausstoßen und Absorbieren der Liquorflüssigkeit bewirkt eine rhythmische Bewegung nach außen und zurück nach innen, Ebbe und Flut ähnlich. Diese Bewegung wird Craniosacral-Rhythmus genannt; er ist am Schädel, an der Wirbelsäule und am Kreuzbein tastbar, ebenso aber auch über Knochen und Muskeln und vor allem über das Bindegewebe am ganzen Körper.

Die Bewegung ist, wenn das CS-System sich füllt, als Ausweitung, als ein Voller- und Größerwerden und als **Außenrotation** wahrnehmbar, je nach Stelle am Körper. Wenn im CS-System tendenziell mehr Liquor abfließt, ist dies als geringer bzw. kleiner werdendes Volumen oder an bestimmten Körperstellen als **Innenrotation** spürbar.

Flexions-/Extensionsterminologie in der CS-Behandlung

Das Füllen und Weiten des CS-Systems und die damit wahrnehmbare Außenrotation entspricht der **Flexion,** das Absorbieren und Geringerwerden der **Extension.**

Die Bewegungen werden unterschiedlich benannt im Vergleich zur Terminologie z. B. in der Physiotherapie. Der Grund liegt in der funktionellen Bewegung der Schädelbasis, die sich vor allem durch das Keilbein *(Sphenoid)* und das Hinterhauptsbein *(Occiput)* formiert. Wird nun Liquorflüssigkeit gebildet, weiten sich diese beiden Knochen nach außen, kommen jedoch an der Schädelbasis frontal gesehen zueinander hin, in die sogenannte Flexionsrichtung. Wird in der Folge mehr Liquor absorbiert,

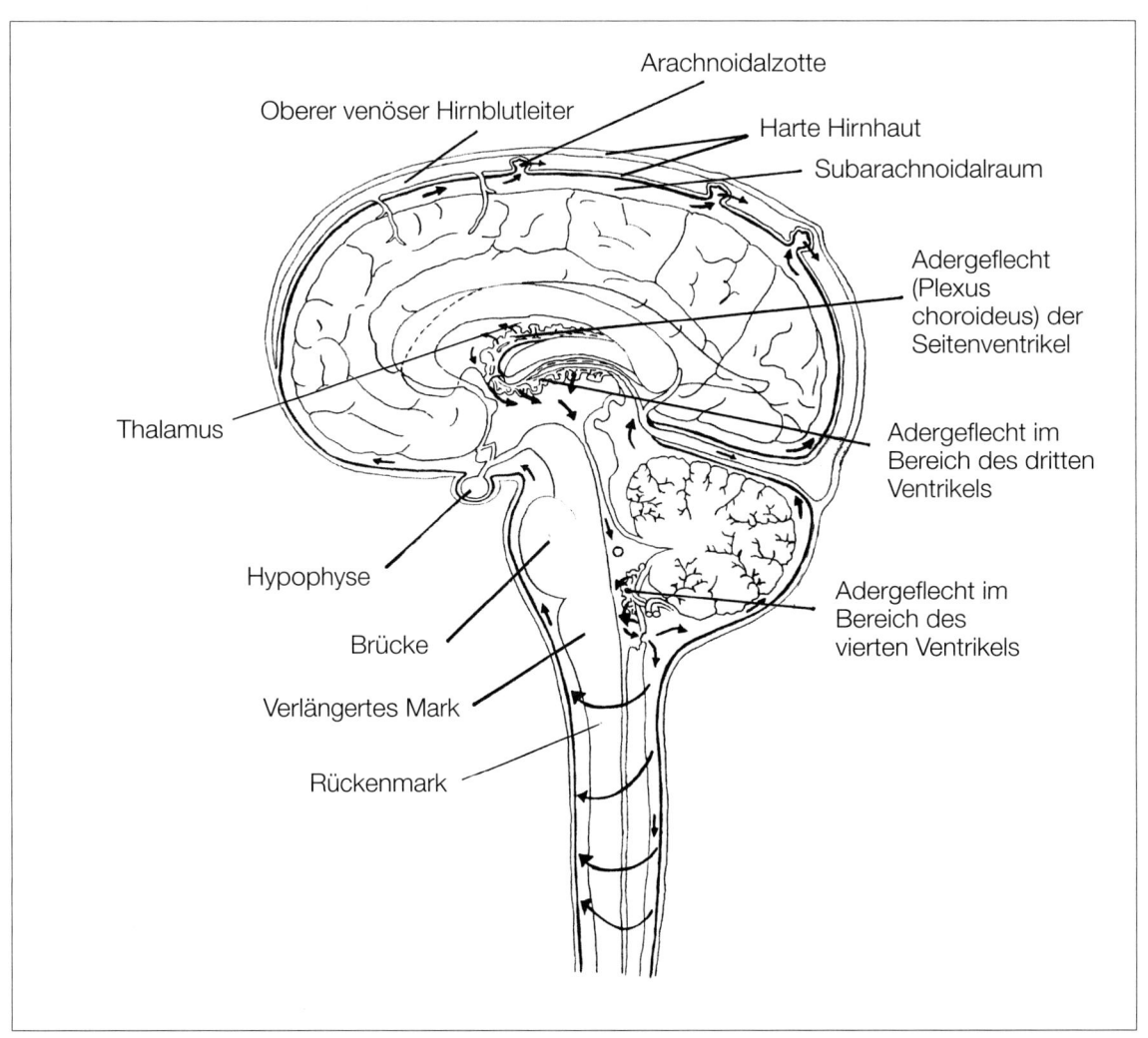

Produktion, Ausschüttung, Verteilung und Resorption des Liquors im CS-System

bewegen sich Keilbein und Hinterhauptsbein in Extension.

Natürlich stellt sich die Frage: Wo wird dieses regelmäßige An- und Abschwellen der Liquorflüssigkeit, der Craniosacrale Rhythmus, gesteuert? Dies konnte bis zum jetzigen Zeitpunkt nicht völlig geklärt werden, in Anbetracht der zahlreichen wissenschaftlich belegbaren Forschungsarbeiten zur Wirkungsweise eines gesunden Craniosacralen Systems ist dieser Punkt jedoch für den Praktizierenden eher zweitrangig.

Es gibt verschiedene Vermutungen. Eine Hypothese geht von den Dehnungsrezeptoren an den Schädelnähten, insbesondere an der Pfeilnaht zwischen den beiden Scheitelbeinen, aus: Mit dem Füllen und Dehnen des Schädels durch erhöhte Liquorausschüttung in der Flexionsphase werden die beiden Scheitelbeine tendenziell etwas hochgestellt, so daß sich die kammartigen Schädelnähte der Pfeilnaht nach unten neigen. Dadurch werden darunterliegende Dehnungsrezeptoren aktiviert, welche die Mitteilung zu den Hirn-

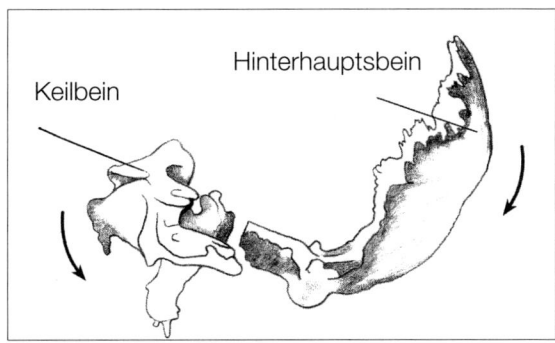

Keilbein und Hinterhauptsbein und ihre
Bewegungsrichtung in Flexion

kammern leiten, die dann die Ausschüttung des Liquors unterbrechen; werden die Dehnungsrezeptoren deaktiviert, beginnt die Ausschüttung von neuem. Dabei wird vermutet, daß von den Dehnungsrezeptoren unter der Pfeilnaht eine Verbindung zum 3. Hirnventrikel führt, welcher die Impulse weiterleitet.

Und er bewegt sich doch ...

Entgegen der Meinung vieler Anatomen sind die Schädelnähte (Suturen) im Alter nicht fest verwachsen, sondern lassen die feinen Bewegungen des CS-Rhythmus zu. Diese minimale Bewegung der Schädelnähte liegt im Mikromillimeterbereich.

Interessanterweise wird der Schädel in den meisten Anatomiebüchern oft als fest verwachsen beschrieben, in einigen italienischen jedoch wird auf die Möglichkeit einer Bewegung hingewiesen. Spätestens seitdem man die Bewegung der Schädelnähte wissenschaftlich beweisen konnte, wäre es an der Zeit, die Anatomiebücher der bereits etwa 20 Jahre alten Erkenntnis anzupassen. Unser Kopf und Gehirn bilden ein fein pulsierendes System, dessen Schädelknochen sich über gelenkartige Verbindungen miteinander bewegen und dessen harmonisiertes Liquordrucksystem entscheidend für unser Wohlbefinden verantwortlich ist.

Der CS-Rhythmus als Vitalitätsindikator

Die vier wichtigsten Qualitätsmerkmale des Craniosacral-Rhythmus sind:

• Zyklen pro Minute
• Weite/Bandbreite
• Stärke
• Symmetrie/Links-Rechts-Verhältnis

Zyklen des CS-Rhythmus pro Minute: Der freie CS-Rhythmus bewegt sich in einem Zyklus von etwa sechs bis zwölf Mal pro Minute; das Pulsieren des CS-Rhythmus ist somit langsamer als der Herz- und Atemrhythmus und kann daher von diesem unterschieden werden. Es wird davon ausgegangen, daß etwa sechs bis zwölf Zyklen pro Minute (1 Zyklus = je eine Flexions- und Extensionsbewegung) beim gesunden Menschen üblich sind. Dabei gehen wir davon aus, daß das CS-System frei von Blockierungen ist.

Junge Menschen haben tendenziell einen höheren Zyklus, es gibt aber auch äußerst vitale ältere Menschen mit sechs bis zwölf Zyklen pro Minute.

Den CS-Rhythmus kann man generell als Vitalitätsindikator betrachten. Interessant ist beispielsweise, daß z. B. Koma-Patienten oft einen CS-Rhythmus von nur etwa vier Zyklen pro Minute aufweisen und einen eher extensionsbetonten CS-Rhythmus haben.

Weite/Bandbreite des CS-Rhythmus: Der CS-Rhythmus kann einen großen, weiten Bereich der0 Flexions- und Extensionsbewegung aufweisen oder einen eher schmalen, eingeschränkten Bereich, und es gibt Körper mit eindeutig mehr Flexions- oder Extensionsbewegung.

Stärke des CS-Rhythmus: Es gibt Menschen mit sehr zaghaften, beinahe zartem CS-Rhythmus, im Gegensatz zu einem sehr kräftigen CS-Rhythmus, welcher die palpie-

33

renden Hände in Flexionsphase förmlich nach außen drückt. Die Stärke ist nicht zu verwechseln mit der Bandbreite oder der Anzahl pro Minute.

Symmetrie bzw. Links-Rechts-Verhältnis des CS-Rhythmus: Ein äußerst wichtiges Merkmal bei der Palpation des CS-Rhythmus ist die Symmetrie oder das Links-Rechts-Verhältnis. Dadurch können wir Hinweise über mögliche Ganzkörperzusammenhänge erhalten. So kann es sein, daß die Links-Rechts-Symmetrie ausgeglichen ist oder daß der Rhythmus in der Flexions- oder Extensionsbewegung auf einer oder beiden Seiten unterschiedlich und/oder eingeschränkt ist.

Beim Erspüren des CS-Rhythmus liegt die Aufmerksamkeit auf diesen vier Qualitätsmerkmalen. Der CS-Therapeut registriert sie und verfolgt mögliche Veränderungen im weiteren Verhandlungsverlauf.

Zur genauen Unterscheidung von Flexion (Füllphase), Extension (Abflußphase) und Neutralposition (Mitte zwischen Flexion und Extension) des CS-Rhythmus folgen wir nun dem Rhythmus für einige Zyklen.

Beispiel:

Folgende Bewegungsrichtungen sind beispielsweise am Kopf an den Scheitelbeinen oder an Schulter, Becken, Füßen spürbar:

Der CS-Rhythmus bringt die palpierenden Hände nach außen, das entspricht der Flexionsbewegung (Füllphase) in Richtung Flexionsposition.

Am äußersten Punkt kann der CS-Rhythmus kurz innehalten und bringt die palpierenden Hände nach innen; das ist eine Extensionsbewegung (Abflußphase), in der wir jedoch noch der Flexionsposition folgen in Richtung Neutral.

In Neutralposition kann der CS-Rhythmus kurz innehalten, meistens setzt er – dem Ebbe-Flut-Prinzip folgend – die nach innen führende Extensionsbewegung fort.

Von der Neutralposition nach innen beginnt die Extensionsposition, somit haben wir hier eine klare Extensionsbewegung in Extensionsposition.

Am innersten Punkt der Extensionsposition hält der CS-Rhythmus manchmal kurz und bewegt sich dann wieder nach außen; dies ist eine klare Flexionsbewegung in der Extensionsposition bis zum Neutralpunkt.

Bei der Palpation des CS-Rhythmus unterscheiden wir:
– Flexions- und Extensionsbewegung
– Neutrale Position (kein Ruhepunkt!)
– Flexions- und Extensionsposition

Denken Sie daran, daß diese CS-Bewegungen zwar meßbar, jedoch sehr gering sind. Durch Ihre innere Ruhe und Zentriertheit – vergleichbar mit dem Zustand der Meditation – können Sie auch als Anfänger den CS-Rhythmus deutlich wahrnehmen. Denken Sie daran: Nicht aktives Tun und eingreifende Manipulation, sondern rezeptive Wahrnehmung und energetische Verbindung mit der palpierten Körperstelle ermöglichen das Erspüren des CS-Rhythmus.

Der CS-Rhythmus hat die Möglichkeit, jederzeit seine Bewegungsrichtung zu ändern (diese Bewegungsänderung ist meist mit einem kurzen Halt verbunden), denn es liegt in der Natur des CS-Rhythmus, immerfort frei und spontan zu fließen. Das CS-System füllt oder leert sich tendenziell, und so kann es sich z. B. auch einmal anfühlen, als ob zwei Flexionsbewegungen hintereinander ablaufen möchten, bevor die Extensionsbewegung einsetzt.

Anstatt fließend zu rotieren, kann sich der CS-Rhythmus auch »abgehackt« bewegen. Bewerten Sie den CS-Rhythmus nicht, sondern folgen Sie ihm mit einer passiven, aufmerksamen und offenen Grundhaltung. Lassen Sie sich bei dieser Einstellung auf die subtilen Ebbe-Flut-Bewegungen ein; die Palpation des CS-Rhythmus an sich kennt kein Richtig oder Falsch und zeigt sich bei jedem Intervall wieder anders.

Merken Sie sich während des Palpierens jedoch gewisse Tendenzen oder einseitige Bewegungsabfolgen, insbesondere in bezug auf die obengenannten vier Qualitäten des CS-Rhythmus. Dies ist für eine folgende Behandlung wichtig: Ziel ist, daß sich das CS-System durch die Behandlung harmonisiert und die eingeschränkten oder einseitigen CS-Bewegungen am Sitzungsende freier oder sogar aufgehoben sind.

Der Ruhepunkt

Von Zeit zu Zeit kommt es vor, daß der CS-Rhythmus stillsteht. Wir nennen diesen Ruhepunkt auch Stillpunkt oder englisch *stillpoint*.

Ein Stillpunkt kann vielleicht zehn Sekunden, aber auch drei bis vier Minuten anhalten; er ist somit in jedem Fall deutlich länger als der bereits beschriebene blitzschnelle Halt des CS-Rhythmus bei einer Richtungsänderung in Flexion oder Extension.

Ruhepunkte sind sehr förderlich für das CS-System und die Regeneration des ganzen Körpers, welcher einige Minuten in der Stille seines Zentrums ruht. Sie entstehen von allein oder können durch äußere Hilfe induziert werden. Während eines Ruhepunktes hat das ganze CS-System Gelegenheit, sich neu zu justieren und auszurichten.

Tritt ein Ruhepunkt ein, ist bei der betreffenden Person oft eine Veränderung (Verlangsamung) des Atemrhythmus zu beobachten. Der Atem kann langsamer und tiefer werden, und die Person gleitet in eine angenehme, tiefe Entspannung.

Nach dem Ruhepunkt setzt der CS-Rhythmus wieder ein, meist kräftiger als zuvor. Dadurch wird das CS-System mit frischem, belebtem Liquor gereinigt und genährt. Die Qualitäten des CS-Rhythmus sind nach einem Ruhepunkt oft ausgeglichener.

Das Herbeiführen von Ruhepunkten hat sogar fiebersenkende Wirkung. Ruhepunkte, mehrmals stündlich über einen Zeitraum von ein bis zwei Stunden verteilt, können Fieber um ein bis zwei Grad senken.

Allgemein helfen Ruhepunkte, auf der körperlichen, der emotionalen und der geistig-seelisch-spirituellen Ebene loszulassen.

Einen Ruhepunkt können Sie auch selbst induzieren (siehe unter »Selbstbehandlung: Ruhepunkt am Hinterhauptsbein induzieren«).

4. Geführte Meditation: Selbstpalpation der Körperrhythmen an Kopf und Oberschenkel

Bei geführten Meditationen, die das Spürbewußtsein erhöhen und dazu beitragen, sich auf andere Ebenen von Empfindungen einzustimmen, ist die Wahl eines möglichst ruhigen und ungestörten Ortes von Vorteil.

Bevor wir unsere Hände vor einer Craniosacral-Behandlung auf einen anderen Menschen legen, um den Craniosacral-Rhythmus zu erspüren (palpieren) und zu unterstützen, ist es sinnvoll, den CS-Rhythmus zuerst bei uns selbst ertasten und spüren zu lernen. Dazu müssen wir selbst zur Ruhe kommen und uns in unserem Zentrum sammeln (siehe auch unter »Goldene Regeln zur Vorbereitung«, S. 67).

Die folgende Selbstpalpation ist gleichzeitig eine Entspannungshilfe. Sie fördert und erweitert die Wahrnehmung über die eigenen Hände für viele subtile Bewegungen, Rhythmen und Verbindungen im Körper.

Einleitung und Vorbereitung

Sie können diese Selbstpalpation und Reise durch den Körper, eine Art geführter Meditation, entweder mit aufgelegten Händen an Ihren Oberschenkeln oder an Ihrem Kopf durchführen.

Für die Selbstpalpation an Ihren Oberschenkeln setzen Sie sich einfach bequem auf einen Stuhl und legen Ihre Hände sanft auf beide Oberschenkel.

Für die bequeme Selbstpalpation am Kopf benötigen Sie vor sich eine Auflagefläche für Ihre Ellenbogen, damit Sie mit aufgestellten Vorderarmen Ihren Kopf sanft berühren können. Achten Sie darauf, daß die Auflagefläche nicht zu hoch oder zu tief

liegt; als solche können Bücher, alte Langspielplatten oder eine stabile Kartonschachtel dienen.

Wichtig ist dabei, daß Sie locker, bequem und mit geradem Rücken die nächsten fünf bis zehn Minuten ungestört und mit Ihren Händen »lauschend« verbringen können. Vergewissern Sie sich auch, daß die Unterlage, auf der Sie sitzen, nicht die Unterseite Ihrer Oberschenkel abklemmt; in diesem Fall setzen Sie sich einfach ein wenig weiter nach vorn in Richtung Stuhlrand. Sie stützen dabei nicht den Kopf mit Ihren Händen, sondern berühren lediglich sanft Ihren Schädel.

In der CS-Behandlung ist das eigene Wohlbefinden, das Zentriertsein und die bequeme, entspannte Haltung für das Erspüren des CS-Rhythmus Grundvoraussetzung. Sorgen Sie vor Beginn für die bestmöglichen Voraussetzungen.

Geführte Meditation: Selbstpalpation

1 – Hände: Legen Sie Ihre Hände sanft auf Ihre beiden Oberschenkel oder Ihren Kopf.

2 – Kein Druck: Üben Sie dabei keinerlei Druck aus, sondern schaffen Sie Kontakt zu dem, was Sie spüren (am Oberschenkel wahrscheinlich die Kleidung, die Sie tragen, am Kopf Ihr Haar oder Ihre Kopfhaut).

3 – Entspannen: Entspannen Sie Ihre Hände, die Handgelenke, Vorderarmmuskulatur, den gesamten Arm, die Schultern, Ihren

36

gesamten Körper inklusive Becken und Beine.

4 – Füße erden: Falls Sie sitzen, stehen Ihre Füße parallel und mit der gesamten Fläche geerdet und entspannt auf dem Boden.

5 – Augen zu: Schließen Sie die Augen. Es gibt die nächsten Minuten nichts zu tun. Verlagern Sie Ihre Aufmerksamkeit ganz in Ihre beiden Hände.

6 – Passiv werden: Erlauben Sie sich, in der Berührung zusehends sanfter und völlig passiv zu werden.

7 Gerade Wirbelsäule, freier Atem: Vergewissern Sie sich, daß Ihre Wirbelsäule nicht zu stark gebeugt ist und Ihre Atmung frei fließen darf; vielleicht lassen Sie Ihren Unterkiefer langsam ein wenig nach unten sinken und atmen durch den leicht geöffneten Mund aus. Der gesamte Körper bleibt entspannt.

8 – Kontakt der Hände: Nun richten Sie Ihre Aufmerksamkeit ganz auf Ihre Hände und spüren die Kontaktfläche. Erlauben Sie sich, mit der Berührung noch etwas leichter zu werden, dafür in Ihrem Bewußtsein völlig mit der palpierenden Fläche zu verschmelzen, als ob die Rezeptoren der Hand wie von selbst in die Tiefe des Oberschenkels oder des Kopfes gleiten und dort »andocken«, bis Ihre Hände und der palpierte Körperteil eine Einheit bilden.

9 Weniger Berührungsintensität: Nehmen Sie wieder Berührungsdruck weg; dieser wird nun – in vollends verbundenem Zustand – nicht mehr benötigt. Die Berührung wird dadurch nochmals sanfter.

10 Atemrhythmus: Richten Sie Ihre Aufmerksamkeit auf Ihren Atem, welcher von selbst in Ihrem Körper aus- und einströmt und dadurch den Atemrhythmus bildet. Versuchen Sie nicht, den Atem oder seinen Rhythmus zu verändern, sondern bleiben Sie aufmerksam, beobachtend, als

ob »es atmet«. Spüren Sie jetzt die Bewegung des Atemrhythmus in Ihrem Körper. Vielleicht heben sich Ihr Oberkörper oder Ihre Schultern beim Einatmen leicht an und senken sich wieder beim Ausatmen. Vielleicht spüren Sie den Atem sich in einem oder anderen Nasenloch leicht kräuseln oder Ihren Bauch oder die Bauchmuskulatur sich bis in den Beckenbereich hinein bewegen. Vielleicht spüren Sie auch kaum etwas, genießen es einfach, eine Weile passiv zu verweilen, und gönnen sich ein paar Minuten der Sammlung. Vielleicht spüren Sie das Ein- und Ausströmen des Atems als Rhythmus an verschiedenen Orten im Körper – oder an der Stelle, wo Ihre Hände sanft aufliegen. Folgen Sie eine Weile aufmerksam den Bewegungen des Atemrhythmus.

11 Wahrnehmungsschulung: Vielleicht spüren Sie mit Ihren Händen keinen Atemrhythmus, statt dessen (oder zusätzlich) aber Empfindungen wie z. B. Wärme, Kälte, Zuckungen, Verhärtungen oder ein Weicherwerden, ein Pochen oder Pulsieren, Schwere oder Leichtigkeit oder ein Strömen und Fließen von Energie im Körper. Vielleicht sehen Sie Bilder oder Farben oder Sie nehmen einen bestimmten Duft wahr oder eine Erinnerung, die plötzlich in Ihnen aufsteigt. Nehmen Sie dies einfach wahr und bleiben Sie mit Ihrer Aufmerksamkeit weiterhin ganz dort, wo Ihre Hände liegen, ohne etwas zu verändern.

12 Herzschlag: Richten Sie jetzt Ihre Aufmerksamkeit auf Ihren Herzschlag. Wo spüren Sie diesen? In Ihrer linken Brustseite? In Ihren Vorderarmen oder Handgelenken? Oder etwa im Halsbereich? Oder spüren Sie den Herzschlag durch den ganzen Körper und auch da, wo Ihre Hände aufliegen? Vielleicht spüren Sie ihn nur gelegentlich, genießen es einfach, eine

Weile passiv zu verweilen, und gönnen sich ein paar Minuten der Stille. Es gibt nichts zu tun, Sie können sich entspannen und Ihre Aufmerksamkeit in Ihre Hände lenken, die sanft und ohne Druck aufliegen.

13 Atem und Herzschlag: Vielleicht ist es Ihnen möglich, die Bewegung des Atems *und* den Herzschlag zu spüren. Dabei können Sie sich darin üben, bewußt Ihre Aufmerksamkeit langsam und abwechslungsweise auf die Atembewegung und dann auf den Herzschlag zu richten, oder beide gleichzeitig, miteinander zu spüren.

14 Vielleicht genießen Sie es einfach, eine Weile passiv zu verweilen, und gönnen sich ein paar Minuten der Ruhe.

15 CS-Rhythmus: Richten Sie jetzt Ihre Aufmerksamkeit auf einen anderen, subtileren Rhythmus im Körper. Am Kopf fühlt sich diese Bewegung an wie eine Weitung, etwa wie die leichte Anschwellung eines Ballons. Bald kehrt sich die Bewegung in ein leichtes Abschwellen des Volumens um, wie ein minimales Entströmen der Luft aus einem Ballon. An den Oberschenkeln fühlen Sie vielleicht eine minimale Außenrotation, nach einer kleinen Pause vielleicht eine leichte Innenrotation. Dies ist der Craniosacral-Rhythmus mit seinem langsamen und feinen Pulsieren wie Ebbe und Flut. Vielleicht spüren Sie diese feinen Bewegungen für einige Sekunden und genießen sonst einfach ein paar Minuten der Entspannung. Es gibt nichts zu tun. Sie dürfen Ihre Aufmerksamkeit in Ihren Händen belassen. Sie liegen sanft und ohne Druck auf.

16 Atem-, Herz- und CS-Rhythmus: Vielleicht ist es Ihnen möglich, die Bewegung des Atemrhythmus, des Herzschlages und des Craniosacral-Rhythmus miteinander und nebeneinander zu spüren. Fortgeschrittenen ist es im Laufe zunehmender

Erfahrung leichter möglich, ihre Aufmerksamkeit bewußt auf die unterschiedlichen Bewegungen und Rhythmen zu richten.

17 Zum Abschluß dieser geführten Palpationsübung verabschieden Sie sich bewußt von der Stelle, wo Ihre Hände aufliegen. Koppeln Sie sich bewußt von den erlebten Gedanken, Gefühlen und allen weiteren Empfindungen ab. Machen Sie einige tiefe Atemzüge, öffnen Sie Ihre Augen und nehmen Sie Ihre Hände von der Palpationsstelle.

18 Nehmen Sie sich nochmals für ein paar weitere tiefe Atemzüge Zeit, sich sanft zu dehnen, zu strecken und zu gähnen, und kommen Sie wieder zurück in die Alltagswelt.

Den sehr subtilen CS-Rhythmus erspüren Sie vielleicht nicht beim ersten Mal: Schenken Sie sich Zeit, um die Wahrnehmung Ihrer Hände zu schulen. Vielleicht zeigt sich der CS-Rhythmus dann, wenn Sie sich völlig entspannt haben und absichtslos mit Ihren Händen palpieren ...

Diese Übung kann täglich oder wöchentlich als Wahrnehmungsschulung und als CS-Pulsspürübung durchgeführt werden. Sie wird bei regelmäßiger Praxis Ihr Körperbewußtsein erhöhen und Sie aufmerksamer werden lassen für die Weisheiten Ihres Körpers.

Alle CS-Selbstpalpationsübungen können ebenfalls im Liegen stattfinden – dabei ist es von Bedeutung, stets eine Position zu finden, in welcher der Körper vollends entspannt ist und nirgends mehr festhalten muß. Sie können die Hände an jeder Stelle Ihres Körpers auflegen, weil sich die verschiedenen Körperrhythmen über Muskeln und Bindegewebe überallhin fortbewegen. Vorteilhaft sind paarige oder außen liegende Stellen wie z. B. der Becken-Hüftbereich oder die Schultern und einzelne Schädelplatten. Nehmen Sie einfach wahr, was Sie mit Ihren Händen spüren. Spüren Sie mehr Wärme oder Kälte? Oder prickelt es, wird es weich? Sie spüren über Ihre Hände absichtslos in die Tiefe und nehmen wahr, was immer es ist, ohne es zu verändern. Mit der Zeit erhalten Sie immer klarere Empfindungen der verschiedenen Rhythmen im Körper.

Rhythmen im Körper:
Herzschlag ca. 70 Mal/Minute
Atemfrequenz ca. 16 Mal/Minute
CS-Rhythmus ca. 6–12 Mal/Minute

Je öfter Sie sich in dieser Selbstpalpation üben, desto mehr schärfen Sie Ihre Wahrnehmungen für den subtilen CS-Rhythmus – eine wichtige Grundvoraussetzung für die CS-Behandlung anderer Menschen.

Außerdem: Mit Ihrer klaren Absicht und der sanften Berührung unterstützen Sie den CS-Rhythmus in der Regel, unabhängig davon, ob Sie ihn gerade spüren oder nicht.

Tip: Es kann sein, daß Sie bei dieser Übung zuviel erwarten oder erreichen wollen. Dies schafft in Ihrem Energiesystem bereits eine subtile Spannung, welche das Palpieren des CS-Rhythmus erschwert. Wichtig ist das sanfte Auflegen der Hände ohne Druck und daß Sie sich selbst völlig entspannen dürfen. Der CS-Rhythmus ist oft dann spürbar, wenn der aktive Teil in uns aufgegeben hat und nur noch die offene, rezeptive Haltung und Berührung übrigbleibt. Es ist wie ein Umschalten auf einer inneren Skala, ein energetisches Verschmelzen mit der betreffenden Körperstelle – plötzlich ist der CS-Rhythmus da, und Sie folgen ihm und unterstützen seine Bewegungen.

5. Der Puls des Lebens

Stärkung der Selbstheilungskräfte, Steigerung des Wohlbefindens

Wird das CS-System von Blockaden befreit, so hat dies neben dem freien Fluß der Gehirn- und Rückenmarksflüssigkeit gleichzeitig unzählige weitere positive Auswirkungen. Wie in der Einführung beschrieben, werden viele lebenswichtige Schaltstellen im Körper in ihrer Funktion unterstützt; darüber hinaus wird auch unsere eigentliche Einheit von »Körper-Geist-Seele« gefördert. Dies verhilft uns zu einem inneren Verstehen und zu innerer Balance, was ein wichtiger Prozeß im Sinne von Heilwerden, Ganzwerden ist und bei der ganzheitlichen Behandlung von Krankheiten mitberücksichtigt werden sollte. Viele Beschwerden entstehen durch Disharmonie, Ungleichgewicht oder längere Verdrängung von wichtigen körperlichen, geistigen und seelischen Bedürfnissen. Sie äußern sich erfahrungsgemäß zuerst als psychosomatische Beschwerden und können sich zu Krankheiten entwickeln. Die CS-Behandlung ist eine der umfassendsten und zugleich sanftesten Methoden zur Integration von »Körper-Geist-Seele«.

Ausgleich des autonomen Nervensystems

Die CS-Körpertherapie stärkt jenen Mechanismus in uns, der als Selbstregulationskraft beschrieben werden kann: das autonome Nervensystem, das auch vegetatives Nervensystem genannt wird. Es stimuliert und kontrolliert wichtige Organfunktionen, die unwillkürlich und unbewußt ablaufen. Dazu gehört beispielsweise die Stimulation der quergestreiften Herzmuskulatur, der meisten Drüsen und der glatten Muskulatur, die in vielen Organen anzutreffen ist.

Unser Körper kann über lange Zeit die Steuerung der lebenswichtigen Funktionen problemlos bewältigen. Wird die Selbstregulationskraft jedoch längere Zeit überfordert – z. B. durch permanenten Streß, dauernde Verausgabung, Schlafentzug, zu große Belastung und Anspannung auf körperlicher, geistiger oder seelischer Ebene –, so kommt irgendwann der Zeitpunkt, an dem auch der Selbstregulationsmechanismus unseres Körpers überfordert ist und nicht mehr mit der üblichen Kapazität arbeitet. Die CS-Behandlung stärkt und balanciert diese vielseitige, subtile Selbstregulationskraft und – ebenfalls damit verbunden – unser Immunsystem aus, so daß Krankheiten gar nicht erst ausbrechen. Ist der Körper krank, unterstützt die Wiederherstellung und Stärkung der Selbstregulation gleichzeitig die Selbstheilungskräfte und Regeneration.

Das autonome Nervensystem wird unterteilt in:
– das sympathische Nervensystem (Sympathikus)
– das parasympathische Nervensystem (Parasympathikus).

Die beiden Systeme geben ständig Impulse an die folgenden mit ihnen verbundenen Strukturen ab:
• Hypothalamus
• Tränendrüsen
• Herz
• Lungen
• Magen
• Teile des Dickdarms

- Niere
- Uterus
- äußere Genitalien.

Sympathikus und Parasympathikus stehen im Gleichgewicht zueinander. Dabei sollte je nach Situation die Möglichkeit bestehen, daß das eine System stimuliert wird, ohne das andere System vollends zu blockieren.

Während bei alltäglichen Beschäftigungen der Sympathikus dominiert, werden die Ruhe- und Entspannungsphasen durch den Parasympathikus gesteuert. Ein ausgeglichenes autonomes Nervensystem vermag sich innerhalb kurzer Zeit anzupassen, umzustellen und sein Gleichgewicht wiederherzustellen, ohne einseitig »hängenzubleiben«.

Sympathikus

Ein großer Teil des sympathischen Nervensystems liegt als Grenzstrang zwischen dem ersten Brustwirbelsegment und dem dritten Lendenwirbelsegment im Bereich des Rückenmarks und wird daher auch thorakolumbales Segment genannt.

Der Sympathikus ist zuständig für die Steuerung und Kontrolle bei Aktivität und Streß. Er ist somit in der Regel eher tagsüber dominierend. Durch ihn werden z. B. auch Signale und Vorbereitungen zu Flucht oder Kampf übermittelt.

Das bedeutet, daß der Sympathikus in aktiven oder streßreichen Situationen im Körper unbewußt

– die Atemfrequenz ansteigen läßt
– das Herz schneller schlagen läßt
– den Blutfluß steigert
– die Verdauung verlangsamt
– die Pupillen weitet
– die Leber veranlaßt, Glykogen für die schnelle Energiezufuhr bereitzustellen
– die Schweißdrüsen aktiviert.

Parasympathikus

Der Hauptteil des parasympathischen Nervensystems liegt im Bereich des Hirnstammes und in der Sakralregion des Rückenmarks, deswegen wird das parasympathische Nervensystem von der Schulmedizin auch »kraniosakrales« System genannt. Weil der unterste Teil des Rückenmarks jedoch auf der Höhe des 2. Lendenwirbels endet, unterscheidet sich dieses kraniosakrale System oder parasympathische Nervensystem klar von dem durch J. E. Upledger kreierten Begriff des Craniosacralen Systems, das vom Kopf bis zum Kreuzbein führt und um welches es hier geht.

Dennoch ist diese Parallele äußerst interessant. Durch die CS-Behandlung wird besonders der Parasympathikus gestärkt, denn er ist es, welcher dem sinnes- und streßüberreizten Menschen von heute Entspannung und Regeneration ermöglicht: Der Parasympathikus ist dominant, wenn wir ruhig und entspannt sind.

Das bedeutet, daß der Parasympathikus in ruhigen und entspannten Situationen unbewußt

– die Atemfrequenz senkt
– das Herz langsamer schlagen läßt
– die Verdauung und Peristaltik begünstigt
– Ruhe, Schlaf und Erholung fördert.

Ebenfalls zu berücksichtigen ist, daß parasympathische Nerven in Kontakt mit dem III., VII., IX. und X. Hirnnerv stehen. Dies kann Einfluß auf die Verengung der Pupillen, das Hochziehen des Augenlids, auf Mimik, Geschmacksempfinden, Speichelfluß, Schluckreflex und – insbesondere im Falle des X. Hirnnervs (Nervus vagus) – auf Herz, Herzarterien, Bronchien, Magen, Dünndarmarterien und Drüsen haben.

41

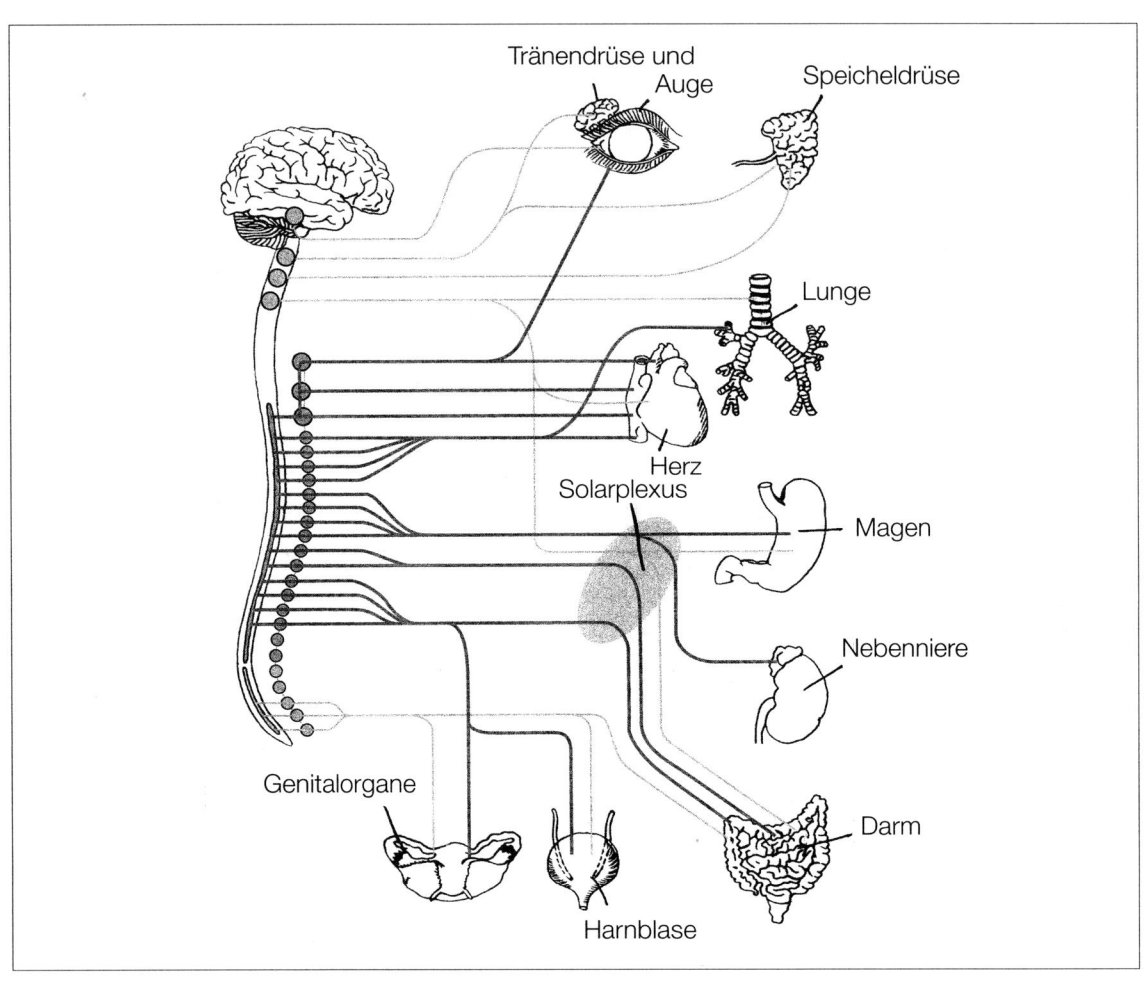

Tränendrüse und Auge

Speicheldrüse

Lunge

Herz

Solarplexus

Magen

Nebenniere

Genitalorgane

Darm

Harnblase

Bereich des Sympathikus und Parasympathikus

Funktionsverbesserung des CS-Systems durch Entspannung der Schädelknochen, Schädelnähte und des intrakranialen Membransystems

Blutversorgung des Gehirns

Für die zahlreichen Gehirnfunktionen ist die uneingeschränkte Blutversorgung von großer Wichtigkeit. Das Gehirn muß in jeder Minute von ungefähr 750 Milliliter sauerstoffreichem Blut durchströmt werden, um seine Funktionen aufrechterhalten zu können.

Durch die Freisetzung der Schädelknochen erhalten auch die Hirnarterien und -venen insgesamt mehr Raum; dies hat positive Auswirkungen auf ihre zahlreichen Ein- und Austrittsstellen im Gehirn.

Beispiel zur arteriellen Versorgung: Die wichtigsten Schlagadern des Gehirns sind um den Türkensattel (*Sella turcica*) herum zu einem Gefäßring zusammengeschlossen und miteinander verbunden.

Die Freisetzung der Stirn-, Scheitel- und Schläfenbeine verhilft dem von diesen Kno-

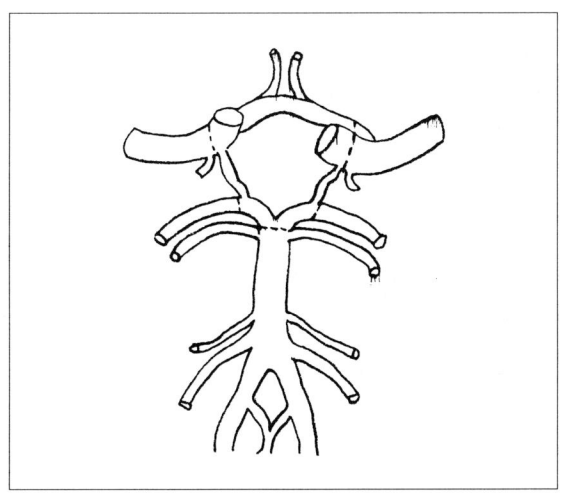

Arterieller Gefäßring um den Türkensattel am Keilbein

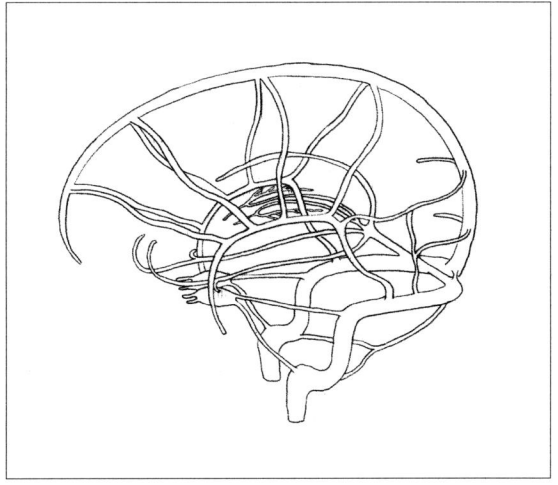

Die venöse Blutversorgung des Gehirns

chen umgebenen Keilbein zu mehr Raum; es erhält so die Möglichkeit, seine natürlichen Bewegungen wiederaufzunehmen bzw. zu verbessern. Diese Bewegungen halten die Strukturen der inneren Schädelbasis flexibel und drainieren den Gefäßring um den Türkensattel, was die Durchblutung des Gehirns unterstützt. Zudem wird durch erhöhte Flexibilität dieser Arterien einem Verschluß oder Platzen und somit einem Schlaganfall vorgebeugt. Alle großen arteriellen Gefäßstämme verlaufen im Subarachnoidalraum, wo auch der Liquor fluktuiert.

Beispiel zur venösen Versorgung: Das gesamte venöse Blut sammelt sich über Verästelungen in den venösen Blutleitern. Zu den wichtigsten Hirnvenen gehören der obere und untere Blutleiter (Sinus sagittalis superior / inferior); sie leiten das verbrauchte Blut an die seitlichen Blutleiter (*Sinus transversus*) weiter. Schließlich wird das venöse Blut zur Schädelbasis hin abgeleitet. Über die innere Drosselvene (*Vena jugularis interna*) wird das von vielen Venenästen gesammelte Blut der obereren Hohlvene und so dem Herzen zugeleitet. Der obere venöse Blutlei-

ter verläuft am oberen Rand der Großhirnsichel, der untere venöse Blutleiter verläuft am unteren Rand der Großhirnsichel.

Mit der Freisetzung des Schädeldaches wird durch die sanfte Dehnung der Groß- und Kleinhirnsichel durch Anheben der Scheitelbeine sowie des Kleinhirnzeltes der venöse Blutabfluß über die beiden Blutleiter (oben und unten an der Großhirnsichel) und den geraden Blutleiter (*Sinus rectus*) in hohem Maß begünstigt.

Gleichzeitig erhalten durch die Freisetzung der Schädelknochen die Hirnnerven, Hirnarterien und deren Durchtrittsstellen insgesamt mehr Raum, um ihre lebenswichtigen Funktionen optimal zu bewältigen.

Durch die gesteigerte Durchblutung des Gehirns wird eine verbesserte Funktion des Groß- und Kleinhirns erreicht. Das Großhirn ist der größte Teil des Gehirns, und in der Großhirnrinde wird das Wissen gespeichert, das im Laufe des Lebens erworben wird. Das Großhirn wird in zwei Hirnhälften mit je vier Teilen, sogenannten Lappen, aufgeteilt, die nach ihrer Lage zu den Schädelknochen benannt sind: Stirnlappen, Scheitellappen, Schläfenlappen, Hinterhauptlappen. Das Kleinhirn hingegen ist an der Koordination und Durchführung von Bewegungsabläufen beteiligt.

Die Hirnnerven und ihre Funktionen

Das Nervensystem dient der Kommunikation mit der Umwelt, der Wahrnehmung von Sinnesreizen, der Integration von Reizinformation und der entsprechenden Reizantwort. Nervengewebe übermitteln Impulse elektrisch über minimale Ströme und leiten sie chemisch über spezielle Botenstoffe, die Neurotransmitter, weiter.

Auf jeder Hirnseite befinden sich zwölf Hirnnerven. Mit Ausnahme des Vagus-Nervs liegen alle »nur« im Kopf-Hals-Bereich. Fast alle Hirnnerven treten aus dem Hirnstamm aus. Sie verlaufen, je nach Aufgabe, sehr unterschiedlich durch den gesamten Hirn- und Kopfbereich. Durch die Freisetzung des Schädels erhalten die Hirnnerven mehr Platz; besonders die zahlreichen Ein- und Austrittsstellen der Hirnnerven, welche durch Streß, Sturz, Aufprall, Unfall eingeengt werden können, erhalten mehr Raum. Bereits minimalste Druckentlastung der Hirnnerven hilft diesen, ihre Funktionen besser verrichten zu können.

Die einzelnen Hirnnerven:

I. Hirnnerv: Riechnerv

Der *Nervus olfactorius* ist ein rein sensorischer Nerv. Er verbindet die primären Sinneszellen in der Nasenschleimhaut mit der primären Riechrinde im Großhirn.

II. Hirnnerv: Sehnerv

Der *Nervus opticus* ist ebenfalls ein rein sensorischer Nerv. Er ist für die Weiterleitung der visuellen Information zuständig. Er beginnt in der Netzhaut der Augen und ist im Bereich der Augenhöhle *(Orbita)* bereits von harter und weicher Hirnhaut umgeben. Er verläßt die Augenhöhle mit einem Durchmesser von ca. vier bis fünf Millimetern Dicke. Der linke und rechte Sehnerv treffen an der Sehnervenkreuzung *(Chiasma opticum)* über der Hypophyse zusammen. Die Sehbahn führt dann über den Thalamus zur Großhirnrinde.

III. Hirnnerv: Augenbewegungsnerv

Der *Nervus oculomotorius* ist ein gemischt somatomotorischer und parasympathischer Nerv. Er steuert zusammen mit dem IV. und VI. Hirnnerv die Bewegungen des Augapfels und versorgt die Lidhebermuskel. Er durchdringt im Bereich der Augenhöhlendachspalte *(Fissura orbitalis superior)* die harte Hirnhaut.

IV. Hirnnerv: Augenrollnerv

Der *Nervus trochlearis* steuert als rein somatomotorischer Nerv einen einzigen Augenmuskel *(Musculus obliquus superior)*. Er ist der dünnste der zwölf Hirnnerven.

V. Hirnnerv: Drillingsnerv / Trigeminus

Der *Nervus trigeminus* ist ein gemischt sensibler und somatomotorischer Nerv. Er ist u. a. für die Gesichts- und Kaumuskulatur zuständig: Seine drei Hauptäste sind der Augenhöhlennerv, Oberkiefernerv und Unterkiefernerv. Der Trigeminus versorgt mit seinen sensiblen Anteilen das gesamte Gesicht, die Schleimhäute des Gesichts und einen Großteil der Hirnhäute. Ein motorischer Teil versorgt den Unterkiefer bzw. die Kaumuskulatur.

VI. Hirnnerv: Nervus abducens

Der *Nervus abducens* ist ein rein motorischer Nerv und für die Augenbewegung zur Seite hin zuständig.

VII. Hirnnerv: Gesichtsnerv

Der *Nervus facialis* hat somatomotorische, parasympathische und sensorische Funktionen. Der somatomotorische Anteil versorgt alle mimischen Muskeln und ist somit verantwortlich für den Gesichtsausdruck, das Sprechen, Essen, Trinken und den Lidschlag. Die parasympathischen Nervenfasern ziehen zu verschiedenen Drüsen (Tränen-, Nasen-, Gaumen-, Unterkieferdrüse). Der sensorische Anteil übermittelt die Geschmacksempfindungen der vorderen zwei Drittel der Zunge, wo sich die meisten Geschmacksrezeptoren befinden.

VIII. Hirnnerv: Hör- und Gleichgewichtsnerv

Der *Nervus vestibulocochlearis* hat rein sensorische Aufgaben. Er übermittelt die akustischen Reize (Hören) und die statischen Reize (Gleichgewichts- und Bewegungsempfinden) via Thalamus zur Großhirnrinde und an weitere Hirngebiete.

IX. Hirnnerv: Zungen- und Schlundnerv

Der *Nervus glossopharyngeus* hat somatomotorische, parasympathische, somatosensible und sensorische Funktionen. Zusammen mit dem Vagusnerv steuert er die Motorik der Rachenmuskulatur. Parasympathische Fasern reichen zur Ohrspeicheldrüse, zudem übermitteln sensorische Äste die Geschmacksempfindungen des hinteren Zungendrittels. Dieser Nerv ist für die Schleimhautsensibilität des Rachens zuständig.

X. Hirnnerv: Vagus

Der *Nervus vagus* ist der längste und weitreichendste Nerv. Er hat somatomotorische, parasympathische, somatosensible und sensorische Funktionen und reicht vom Kopfbereich hinunter bis in den Bauchbereich. Motorisch wird die Rachen- und Kehlkopfmuskulatur gesteuert. Als Hauptnerv des

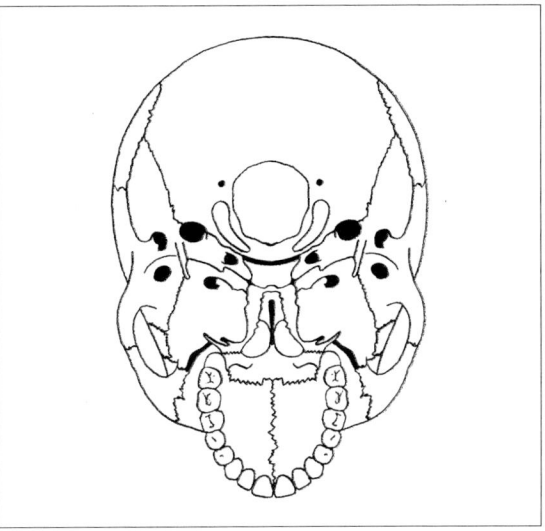

Nerven-, Arterien- und Venenaustrittsstellen an der Schädelbasis

parasympathischen Systems hat der Vagusnerv großen Einfluß: Er hilft maßgeblich der parasympathischen Regulation von Herzvorhof, Peristaltik, Bronchien, Magen, Darm, Leber, Gallenblase, Bauchspeicheldrüse und Niere. Der Vagusnerv läßt beispielsweise das Herz langsamer schlagen und leitet sensible Impulse für die erhöhte Sekretion von Verdauungssäften weiter. Somatosensible Anteile ragen zur Hirnhaut der hinteren Schädelgrube, zum äußeren Gehörgang und zum Rachen- und Kehlkopfbereich. Sensorische Verbindungen vermitteln u. a. Informationen der Geschmacksrezeptoren des Halses sowie der Dehnungsrezeptoren des Herzens und der Lungen (Atemreflex).

XI. Hirnnerv: Akzessorius, beigestellter Nerv

Der *Nervus accessorius* hat rein somatomotorische Funktion. Seine Verzweigungen führen hauptsächlich zum Kopfwende- und Trapezmuskel (*Musculus sternocleidomastoideus, Musculus trapezius*).

XII. Hirnnerv: Unterzungennerv

Der *Nervus hypoglossus* ist ein rein somato-motorischer Nerv und versorgt die Muskulatur der Zunge. Deshalb ist er auch für das Sprechen, Essen und Trinken von Bedeutung.

Vagus- und Trigeminusnerv versorgen die Adergeflechte an den Wänden der Hirnkammern. Diese Adergeflechte produzieren den Liquor.

Endokrine Organe und das Hormonsystem

Durch die Bewegungen der Schädelknochen wird auch das Hormonsystem stimuliert. Hormone sind Botenstoffe, die wichtige Körperfunktionen sowie Verhalten und Empfindungen des Menschen beeinflussen. Über den Blutkreislauf gelangen die ausgeschütteten Hormone zu ihren Zielzellen; auf diese Weise wird der Hormonhaushalt kontinuierlich gesteuert und reguliert.

Zwischen Nerven-, Immun-, Lymph- und Hormonsystem bestehen Verbindungen. Durch die sanfte CS-Behandlung werden diese Körpersysteme und ihre Querverbindungen unterstützt und balanciert. Oft wird ein instabiler Zustand dieser Systeme ausgeglichen und harmonisiert.

Im Zwischenhirn- und Mittelhirnbereich liegen weitere wichtige Strukturen, welche das Nervensystem und das endokrine System maßgeblich beeinflussen:

Thalamus

Er ist etwa 3 x 1,5 Zentimeter groß und bohnenförmig und bildet beidseitig die Seitenwand des 3. Ventrikels. Der Thalamus ist Sammelpunkt aller sensiblen und sensorischen Bahnen (außer dem Geruchssinn); von hier aus werden die Informationen mit der Großhirnrinde verbunden. Er dient somit u. a. auch der Integration von sensiblen und motorischen Impulsen. Als eine Art »Tor zum Bewußtsein« ist der Thalamus mitverantwortlich, daß Sinneswahrnehmungen bewußt werden: Hier werden Bewegungsimpulse empfangen und weitergeleitet. Akustische Informationen werden im Thalamus mit der Hörrinde verbunden.

Hypothalamus

Er liegt etwa in der Mitte des Gehirns unterhalb des Thalamus und ist das Zentrum aller vegetativen Prozesse im Körper. Er bildet den Boden des dritten Ventrikels; unterhalb des Hypothalamus liegt der Hypophysenstiel und die Hypophyse. Der Hypothalamus enthält vegetative Regulationszentren und ist wiederum mit wichtigen Zentren des Zentralnervensystems verschaltet. Er füllt nur einen kleinen Raum im Gehirn aus; doch keine andere Region hat so viele unterschiedliche und lebenswichtige Kontrollfunktionen wie der Hypothalamus: Er reguliert Schlaf, Temperatur, Wasserhaushalt, Hunger- und Sättigungsgefühl, Blutdruck, Sexualverhalten, Lernvorgänge und Hormonausschüttung. Er ist zudem für das Gleichgewicht des sympathischen und parasympathischen Nervensystems zuständig und hat wahrscheinlich auch Einfluß auf Gefühle und deren körperliche Wirkungen. Es handelt sich dabei um multiple Schaltkreise, welche untereinander verbunden sind und Bezug zum limbischen System haben.

Im Hypothalamus werden auch »Steuerhormone« (Releasing-Hormone) produziert: Das sind ausschüttungshemmende Hormone, welche vom Hypothalamus zur Hypophyse gelangen und deren Hormonproduktion steuern.

Die Hirnanhangdrüse (Hypophyse)

Der Türkensattel ist der Knochenvorsprung des Keilbeins an der inneren Schädelbasis. Er befindet sich hirnwärts in der Mitte einer offenen Grube (*Fossa hypophysialis*). In dieser Grube sitzt die Hypophyse etwa haselnußkerngroß unterhalb des Zwischenhirns, oberhalb befindet sich die Sehnervenkreuzung. Die Hypophyse besteht aus dem größeren Hypophysenvorderlappen und dem kleineren Hypophysenhinterlappen. Im Hypophysenhinterlappen ist die Blut-Hirn-Schranke kaum ausgebildet, die im Blut kreisenden Stoffe können hier auf die Neuronen einwirken.

Die Hypophyse ist eine Art hormonelles »Ausführungsorgan« des Hypothalamus. Die Hypophyse wirkt auf andere endokrine Drüsen ein, die ihrerseits wieder Einfluß auf periphere Organe haben. Wird beispielsweise die Niere hormonell angeregt, hat dies eine gesteigerte Produktion von roten Blutkörperchen im Knochenmark zur Folge, die Niere wie auch die Bauchspeicheldrüse ist für die Regulation des Blutzuckerspiegels zuständig.

Die Hypophyse reguliert die Sekretionsstimulierung der Nebennierenrinde und steuert mit ihren Hormonen auch das Körperwachstum, die Proteinsynthese, den Blutzuckeranstieg, Milchbildung bzw. Milcheinschuß und die Wehenauslösung. Bei Bedarf werden die Hormone in das Blut abgegeben.

Durch die Freisetzung der Schädelknochen erhält das Keilbein mehr Raum für seine Bewegungen in Flexion und Extension. Diese subtilen Bewegungen regen die Hypophyse und damit das gesamte Hormonsystem an.

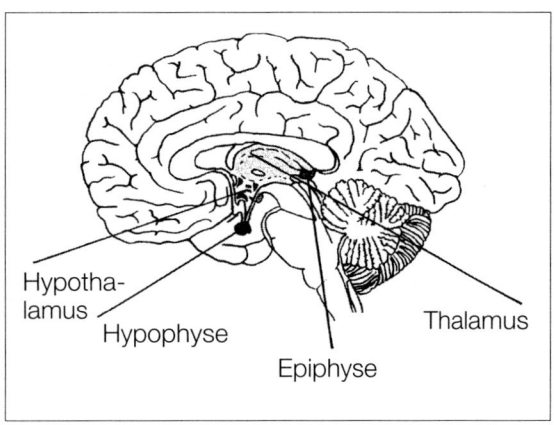

Hypophyse, Epiphyse, Thalamus, Hypothalamus

Das limbische System

Es umfaßt u. a. Abschnitte des Großhirns, des Hypothalamus und des Hippokampus und wird funktionell als Zentrum des emotionalen Verhaltens und des Gedächtnisses aufgefaßt. Limbische Fasern verbinden zahlreiche Nervenkerne im Zwischen- und Mittelhirn. Der Hippokampus ist für das Zustandekommen von Aggression, Affekt- und Triebverhalten verantwortlich: Stimmungen und Emotionen liegen im limbischen System unter der Schwelle des Bewußtseins und beeinflussen unsere Motivation.

Psychische Vorgänge wirken über das limbische System auf die vegetativen Organfunktionen wie Atmung und Blutkreislauf.

Immunsystem

Durch die Stärkung der Gesamtkörperregulation und durch die Harmonisierung der Sympathikus- und Parasympathikus-Nerven, den Ausgleich des vegetativen Nervensystems, wird das Immunsystem unterstützt.

«Guter Streß» (Eustreß) im Sinne von aktiver, gesunder Alltagsbewältigung wirkt motivierend und stärkt das Immunsystem. »Unguter Streß« (Dystreß) wie Dauerstreß oder einseitige Belastungen schwächen das Immunsystem. Dabei unterscheiden wir den physischen Streß (Verletzungen, Verbrennungen, Infektionen, Operationen) vom psychischen Streß (Angst, Ärger, Leistungsdruck).

Auf beide Streßformen reagiert unser Körper mit einer Streßreaktion, z. B.:

– Der Hypothalamus wird aktiviert, dadurch wird über die Hypophyse in der Nebennierenrinde die Ausschüttung von Glukokortikoiden angeregt. Das sind Streßhormone, die den Blutzuckerspiegel ansteigen lassen und den Kohlenhydratstoffwechsel beeinflussen. Das Nebennierenmark produziert Adrenalin und Noradrenalin, die das sympathische Nervensystem anregen. Die Herztätigkeit wird beschleunigt, Blutdruck und Blutzucker erhöht. Adrenalin wird auch bei psychischer Erregung produziert.

– Als weitere Folge wird über den Sympathikus das Nebennierenrindenmark aktiviert. Dieses schüttet sekundenschnell Adrenalin und Noradrenalin aus.

Mögliche Folgen von Dauerstreß:

– häufigere Infektionen durch Schwächung des Immunsystems
– schlechtere Überwindung von Infektionen, schlechtere Genesung bei Krankheiten
– nicht erholsamer Schlaf
– Abnahme der Lern- und Konzentrationsfähigkeit
– Spannungskopfschmerzen.

Die Psychoimmunologie

Dies ist ein Gebiet, das immer mehr Aufmerksamkeit erhält und auch verdient. Es ist bekannt, daß der Hypothalamus zur Beeinflussung des Immunsystems beisteuert. Dieses wiederum steht unter dem Einfluß des limbischen Systems, das, wie bereits erwähnt, enge funktionelle Beziehungen zu psychischen Vorgängen hat. Positive Gedanken, eigene Psychohygiene und Harmonie stärken das Immunsystem.

6. Indikationen und Kontraindikationen

Bei der Komplexität der bisher geschilderten Wirkungsweise der Craniosacralen Körpertherapie erstaunt es nicht, daß diese Methode der Körperarbeit für viele Bereiche hilfreich sein kann. Dabei geht es zum einen um die Gesunderhaltung und das Wohlbefinden, darüber hinaus aber auch um die Behandlung von verschiedenen Formen des Unwohlseins, nämlich allgemein verbreiteten »Zivilisationsbeschwerden« oder / und psychosomatischen Beschwerden. Natürlich ist es wichtig zu wissen, wann eine CS-Behandlung sinnvoll ist. Noch wichtiger ist es zu wissen, wann nicht behandelt werden darf.

Bei Krankheiten oder länger andauerndem Unwohlsein muß unbedingt schulmedizinischer Rat eingeholt werden; die Therapie von Krankheiten ist in jedem Fall ausgebildetem Fachpersonal zu überlassen.

Beim strikten Beachten und Einhalten der Kontraindikationen ist aufgrund der sehr sanften, nicht-eingreifenden und mit geringster Berührung wirkenden CS-Behandlung eine Körperschädigung ausgeschlossen.

Es versteht sich von selbst, daß Sie nur so weit behandeln, wie dies Ihr Können und Ihre Erfahrung zuläßt (siehe auch »Grundsätzliches vor Beginn einer Behandlung«). Der Besuch eines CS-Basiskurses wird dringend empfohlen.

Wichtigste Indikationen

- Allergien
- Geburtsvorbereitung
- Entspannung
- Erschöpfungszustände
- Genesungshilfe
- Hyperaktivität
- Konzentrationsschwierigkeiten
- Kopfschmerzen
- Lernschwierigkeiten
- Menstruationsbeschwerden
- übermäßige Muskelanspannung (Hypertonus)
- Rückenprobleme
- Schlafstörungen
- Streß
- Stottern
- Sturz oder Aufprall
- Verdauungsprobleme
- schnelle Wachstumsschübe
- Zähneknirschen
- Zuckungen
- Unbehagen
- Schmerzsymptome ohne pathologischen Befund.

(Ein ausführliches Register mit über 100 Indikationen finden Sie im Anhang des Buches).

Wichtigste Kontraindikationen

- akuter Schmerz
- akute Entzündungen (z. B. entzündete Gelenke, Hirnhautentzündung)
- frische Verletzungen
- schwere oder offene Kopfverletzungen
- Schädelbruch
- Gehirnerschütterung
- Hirnödeme
- Hämatome (Blutergüsse, durch Trauma entstandene Blutansammlung)
- Hirnaneurysmen (Ausbuchtung der Dura mater)
- Hirnblutungen
- Herzinfarkt in der akuten Phase
- Hirntumore

- Osteoporose
- Schlaganfall in der akuten Phase
- Schizophrenie (Achtung auf Borderline-Syndrom)
- Epilepsie (Risiko eines Anfalls)
- Infektion mit ungeklärtem Verlauf (z. B. aufgrund von Zeckenbissen)
- In jedem Fall gilt: Der Liquor muß zu hundert Prozent blutfrei sein (nach schweren Unfällen: den Arzt fragen)!
- Während der Schwangerschaft gilt: Bis zum dritten Monat (minimales Risiko eines vorzeitigen Abgangs) und ab dem sechsten Monat (vorzeitiges Einsetzen der Wehen möglich) keine Ruhepunkte induzieren. Ansonsten ist die CS-Behandlung eine gute Geburtsvorbereitung.

7. Die Effizienz der Craniosacralen Behandlung: Wie viele Sitzungen?

Die CS-Körpertherapie ist in der Regel keine Langzeitbehandlung – nicht zuletzt, weil sie eine breite Wirkung auf zahlreiche wichtige Körperebenen und -funktionen hat und insgesamt überaus integrierend wirkt. Die Therapie und ihr Verlauf ist bei gleichen oder ähnlichen Beschwerden bei jedem Menschen individuell.

Für die Behandlung einer Vielzahl der unter Indikationen aufgeführten Punkte sind in der Regel sechs bis zehn Sitzungen zu einer bis eineinhalb Stunden empfehlenswert; ich kenne zahlreiche Menschen, bei denen vier bis sieben CS-Behandlungen ausreichten. Die betreffenden Personen gönnen sich danach freiwillig zwei- bis dreimal pro Jahr eine CS-Behandlung – zur Balance ihres Selbstregulationsmechanismus und zur Unterstützung ihres allgemeinen Wohlbefindens.

Natürlich lassen sich keine generellen Prognosen bezüglich der sinnvollen oder benötigten Anzahl von Sitzungen angeben, bis der Selbstregulationsmechanismus wieder gestärkt oder Beschwerden erfolgreich behandelt sein werden. Dies ist von verschiedensten Faktoren abhängig, so auch von der Erfahrung des Behandlers oder von der Mitarbeit des Behandelten zwischen den Sitzungen. Vielleicht muß der Behandelte auch in seinem alltäglichen Lebensbereich und Verhalten einige Dinge zugunsten seiner Gesundheit verändern, damit grundlegende Verbesserungen durch die CS-Körpertherapie auch langfristig positive Veränderungen für ihn bringen.

Bedenken Sie, wieviel Zeit der Körper insgesamt benötigt, um Beschwerden wie Haltungsschäden, Bandscheibenvorfall, Erschöpfungszustände oder Migräne aufzubauen – ausgenommen sind hier selbstverständlich plötzliche Einflüsse wie z. B. ein Trauma durch Unfall.

Bei chronischen Beschwerden, die vielleicht schon jahre- oder jahrzehntelang mit schulmedizinischen und anderen Methoden erfolglos behandelt wurden, braucht auch ein erfahrener CS-Therapeut genügend Zeit, um in der sorgfältigen und behutsamen Zusammenarbeit mit dem »inneren Arzt« die Selbstheilungskräfte des Klienten zu mobilisieren. Bei schwerwiegenden Unfällen oder Krankheiten erbringen oft auch schon Teilerfolge wichtige Verbesserungen der Lebensqualität: Die therapeutische Behandlung eines Schleudertraumas beispielsweise erfordert viel Einfühlungsvermögen, Geduld und gegenseitiges Vertrauen.

Mich erstaunt immer wieder von neuem, wie überaus effektiv die Craniosacrale Behandlung wirkt (siehe auch »Beispiele aus der Praxis«). Ein Hauptgrund ist meiner Meinung nach die Grundeinstellung, daß der Behandelnde dem »inneren Arzt«, der Heilkraft des Klienten folgt, anstatt dem mechanischen Weltbild verpflichtet von außen zu manipulieren. Dabei wird kaum mit Druck behandelt, sondern der Körper des Klienten wird unterstützt und begleitet und durch die sanfte Berührung von Anspannung zu Entspannung geführt.

8. Grundsätzliches vor Beginn der Behandlung
Wann behandle ich? Wann behandle ich nicht?

Es ist wichtig, sich vor der Craniosacral-Behandlung über einige grundsätzliche Themen und Fragen Klarheit zu verschaffen. Die folgende Punkte sollen Sie unterstützen, damit die Behandlung für Sie wie auch für die empfangende Person den optimalen Verlauf nimmt; sie gelten als Anregungen und Leitlinien für Sie und Ihre Patienten.

Die eigene Verfassung

Es ist außerordentlich wichtig, daß Sie eine Behandlung nur dann durchführen, wenn es Ihnen ausreichend gut geht – körperlich, geistig wie auch emotional. Wie kann Wohlbefinden gefördert werden, wenn der Behandler selbst starke körperliche Gebrechen, eine depressive Verstimmung oder große Unruhe hat?

Sie selbst sind verantwortlich für Ihre eigene Verfassung, und diese beeinflußt Verlauf und Qualität der Sitzung. Deshalb ist es notwendig für das Wohlbefinden, auf die eigene Gesundheit, Ausgeglichenheit und Psychohygiene zu achten. Gönnen Sie sich ebenfalls ab und zu eine Craniosacrale Behandlung bei einem erfahrenen Therapeuten oder gehen Sie regelmäßig schwimmen oder in die Sauna.

Ausgeglichenheit, Ruhe, Selbstreflexion des Behandlers sind bedeutend für eine bestmögliche Behandlung. Fehlen diese Voraussetzungen, wird die liegende Person von der Sitzung wenig profitieren können und eventuell sogar ungünstige Energien teilweise übernehmen. Der Behandler sollte ein ausreichendes und positives Energieniveau zur Verfügung haben. Die bewußte

Verbindung zur »universellen Schöpferkraft« kann helfen, daß Sie nicht persönliche Energien abgeben müssen.

Wer behandelt was?

Die CS-Behandlung erfordert vom Behandler genaue anatomische Kenntnisse, Zentriertheit, Intuition sowie Eigenverantwortung und Pflichtbewußtsein. Dazu gehört, daß Laien keine kranken Menschen behandeln. Ausgebildete Therapeuten dürfen Kranke nur im Auftrag eines Arztes oder Heilpraktikers behandeln. (Rechtslage abklären!)

Die CS-Behandlung soll allen gesunden Menschen zur Entspannung und Stärkung der Selbstregulation offenstehen. Außerdem: Es fehlt uns in der heutigen Zeit an wohltuender Berührung und Zuwendung – warum sollten wir uns da nicht gegenseitig ab und zu etwas Angenehmes und Gesundes gönnen? Eltern können ihre Kinder in wichtigen Wachstumsphasen unterstützen, Angehörige von leicht Behinderten oder älteren Personen können etwas Gutes für das Wohl ihrer Nächsten tun.

Allgemeine Richtlinien

Wenn Sie sich für das Wohlbefinden einzelner Menschen einsetzen wollen, ist es unerläßlich, daß Sie sich über Ihre ethische Grundhaltung klar werden.

Hier einige notwendige Bedingungen:

• Behandeln Sie Informationen über den Klienten vertraulich!

- Therapeutische, energetische und emotionale Präsenz während der Behandlung wird vorausgesetzt.
- Respektieren Sie körperliche, persönliche, spirituelle, religiöse und politische Grenzen des Klienten.
- Seien Sie ehrlich bezüglich Ausbildung und Fähigkeiten sowie Grenzen der Behandlung bzw. Ihrer Behandlungsfähigkeiten.
- Prüfen Sie Indikationen und Kontraindikationen gewissenhaft und verlangen Sie eventuell eine schulmedizinische Abklärung.
- Fördern Sie Wachstum und Autonomie des Klienten, seien Sie sich Ihrer »therapeutischen Macht« bewußt und setzen Sie diese ausschließlich zum Wohl des Klienten ein.
- Respektieren Sie andere Berufskollegen und andere Behandlungsformen.
- Setzen Sie die Behandlungskosten nicht übermäßig hoch an; diese sind unterschiedlich und richten sich nach der Ausbildung des Therapeuten und dem allgemeinen Preisniveau der Region.

Richtlinien für den Therapeuten

Hier gilt dasselbe wie bei den ethischen Richtlinien und sie stehen teilweise auch mit ihnen in direktem Zusammenhang. Sobald zwei oder mehr Menschen miteinander in Kontakt treten – und dies geschieht in der CS-Behandlung doch immerhin durch Körperkontakt – ist es für die behandelnde Person sinnvoll, sich bereits vor dem Behandeln möglichst viel Klarheit über sich selbst zu verschaffen.

Wichtige Themen, auf die Sie im Laufe einer Behandlungsserie treffen können, sind beispielsweise:

- Grundgefühle wie Angst, Wut, Schmerz, Freude
- Nähe und Distanz
- Intimität, Liebe und Sexualität (Bedingung: Wahrung der sexuellen Grenze!)
- Spiegelung eigener Themenbereiche während der Behandlung und der klare Umgang damit
- Anspruch und Realität
- Provokation und Vermeidung von Themen
- die Definition einer »guten Sitzung«
- eigener Erfolgsdruck, -zwang und der Umgang mit dem »inneren Miesmacher«.

Vorbereitung einer Sitzung

Damit die Craniosacral-Behandlung für beide Beteiligten, den Behandler und den Klienten, ein angenehmes Erlebnis mit bestmöglichem Ergebnis wird, ist eine optimale Vorbereitung Voraussetzung. Der Behandler muß die stimmige Umgebung kreieren, in welcher er bequem arbeiten und die liegende Person sich wohl fühlen und entspannen kann. Die folgenden Tips geben Ihnen dazu Anregungen.

Umgebung und Behandlungsraum

Achten Sie auf eine ruhige Umgebung, wo Sie nicht gestört werden und zu der während der Behandlung niemand Zutritt hat. Falls Sie im Familien- oder Bekanntenkreis behandeln, sagen Sie den Angehörigen, Kindern oder Freunden im Haus, daß Sie nicht gestört werden wollen. Für die CS-Sitzungen ist der geschützte und ungestörte Rahmen wichtig, um eine vertrauensvolle Stimmung zu garantieren, in welcher Sie konzentriert behandeln und Ihre Klienten immer mehr entspannen können. Der geeignete Raum dafür ist hell, aber nicht einsehbar. Störende Geräuschkulissen wie Telefonklingeln, Faxsignale oder ein zu laut eingestellter Anrufbeantworter sollten vermieden werden. Lüften Sie den Raum vor und nach jeder Sitzung kräftig durch. Die Raumtemperatur sollte um 22 Grad Celsius betragen und kurzfristig erhöht werden können, da durch das Liegen und die Ereignisse auf körperlicher oder geistig-seelischer Ebene das Temperaturempfinden stark schwanken kann.

Ausstattung und Hilfsmittel

Um selber bequem und unverkrampft arbeiten zu können, benötigen Sie:
– einen Behandlungstisch, relativ weich und genügend breit und lang (z. B. 80 bis 85 Zentimeter breit, ca. 2 Meter lang) und höhenverstellbar. Es gibt hervorragende Massagetische, die den Behandlungskomfort für den Behandler wie für den Behandelten enorm steigern und jahrzehntelange Dienste leisten. Lassen Sie sich auch im Fachhandel das Zubehör wie Rollhocker (hydraulisch höhenverstellbar), Knierollen und Verlängerungsteil zeigen. Falls Sie sich noch keine Behandlungsliege kaufen möchten, gibt es Alternativen:
– einen stabilen Tisch mit den Maßen eines großen Massagetisches (z. B. 190 x 90 Zentimeter). Sie sollten am oberen und am unteren Ende genügend Beinfreiheit haben, um nicht mit Ihren Beinen und Knien eingeschränkt zu sein. Legen Sie eine möglichste weiche Unterlage wie z. B. ein dickes Stück Schaumstoff oder eine weiche Liegematte mit einer weichen, dicken Decke darauf. Diese bedecken Sie aus hygienischen Gründen mit einem sauberen Leintuch.
– Sie können aber auch eine sehr stabile Tischplatte und drei aufklappbare, stabile Tischböcke aufstellen. Die Tischplatte läßt sich dann hinter einen Schrank stellen, die Tischböcke benötigen zusammengeklappt auch nicht viel Platz. Polstern Sie die Platte wie bereits beschrieben; zur Not genügen auch zwei Isomatten und eine weiche, dicke Decke als Unterlage. Luftmatratzen hingegen sind nicht besonders geeignet, weil sie zu wenig Stabilität geben. Das empfohlene Material können Sie sich in größeren Baumärkten relativ günstig kaufen.
– ein frisch gewaschenes Leintuch aus Leinen, Baumwolle oder anderem Material mit möglichst niedrigem Synthetikanteil
– einen hydraulisch höhenverstellbaren Rollhocker oder zwei Stühle mit Kissen oder Decken, um im Sitzen am Tisch die benötigte und bequeme Höhe (gerade Haltung, Unterarme liegen mit der gesamten Fläche auf dem Tisch) zu haben
– zwei Decken, falls es dem Klienten kalt werden sollte
– ein Kopfkissen (evtl. mit Hirse- oder Dinkelspreu) und zwei kleine Handtücher, um bei Bedarf den Kopf und die Halswirbelsäule des Klienten zu stützen
– Knierollen, zusätzliche Decken oder große Handtücher: Bei längerem Liegen und vor allem bei Lendenwirbel- und Rückenschmerzen, Hexenschuß und Bandscheibenvorfällen ist die Entlastung dieser Region und der Bauchmuskulatur empfehlenswert; eingerollte Decken unter die Knie gelegt lassen sich in der Höhe gut anpassen.

Ein weiterer Tip: Sollte der Klient sehr groß, der Behandlungstisch etwas zu kurz oder kein Verlängerungsstück für den Massagetisch zur Hand sein, können Sie im Sitzen mit einer bis zwei zusammengelegten Decken auf Ihren Oberschenkeln mehr Auflagefläche für Ihre Unterarme schaffen. So haben Ihre Arme und Hände genügend Platz und liegen stabil, ohne zu zittern.

Empfehlenswert sind zwei bis drei Stühle für Sie und den Klienten, um im Raum »ankommen« zu können, für das Gespräch vor Sitzungsbeginn und um Brille, Uhr, Schmuck und einengende Kleidung und Gürtel abzulegen. Mineralwasser und Trinkbecher können zur Erfrischung und Entschlackung bereitstehen; Taschentücher in der Nähe zu haben empfiehlt sich ebenfalls. Sind Edelsteine im Raum, ist es sinnvoll, diese gelegentlich zur Reinigung einige Minuten unter fließend kaltes Wasser zu halten und dann zum Aufladen mindestens eine Stunde an die Sonne zu legen. Für die Mundarbeit, nur für fortgeschrittene Schüler und Praktizierende, sollten selbstverständlich Fingerlinge und Einmalhandschuhe bereitliegen.

Die Kraft der Düfte

Ein gut gelüfteter und wohlriechender Behandlungsraum erleichtert die Entspannung: Der Duft von ätherischen Ölen gelangt über die Nase direkt in unser Gehirn. Duftlampen gibt es bereits vielerorts zu kaufen, allerdings empfehle ich Ihnen, beim Kauf der wertvollen Essenzen darauf zu achten, zu hundert Prozent naturreines ätherisches Öl zu kaufen. Die Dosierung sollte dezent sein; fragen Sie den Klienten in jedem Fall, ob er Duftessenzen verträgt – es gibt Personen, die allergisch dagegen sind. Falls Sie einen Praxisraum einrichten und benutzen, ist eine gelegentliche Raumräucherung (z. B. mit Weihrauch und Myrrhe) zur energetischen Reinigung und Desinfizierung geeignet.

Musik als Unterstützung oder Ablenkung

Ob während der Sitzung entspannende Musik den Raum erfüllt, lassen Sie am besten den Klienten entscheiden. Musik kann ihn in seiner Reise nach innen unterstützen, Sinnesempfindungen anregen, entspannen und daher sehr förderlich wirken; sie kann aber auch ablenken und tiefere Entspannung verhindern. In einem von fast permanentem Lärmpegel und Reizüberflutung geprägten Alltag kann es auch ein Genuß sein, einfach in der Stille zu verweilen.

Falls Sie auf Wunsch des Klienten Musik einsetzen, ist dabei auf folgendes zu achten:

- Die ausgesuchte Musik sollte in Melodie und Rhythmus nicht zu dynamisch sei, sondern ruhigen Charakter haben. Dies verlangsamt nach einer Weile die Hirn- und Herzfrequenz.
- Instrumentalmusik ist neutraler als Musik mit sprachlichen Anteilen.
- Tonträger mit zu unterschiedlichen Musikstimmungen sind nicht geeignet.
- Die Musik sollte in keinem Fall unterlegte, suggestive Botschaften beinhalten (sogenannte Subliminal-Technik, die über bestimmte Frequenzen direkt auf das Unterbewußte wirken soll).
- Bei guter Musikqualität berührt die Musik mit echten Naturgeräuschen und akustischen Instrumenten mehr als Synthesizer- und Computermusik.

(Eine Liste mit geeigneter Musik finden Sie im Anhang dieses Buches.)

Ihre innere Einstellung

Zentrieren Sie sich vor Sitzungsbeginn. Steigern Sie Ihr eigenes Körperbewußtsein, z. B. mit einigen Körperübungen oder energetischer Atemarbeit, und kommen Sie danach innerlich ganz zur Ruhe. Ich selbst liege manchmal einige Minuten auf dem Behandlungstisch und induziere mir den Ruhepunkt mit zwei Jonglierbällen am Hinterhauptsbein (siehe unter »Selbstbehandlung«), während meine Hände seitwärts am Becken aufliegen und den CS-Rhythmus und dessen Ruhepunkt palpieren.

Wie bereits erwähnt, ist es für den Behandler wichtig, sich selbst in einem gesunden und energetisch vitalen Körperzustand zu befinden. Intensive Behandlungen können so ohne übermäßigen Kraftaufwand begleitet werden.

Die beste Grundhaltung in der Craniosacral-Arbeit ist die, als Behandler nicht selbst etwas tun oder bewirken zu wollen; die CS-Behandlung versteht sich vielmehr als Unterstützung und Begleitung. Dieser Ansatz ist wichtig und unterscheidet dadurch die Craniosacral-Behandlung grundlegend von anderen manuellen Therapien. Die Intention des Behandelnden liegt darin, dem Klienten genügend Raum und Zeit zu geben für Entspannung und Loslassen im Körper: Dadurch kommen auch Gedanken zur Ruhe, und Emotionen können klarer wahrgenommen werden. Dies ist eine offene, in der Regel nicht-eingreifende Haltung mit der Intention, sich von der »inneren Heilkraft« oder dem »inneren Arzt« des Klienten führen zu lassen. So verbindet man sich in der Craniosacral-Behandlung mit der Weisheit des Körpers, lauscht dem Puls des Lebens, balanciert gleichzeitig vielfache und wichtige Ansatzpunkte unseres Körpers wie das Nervensystem oder den Blutkreislauf und entlastet den gesamten Bewegungsapparat.

Selbstschutz

Was aber tun, wenn der Patient tendenziell Kräfte abzieht oder dieser bei der Behandlung schlechte Kräfte aufnimmt?

Die besten Selbstschutzhilfen für den Praktizierenden während der Behandlungen sind die oben aufgeführten Punkte. So sind Sie selbst zentriert, in innerer Ruhe und mit klarer Intention.

Neben einem eigenen hohen Energieniveau empfiehlt es sich auch,

• sich zu erden: Beide Füße stehen großflächig auf dem Boden, um aufgenommene Energie abzuleiten.
• sich zu erden und zu zentrieren: Sie spüren Ihr Hara-/Kraftzentrum unterhalb des Bauchnabels.
• sich zu erden und zu energetisieren: Sie atmen bewußt in Ihr Hara-/Kraftzentrum.
• sich mental und emotional klar abzugrenzen und trotzdem präsent zu sein.
• ab und zu die Hände wegzunehmen, sie auszuschütteln, eine kurze Pause zu machen, in welcher der Klient bei sich nachspüren kann und Sie sich erneut zentrieren können; z. B. indem Sie eine Hand auf Ihr Hara, die andere auf Ihr Brustbein (Herzchakra) legen und sich über den Kopf nach oben hin mit der unendlichen Lebensquelle verbinden.

Es gibt Personen, denen Visualisierung oder das Einstimmen auf höhere Energien als Selbstschutz dient: Sie visualisieren sich selbst in einem goldenen Lichtkegel, der sie und ihre Aura schützt und stärkt; oder Sie lassen Ihre Herzenergien über die Arme und Hände ausströmen und nehmen mit Ihrem Krafttier, Engel oder mit der »unendlichen Schöpferkraft« Kontakt auf, um geschützt und sicher zu sein.

9. Das Gespräch vor der Behandlung

Vereinbarungen zwischen dem Behandler und dem Patienten

Es ist sinnvoll, wenn der Behandler klar definieren kann, was seine Erwartungen sind, und einen klaren Auftrag hat. Dies kann in mündlicher oder schriftlicher Form, meist bei der ersten Sitzung oder jeweils neu bei Sitzungsbeginn, geschehen.

Informieren Sie den Klienten, daß sich durch die CS-Behandlung Symptome zeitweise verstärken und nach einer Weile abflachen und ganz verschwinden können. Der Behandler übernimmt die Verantwortung für seine Behandlung, der Klient die Verantwortung für seinen eigenen Integrations- und Heilungsprozeß, der nicht immer nur angenehm sein muß.

Die zur Sprache gebrachten Themen müssen nicht überbewertet werden und allzuviel der kostbaren Behandlungszeit einnehmen, doch eine kurze Thematisierung kann empfehlenswert sein zum Schutze und Nutzen aller Beteiligten.

Es ist vorteilhaft, daß Behandler und Klient zusammen gewisse Mindestvereinbarungen treffen, beispielsweise vor Sitzungsbeginn oder vor einer Behandlungsserie. Diese Abmachungen bilden mit anderen Faktoren (wie Infrastruktur, Behandlungszeit usw.) den äußeren Rahmen einer Behandlungsserie. Sie sind für jegliche professionelle Arbeit mit Menschen unumgänglich und geben dem Behandler wie dem Klienten eine Rahmensicherheit.

Falls Sie den Klienten bei der Terminvereinbarung nicht bereits eingehend informiert haben, ist an dieser Stelle die Information über die Form der Behandlung sowie deren Dauer und Kosten angebracht.

Ich empfehle Ihnen, bei jedem neuen Klienten eine ausführliche Erstbefragung durchzuführen:

- Personalien, Geburtsjahr, Adresse, Telefonnummer
- Grund des Besuches
- vorhandene Beschwerden, Operationen, Unfälle, Besonderheiten in den letzten drei Monaten?
- vorhandene Beschwerden, Operationen, Unfälle seit der Geburt?
- laufende ärztliche oder psychologische Behandlungen? Wenn ja: Die betreffende Stelle sollte über die Behandlung informiert werden, Sie können Bereitschaft zur Zusammenarbeit signalisieren.
- Einnahme von Medikamenten? Wenn ja, welche?
- Kenntnisse von Craniosacral- oder anderen Therapiemethoden? Parallel in Behandlung?
- momentane Befindlichkeit?

Es folgt die genaue Abklärung von Indikationen und vor allem Kontraindikationen (siehe »Indikationen und Kontraindikationen«). Im Zweifelsfall verlangen Sie schulmedizinische Abklärung oder halten Rücksprache mit dem behandelnden Arzt oder Psychologen, welcher Ihnen den Auftrag zur Behandlung erteilte.

Schreiben Sie sich diese Daten auf eine Klientenkarte und bewahren Sie diese nach der Sitzung geschützt vor fremdem Zugriff auf (eventuell zusammen mit dem Behandlungsprotokoll).

Ermutigen Sie den Klienten öfters, Ihnen während der Behandlung eine Rückmeldung zu geben. Bei Veränderungen auf körperlicher oder emotionaler Ebene ist dies für Sie als Behandelnden wichtig. Sinnvoll

ist es auch, mit dem Klienten ein Wort abzu-
sprechen wie z. B. »Stop« oder »Halt«, wenn er sich während der Behandlung nicht gut fühlen sollte.

10. Das Behandlungsprotokoll

Die Erfahrung hat gezeigt, daß es sinnvoll ist, von jeder CS-Behandlung ein kurzes Behandlungsprotokoll zu erstellen; es gibt Aufschluß u. a. über freien Fluß oder Blockaden des CS-Rhythmus. Therapeuten erstellen meist von jeder Sitzung ein Protokoll.

Die Ergebnisse der Ganzkörpereinschätzung (Palpierstationen, Faszientest, eingeschränkte Ganzkörperverbindungen, siehe unter »Ganzkörpereinschätzung«, S. 70) können Sie auf dem Protokollblatt beispielsweise mit einer Farbe einzeichnen. Das Ergebnis der Palpierstationen zum Schluß der Sitzung zeichnen Sie mit einer anderen Farbe ein, um so auch optisch den Unterschied »vorher – nachher« zu sehen.

Zudem ist es vorteilhaft, nach der Sitzung schriftlich kurz die wichtigsten Ergebnisse festzuhalten. Sie können sich auch notieren, an welchen Körperstellen Sie bei einer nächsten Sitzung voraussichtlich fortfahren werden oder welche Merkmale für die nächste Sitzung und den weiteren Behandlungsverlauf wichtig sein könnten.

Protokoll zu führen hilft dem Praktizierenden nach der Behandlung, die Sitzung in einer kurzen Rückschau aufmerksam nachzuvollziehen und dadurch vertiefter zu lernen.

Falls Sie mit dem Protokollieren neu beginnen oder begonnen haben: Scheuen Sie sich nicht, nach den Palpierstationen wie auch nach der Kopfbehandlung eine kurze Behandlungspause (von maximal einer Minute) einzulegen. Die Klienten haben Zeit nachzuspüren, und Sie protokollieren mit den vorgeschlagenen Kurzzeichen und in Stichworten das Wichtigste. Mit etwas Übung sind Sie die ganze Sitzung hindurch klar und bewußt und protokollieren, nachdem der Klient den Raum verlassen hat. Machen Sie sich aber keinen Streß beim Protokollieren: Es soll eine anregende Hilfe sein, kein Muß.

Wichtig: Es geht beim Protokollieren der Behandlung nicht darum, den Klienten zu bewerten. Vielmehr wird der momentane Zustand festgehalten.

(Ein Behandlungsprotokoll als Kopiervorlage finden Sie am Ende des Buches.)

11. Lagerung

Beachten Sie die Haltung der zu behandelnden Person bevor und während diese auf dem Behandlungstisch liegt. Merken Sie sich die Besonderheiten, ohne diese zu bewerten. Der Klient liegt auf dem Rücken; kontrollieren Sie, ob er in Rückenlage entlastet liegen kann. Fragen Sie nach, ob diese liegende Position des Körpers als angenehm empfunden wird.

Falls nötig, unterstützen und entlasten Sie den Kopf- und Halswirbelbereich mit einer leicht erhöhten Unterlage; dazu dienen ein zur richtigen Höhe zusammengelegtes Handtuch oder ein kleines Kissen. Der Kopf sollte in Rückenlage weder nach vorn mit dem Kinn zum Brustbein noch zu sehr nach hinten kippen, sondern einigermaßen gerade und nackenentspannend gelagert sein. Bei der Palpation und der Behandlung am Kopf kann die gewählte Unterlage stören; dann nehmen Sie diese während der Kopfarbeit weg und legen sie danach wieder hin.

Die Bauchregion sowie Lendenwirbel- und Kreuzbeinregion kann, falls nötig, mit einer Unterlage unter die Kniekehlen entspannt werden. Verwenden Sie größere Handtücher oder Decken, die Sie der gewünschten Kniehöhe entsprechend zusammenrollen und unter beide Knie legen. Es gibt auch verschiedene Knierollen zu kaufen. Decken oder Knierollen sind bei Personen mit Tendenz zu Ischias, Hexenschuß und Bandscheibenvorfällen zur Entlastung unerläßlich.

12. Gesprächsführung I

Die CS-Behandlung berührt zu Beginn vorwiegend die körperliche Ebene des Klienten. Die Körper-Geist-Seele-Ebene läßt sich aber nicht in einzelne Sektionen zerteilen, sondern bildet eine Ganzheit, daher ist der Behandler über seine Berührung mit dem Körper auch mit der geistig-seelischen Komponente des Klienten verbunden, falls die Behandlung nicht eine rein technische Angelegenheit sein soll.

Als Therapeut liegt es an Ihnen, Ihrem persönlichen Stil und Ihren beruflichen Vorkenntnissen, ob Sie vorwiegend körperorientiert, psychotherapeutisch, spirituell oder mit einer Synthese aus allen arbeiten.

Die angemessene Gesprächsführung dient dem Klienten zur Bewußtwerdung auf der Körper-Geist-Seele-Ebene und zur Integration der Sitzung. Es ist die Aufgabe des Therapeuten, den Klienten respektvoll zu unterstützen. Dies wird der jeweiligen Situation entsprechend unterschiedlich angepaßt, je nachdem, ob sich gerade ein Trauma auflöst oder die liegende Person sich in Tiefenentspannung befindet. Bewährte gesprächstherapeutische Methoden sind z. B. Neurolinguistisches Programmieren (NLP), Voice Dialogue oder die Transaktionsanalyse. Auch der Dialog mit dem »inneren Kind« und Elemente der Gestalttherapie oder der systemischen Familientherapie können unterstützend eingesetzt werden.

Wichtig bei der Gesprächsführung ist die Selbstreflexion des Behandlers. Fragen Sie sich selbst ab und zu, bevor Sie sich verbal äußern, warum Sie dies sagen oder fragen, und was dies mit Ihnen selbst zu tun hat. Die Gesprächsführung darf in keinem Fall manipulativ eingesetzt werden!

Auch hier gilt: Der Klient bestimmt das Tempo, welche Themen er ansprechen und welche er (noch) aussperren möchte. Er weiß selbst am besten, was gut für ihn ist, auch wenn man von außen manchmal glaubt zu wissen, was ihm helfen könnte.

Einige Regeln zur Gesprächsführung

– Tonfall und Lautstärke sind sehr wichtig. Passen Sie diese der jeweiligen Situation an.
– Als Behandler stellen Sie immer wieder offene Fragen. Dies sind Fragen, die nicht ausschließlich mit »ja« oder »nein« zu beantworten sind, sondern eine Beschreibung des Zustandes fördern; sie setzen immer den inneren Prozeß in Gang und geben Ihnen Auskunft über die Befindlichkeit des Klienten, sei es auf körperlich-symptomatischer, emotionaler oder geistiger Ebene:

• Was?
  »Was geschieht jetzt?«, »Was spüren Sie da, wo die Hände aufliegen?«
• Wie?
  »Wie fühlt sich das an?«, »Wie fühlt es sich dort an, wo die Hände aufliegen?«
• Was wäre, wenn?
  »Wenn dieser Körperteil sprechen könnte, was …?«, »Wenn Sie wählen würden, wie die beste Lösung in dieser Situation sein könnte, was …?«
• Wo?
  »Wo in Ihrem Körper spüren Sie dies?«, »Wo zeigt sich dies jetzt?«
• »Wo fühlt es sich im Körper besonders gut an?«
• Wohin?
  »Wohin geht Ihre Aufmerksamkeit jetzt?«
• Womit?
  »Womit können Sie sich … (z. B. mehr Raum schaffen)?«

Achten Sie aufgrund der Äußerungen genau darauf, auf welcher Sinnesebene sich der Klient befindet:
- visuell / sehen
- auditiv / hören
- kinästhetisch / berühren, spüren oder bewegen
- olfaktorisch / riechen
- gustatorisch / schmecken.

Stellen Sie Ihre Fragen auf derselben Sinnesebene.

Während der CS-Behandlung sind Sie für die reisende Person auf dem Behandlungstisch wie ein Reisebegleiter. Grundsätzlich gehen wir immer mit dem, was ist, nicht mit dem, was der Behandler meint zu sehen. Dabei wird angenommen, daß der Klient die Antworten zur Lösung von Symptomen oder Problemen bereits schon in sich trägt; diese können mit einfühlsamer, klarer Gesprächsführung bewußt gemacht werden. Dialoge können geführt werden, z. B. mit Symptomen, Menschen, Situationen, Konflikten, dem inneren Kind usw.

Vielleicht gelingt es Ihnen, Kontakt mit der inneren Heilkraft des Klienten aufzunehmen. Bitten Sie den inneren Heiler, Lösungen vorzuschlagen. Gibt es Lösungsansätze, so laden Sie den Klienten ein, für sich praktische Umsetzungsmöglichkeiten in seinem Alltag zu finden, damit er seine Einsichten in Handeln umwandeln kann. Finden nicht Sie die Lösung für den Klienten.

Es werden auch Kurse zur Gesprächsführung bei CS-Sitzungen angeboten. Möglicherweise ist es sehr hilfreich, einen solchen Kurs zu besuchen, schließlich »sprechen« bei einer CS-Behandlung nicht nur die Hände. Auch die Worte wirken.

13. Prozeßbegleitung

Über den Körper sind wir mit unserer gesamten Einheit »Körper-Geist-Seele« verbunden. Durch die CS-Behandlung können körperliche, emotionale und spirituelle Prozesse ausgelöst und Empfindungen bewußter werden. Diese beinhalten oft ein hohes Potential an Heilkraft.

Es gibt Therapeuten, die vorwiegend über die Körperebene behandeln. Andere, z. B. Psychotherapeuten, arbeiten vertiefter auf der Gesprächsebene.

Klienten haben das Bedürfnis nach einer Veränderung oder Verbesserung, sonst wäre der Behandlungsbesuch bedeutungslos. Oft vereinbaren das Unbewußte des Klienten und des Behandlers, rücksichtsvoll mit Prozessen umzugehen und dabei nur so viel zu thematisieren, wie zur Zeit verkraft- und integrierbar ist.

Zuerst gilt es, den jetzigen Zustand und dessen Hintergründe zu akzeptieren; danach halten Sie gemeinsam Ausschau nach konstruktiven, positiven Elementen. Sind diese für den Klienten stimmig, können sie verstärkt und »verankert« werden. Wichtig ist in jedem Fall die Integrations- und Abschlußphase in der zweiten Hälfte der Sitzung (»Wie geht es Ihnen jetzt?«, »Die Sitzung geht in etwa zehn Minuten zu Ende: Was brauchen/wünschen Sie jetzt, um diese Behandlung für Sie abzurunden?«).

Der Schwerpunkt einer Behandlung liegt in der Integration. Provozieren Sie nicht mehr, als Sie persönlich als Behandler zu verkraften und begleiten fähig sind.

Falls Klienten sich zu sehr in Prozesse verlieren, ist es empfehlenswert, die Person ins Spüren und Wahrnehmen zurückzuholen. Sie kann so vielleicht die Grundthematik erkennen, spüren, akzeptieren und neue, positive Wege finden. Verliert sich die Person zu stark in körperlichen oder emotionalen Empfindungen, ist es hilfreich, sie aufzufordern, die Augen zu öffnen und Augenkontakt aufzunehmen, um so wieder den Bezug zur Alltagsrealität herzustellen.

Gerät ein Klient in Prozesse, die Sie als Behandler überfordern, so bitten Sie ihn, achtsam zu sein. Falls er sehr schnell atmet, soll er langsamer atmen: Oft ist bei starken Prozessen die Atmung sehr schnell. Schlagen Sie ihm vor, zu beobachten, was wahrgenommen wird. Fühlen Sie sich als Behandler mit einer Situation überfordert, so dürfen Sie dies dem Klienten mitteilen.

Integrierend wirkt es, wenn Klienten nach Prozessen in Seitenlage nachspüren und sich in einer Art Fötusstellung entspannen dürfen (siehe unter »Ergänzende Behandlungselemente«). Manchmal ist, anstatt liegenzubleiben, ein zeitweiliges Aufsitzen auf dem Behandlungstisch vorteilhaft.

Beachten Sie beim Behandeln, daß Sie die letzten zehn Minuten der Sitzung zum Abrunden, zur Integration zur Verfügung haben und mit einem Ruhepunkt (z. B. an den Füßen) die Sitzung beenden.

14. Geführte Meditation zur Palpation des CS-Rhythmus bei Sitzungsbeginn

Vorbereitung zu Sitzungsbeginn

Die folgende Übung kann Ihnen die Palpation des CS-Rhythmus erleichtern: Bevor Sie Ihre Hände an der Palpierstation auflegen, schließen Sie für kurze Zeit die Augen. Richten Sie Ihre Aufmerksamkeit nach innen. Nehmen Sie einige tiefere Atemzüge, auch in den Brustkorb, lassen Sie den Atem wie von selbst über den leicht geöffneten Mund wieder ausströmen. Ihre eigene Wirbelsäule darf sich aufrichten, und die betroffene Muskulatur darf sich entspannen. Ihre Füße stehen etwa schulterbreit parallel am Boden; spüren Sie bewußt den Kontakt Ihrer Füße mit der Erde. Ihre Beine und das Becken lassen alle Anspannung über die Füße los, auch Ihre Gesäßmuskeln und die Rücken- und Bauchmuskulatur entspannen sich wie von selbst. Lassen Sie Ihre Arme und Hände nach unten zum Boden hin sinken. Sie können auch einfach Ihre Schultern hängen lassen.

Vielleicht nehmen Sie ruhig zwanzig bewußte Atemzüge. Dabei atmen Sie verbunden, wie im Kreis, ohne Pause zwischen Ein- und Ausatmen. Sie können jeweils vier kurze und einen längeren Atemzug ausführen. Nehmen Sie danach in Ihrem Körper den Atemfluß wahr, ohne etwas tun zu müssen, völlig passiv.

Legen Sie Ihre Hände mit möglichst viel Fläche links und rechts am Beckenkamm oder Oberschenkel sanft auf. Sie spüren die Kleidung, nehmen Kontakt mit Haut und Bindegewebe auf und, ohne den Druck zu verstärken, mit Ihren Beckenknochen oder in die Tiefen der Oberschenkel. Verringern Sie das Auflagegewicht, entspannen Sie Ihre Hände und palpieren Sie Ihren CS-Rhythmus. Falls Sie ihn nicht spüren, genießen Sie die Minuten des Nichtstuns und der Entspannung. Durch diese sanfte Berührung ist es Ihnen möglich, Ihre Hände mit den Beckenknochen/Oberschenkeln verschmelzen zu lassen. Es ist eine Art »andocken«, so daß es keine Grenze mehr zwischen Ihrer Hand und der palpierten Körperstelle gibt.

II. Die sanfte Berührung

Die Hände anlegen:
Behandlung und Ausgleich des Craniosacral-Systems

Die Kunst der behutsamen Berührung

Wann immer Sie Ihre Hände auf den Körper der liegenden Person legen: Denken Sie daran, mit der Berührung leicht zu sein und keinen Druck auszuüben. Seien Sie aufmerksam und zentriert und vertrauen Sie Ihrer Wahrnehmung. »Erlauschen« Sie mit Ihren Händen, was Ihnen der Körper mitteilt. Die Weisheit des Körpers kann Ihnen über das Bindegewebe und die Bewegungen in Schädel und Körper viel signalisieren.

Verringern Sie das sanfte Auflagegewicht Ihrer Finger oder Hände nochmals um die Hälfte. Legen Sie Ihre Absicht, etwas aktiv tun zu müssen, für eine Weile ab. Den sanften CS-Rhythmus ertasten Sie am einfachsten, indem Sie sich selbst zentrieren und entspannen.

Wenn Ihr Körper und insbesondere Ihre Schultern, Arme und Hände ohne Anspannung sind und Ihre Hände sanft an einer Stelle des Körpers der behandelten Person ohne jeglichen Druck aufliegen, ist es möglich, daß der CS-Rhythmus sich Ihnen mit seinen subtilen, zeitlupenartigen Bewegungen offenbart.

1. Goldene Regeln zur Vorbereitung

Gönnen Sie sich auch als Behandler Entspannung! Ob Sie während der Behandlung angespannt oder entspannt sind, beeinflußt den Behandlungserfolg.

Zentrieren Sie sich: Nehmen Sie einige tiefere Atemzüge bis in den Brustkorb, atmen Sie über den leicht geöffnete Mund aus. Sie spüren Ihre Füße am Boden, nehmen Ihren Körper als Einheit wahr. Beobachten Sie Ihren Atem, ohne etwas tun oder verändern zu müssen.

Ihre Berührung ist klar und sehr sanft. Haben Sie Ihre Hände aufgelegt, so verringern Sie das Auflagegewicht um die Hälfte. Lassen Sie Ihre Hände von der berührten Körperstelle modellieren, indem sich Ihre Hände der Körperform anpassen – nicht umgekehrt!

Üben Sie sich darin, mittels des Spürbewußtseins Ihrer Hände zu behandeln anstatt mit Druck. Sie können so in die Tiefe palpieren ohne Drucksteigerung.

Werden Sie nicht zu technisch. Es gibt nichts zu erreichen oder zu erzwingen. Sie unterstützen den Klienten in seinen Entspannungen und folgen der Weisheit seines Körpers.

Ihre empfangende Passivität sowie Ihre erhöhte Aufmerksamkeit während der Behandlung sind die beste Grundeinstellung, um den CS-Rhythmus zu palpieren und zu harmonisieren.

Richten Sie sich am Behandlungstisch bestmöglich ein: Vor jeder Behandlung vergewissern Sie sich, daß Sie die optimale Vorbereitung getroffen haben. Richten Sie sich so gut wie möglich ein (siehe auch unter »Grundsätzliches vor Beginn einer Behandlung«). Dabei hängt der Erfolg des Palpierens des CS-Rhythmus maßgeblich von Ih-

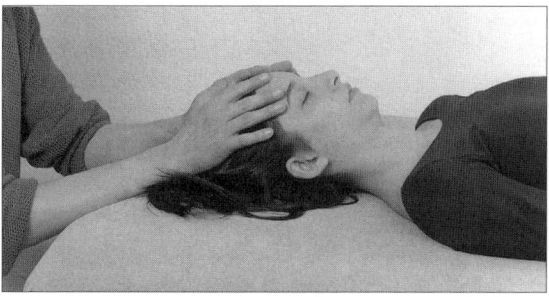

Zu tief am Tisch

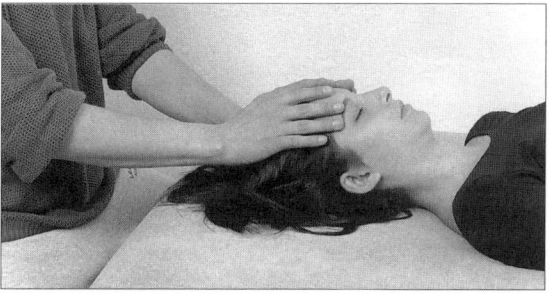

Zu hoch am Tisch

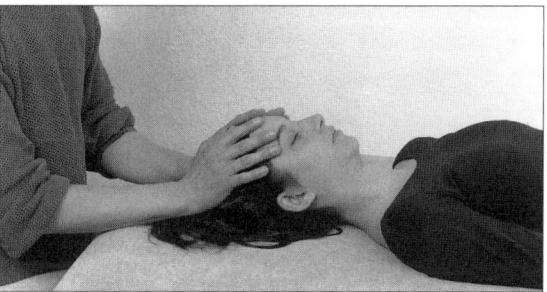

Richtige Höhe zum Tisch

rer eigenen bequemen und entspannten Haltung am Behandlungstisch ab. Wenn Sie sich durch unvorteilhafte Positionierung am Tisch verkrampfen, wird es schwieriger für Sie, die subtilen Bewegungen des CS-Rhythmus zu palpieren. Zudem ist es ja nicht im Sinne einer CS-Sitzung, der liegenden Person zur Entspannung zu verhelfen, sich dabei aber zu verausgaben und durch eventuelle Fehlhaltungen dann selbst eine

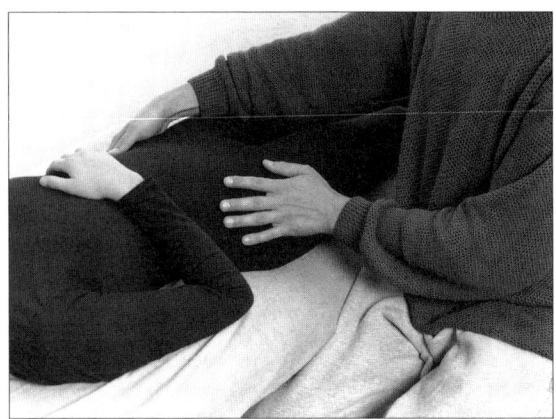

Sitzend am Tisch

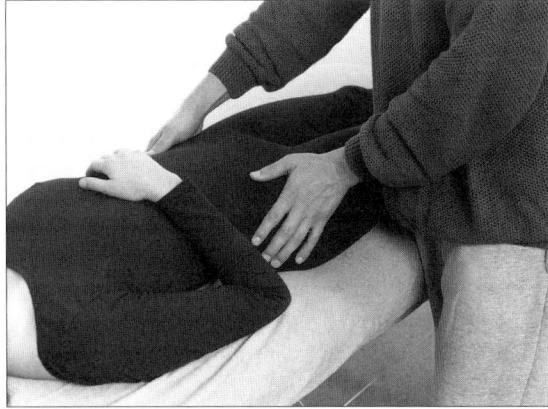

Stehend am Tisch

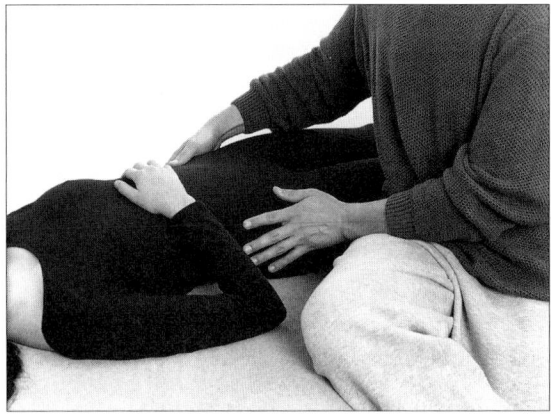

Sitzend auf dem Tisch

Behandlung zu brauchen. Jede übermäßige Anspannung beim Behandler kann sich auf den Behandelten übertragen. Dies wollen wir ja in jedem Fall vermeiden. Achten Sie also auf die richtige Sitzhöhe zum Tisch, die Sie mit Kissen oder Decken variieren können.

Es ist absolut legitim und wichtig, daß sich der Ausübende ebenfalls entspannt. Wichtig dabei ist, daß Sie sich weder im Becken-, Rücken- noch im Schulter-, Nakken- und Armbereich anspannen müssen, sondern in Ihrer Haltung selbst absolut entspannen können. Falls Sie während der Behandlung in Ihrem Körper Spannungen wahrnehmen und diese Sie behindern, hilft es, die Hände wegzunehmen, sich zu entspannen und sich noch besser am Behandlungstisch einzurichten.

Die richtige Position seitwärts vom Behandlungstisch:

Sitzend am Tisch: Bitten Sie die liegende Person, möglichst nahe zu Ihrer Seite hin zu rutschen, damit Sie nahe am Körper sind. Eine zu weite Distanz von Ihnen zu den Palpierstationen hätte zur Folge, daß Sie sich früher oder später verkrampfen. Sie sitzen in der richtigen Höhe seitwärts vom Tisch und erden sich. Insbesondere Becken, Beine und Füße haben bewußten Kontakt mit der Erde.

Stehend am Tisch: Bitten Sie die liegende Person, möglichst nahe zu Ihrer Seite hin zu rutschen, damit Sie nahe am Körper sind. Erden Sie sich durch bewußten Kontakt der Füße mit dem Boden. Sie bleiben weich und flexibel in den Knien und zentriert im Bauch-/Beckenbereich.

Sitzend auf dem Tisch (bei breiten Behandlungsliegen, ab ca. 80 Zentimeter): Bitten

68

Sie die liegende Person, möglichst weit seitwärts zur anderen Seite des Tisches zu rutschen. Dadurch entsteht für Sie auf Ihrer Seite des Tisches Platz, um zu sitzen oder ein Bein angewinkelt auf den Tisch zu legen. Unterstützen Sie eventuell ein Bein mit einem Stuhl, den Sie seitwärts am Tisch positionieren.

Tip: Achten Sie darauf, daß Sie bei aufgelegten Händen in Seitenposition Sichtkontakt zum Klienten haben. Falls Sie zu den Füßen hin schauen, brauchen Sie nur die Position Ihrer linken und rechten Hand zu vertauschen. So sind Sie der liegenden Person zugewandt und können den Atemrhythmus in Bauch- und Brustkorbbereich oder andere Signale des Körpers sehen, etwa den Gesichtsausdruck und nonverbale Zeichen wie Tränen und Schweißperlen.

Die Berührung ist sehr sanft. Sie üben beim Auflegen Ihrer Hände keinen Druck aus. Liegen Ihre Hände auf, so entspannen Sie diese und auch Ihre Vorderarme komplett. Stimmen Sie diese auf die verschiedenen Bewegungen im Körper ein, so wie Sie es aus der Selbstpalpation bereits kennen: Feine Bewegungen, vorwiegend über das Bindegewebe am ganzen Körper spürbar, entstehen durch den Atemrhythmus, den Pulsschlag des Herzens und durch den CS-Rhythmus. Palpieren und beobachten Sie diesen Rhythmus aufmerksam, vielleicht zuerst den Atemrhythmus und den Pulsschlag, dann den subtilen CS-Rhythmus. Je passiver Sie selbst sind und je sanfter Ihre Berührungen am Körper des Klienten sind, desto eher kann sich der CS-Rhythmus Ihnen durch seine Bewegungen offenbaren. An den meisten Stellen des Rumpfes und der Extremitäten ist die Bewegung des CS-Rhythmus als Außen- und Innenrotation zu spüren.

2. Ganzkörpereinschätzung

Nach dem Gespräch vor der Sitzung beginnen wir mit der Ganzkörpereinschätzung. In der CS-Behandlung wird keine Diagnose gestellt, weil eine solche vielleicht unseren Fokus der Behandlung einschränken könnte. Diagnosestellung ist der Schulmedizin vorbehalten und insbesondere bei den Kontraindikationen zu berücksichtigen. Hingegen dient die Ganzkörpereinschätzung dem CS-Behandler zur eigenen Wahrnehmungsschulung und zur ersten Kontaktaufnahme mit dem Körper des Behandelten. Dabei erfühlt der Behandler – meist über die Kleider, die Beschaffenheit der Haut, des Bindegewebes, der Muskeln, Gelenke, Knochen – und erhält damit erste wichtige Eindrücke, z. B. über den Grundtonus der Muskeln und die Leitfähigkeit des Bindegewebes. Durch klare Intention und Einstimmung auf den CS-Rhythmus wird die Qualität des CS-Rhythmus ertastet. Dabei entdecken wir oft Einschränkungen oder Blockaden im Körper, die wir uns merken oder aufschreiben und im Verlauf der Sitzung im Auge behalten und gegebenenfalls behandeln. Zum Abschluß einer CS-Behandlung werden die einzelnen Stellen nochmals abgetastet und die Veränderungen wahrgenommen und protokolliert.

Palpieren des Craniosacral-Rhythmus

Jede Craniosacral-Behandlung beginnt mit der Ganzkörpereinschätzung am Körper des Klienten, um den CS-Rhythmus und seine Qualitäten zu ertasten. Dadurch erhält der Behandler wichtige Signale über mögliche Blockaden im Körper. Aufgrund dieser Ganzkörpereinschätzung entscheidet der erfahrene CS-Therapeut, an welchen Stellen im Verlauf einer Sitzung gearbeitet werden könnte und welche Stellen des Körpers in die Behandlung miteinbezogen werden sollten.

Der Craniosacral-Rhythmus ist über die Knochen, Gelenke, Muskeln und Bänder, maßgeblich aber auch über das Bindegewebe am ganzen Körper ertastbar und spürbar, wenn das CS-System und die vielen Schichten des Bindegewebes von Blockaden freigesetzt sind.

Auch wenn dieser Rhythmus am ganzen Körper ertastbar ist, gibt es einige besonders vorteilhafte Körperstationen, wo der CS-Puls besonders gut spürbar wird. Diese nennen wir Lauschstellen, Lauschstationen (*listening stations*), Palpierstationen oder Palpationsstationen.

Die wichtigsten Palpierstationen von unten nach oben:
• Füße
• Knie
• Oberschenkel
• Becken
• Rippenbogen
• Schultern
• Kopf.

Palpation des CS-Rhythmus an den Füßen

Beginnen Sie mit der Palpation des CS-Rhythmus an den Füßen. Dafür gibt es zwei empfehlenswerte Handpositionen:

Position stehend am unteren Ende des Behandlungstisches: Sie legen beide Hände von oben auf den linken und rechten Vorderfuß, etwa auf Höhe des Fußrückens. Vergewissern Sie sich durch Rückfragen, daß

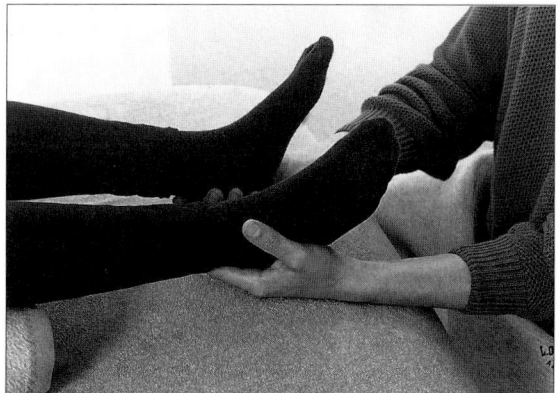

Handposition an den Füßen stehend

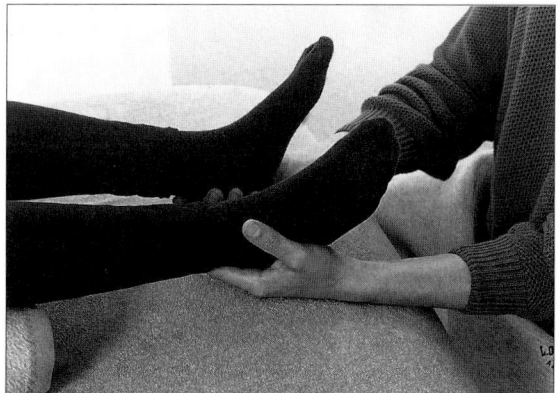

Handposition an den Füßen sitzend

die Berührung klar, aber sanft ist und nicht als fest oder einengend empfunden wird.

Position sitzend am unteren Ende des Behandlungstisches: Ihre Hände gleiten von den Beinen seitwärts unter die Fersen, welche dann in Ihrer Handfläche liegen. Ihre Finger liegen sanft auf dem hinteren, unteren Teil der Füße.

Palpation des CS-Rhythmus an den Knien

Dies ist die erste Palpierstation, die Sie aus einer Position seitwärts am Behandlungstisch abtasten.

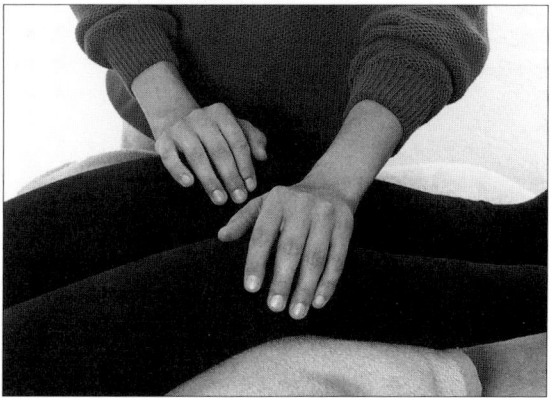

Handposition an den Knien

Position seitwärts am Behandlungstisch: Ihre Hände legen Sie ohne Druck auf die Knie, wo Sie die Kniescheibe unter Ihren Händen spüren. Achten Sie dabei darauf, daß Sie bei aufgelegten Händen in Seitenposition Sichtkontakt zum Gesicht der behandelten Person haben. Falls Sie zu den Füßen hin schauen, brauchen Sie nur die Position Ihrer beiden Hände auszutauschen. So sind Sie der liegenden Person zugewandt.

Palpation des CS-Rhythmus an den Oberschenkeln

Position seitwärts am Behandlungstisch: Ihre Hände liegen sanft auf den beiden Oberschenkeln auf. Auch hier stimmen Sie sich auf den CS-Rhythmus ein.

71

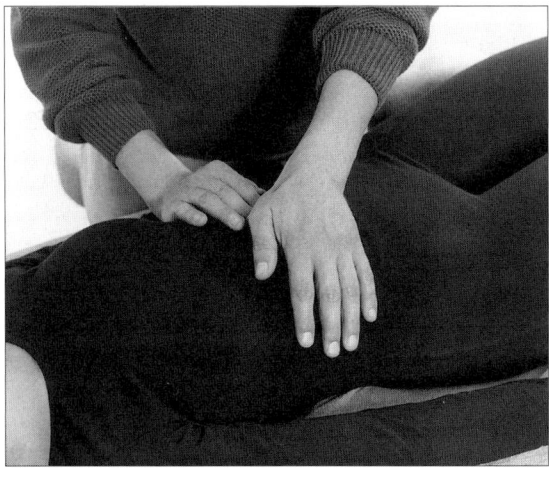

Handposition am Becken

Handposition am Rippenbogen

Palpation des CS-Rhythmus am Becken

Position seitwärts am Behandlungstisch: Vielleicht ertasten Sie zuerst selbst Ihren eigenen Beckenkamm, dessen Form und Abschluß nach oben hin. Nach etwas Übung wissen Sie, wie unterschiedlich hoch der Beckenkamm bei verschiedenen Personen liegen kann. Sie legen Ihre Hände seitwärts des Beckens am Beckenkamm sanft auf.

Palpation des CS-Rhythmus am Rippenbogen

Position seitwärts am Behandlungstisch: Ihre Hände liegen beide seitwärts sanft am Rippenbogen auf. Hier ist die Bewegung des Atemrhythmus sehr dominant, weil sich unter dem Rippenbogen das Zwerchfell, unser Hauptatemmuskel, befindet. Durch seine Bewegungen wird das Palpieren des CS-Rhythmus erschwert. Zweifeln Sie also nicht an Ihren Palpationsfähigkeiten, falls Sie keinen CS-Rhythmus im Bereich des Rippenbogens spüren.

Sie unterstützen mit Ihrer sanften Berührung den Atemfluß des Behandelten und schärfen seine Aufmerksamkeit für die Stelle, an der Ihre Hände aufliegen. Bereits dies dient der Entspannung.

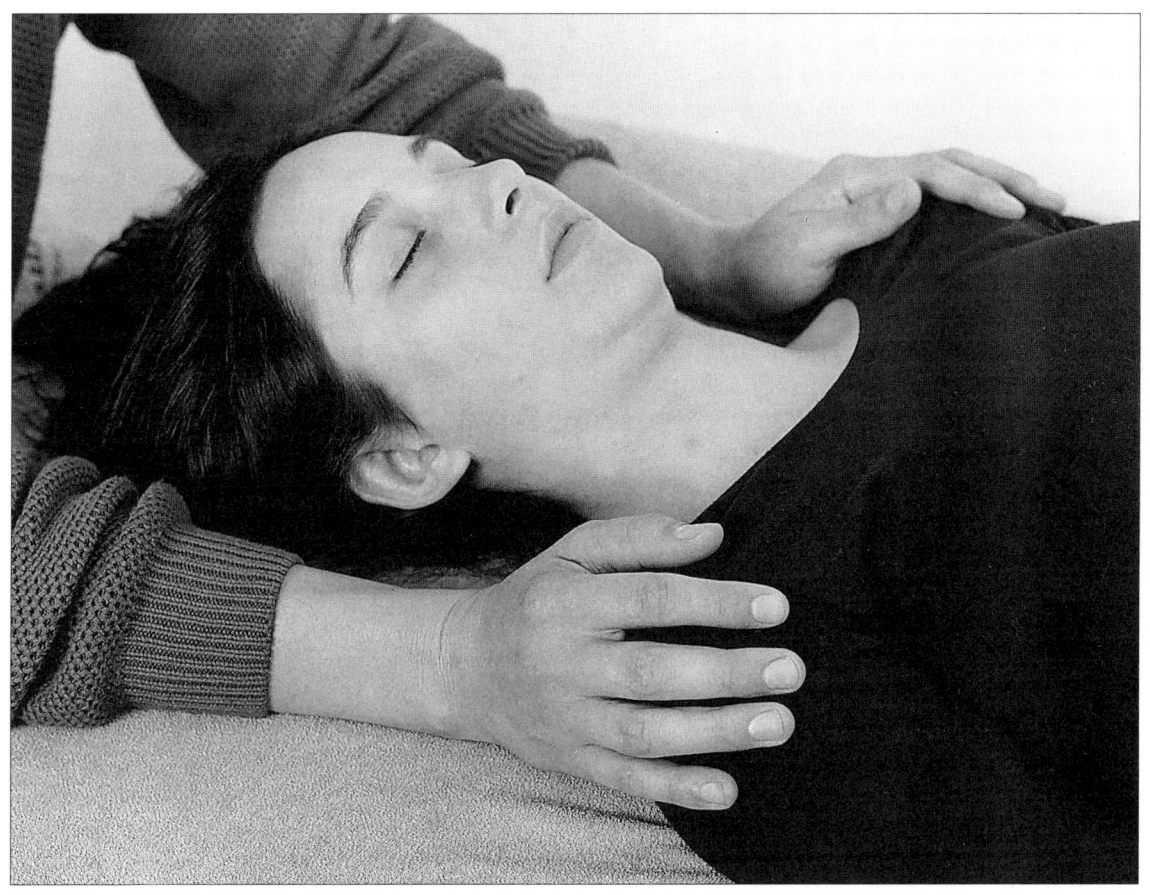

Handposition an den Schultern

Palpation des CS-Rhythmus an den Schultern

Position oben am Behandlungstisch (Kopfnähe): Ihre linke Hand liegt auf der linken Schulter, Ihre rechte Hand auf der rechten Schulter der liegenden Person. Palpieren Sie die spürbaren Bewegungen. Sie können an den Schultern deutlich die Bewegung des Atemrhythmus erspüren, welcher die Schultern der liegenden Person beim Einatmen tendenziell eher zu Ihnen hin und beim Ausatmen zum Rumpf des Klienten hin bewegt. Die Bewegung des CS-Rhythmus hingegen ist tendenziell eher eine feine, langsame Außen- und Innenrotation.

Palpation des CS-Rhythmus am Kopf

Für die Kopfposition benötigen Sie genügend Ablagefläche für Ihre Unterarme, um entspannt und ohne zu zittern palpieren zu können. Empfehlenswert ist, etwa die halbe Länge Ihres Vorderarmes auf den Behandlungstisch auflegen zu können. Eventuell kann die liegende Person noch etwas nach unten zum Tischende hin rutschen, wobei die Fersen jedoch immer noch auf dem Tisch liegen sollen. Ansonsten verhilft eventuell eine Decke oder Tischverlängerung zu mehr Ablagefläche für Ihre Unterarme.

73

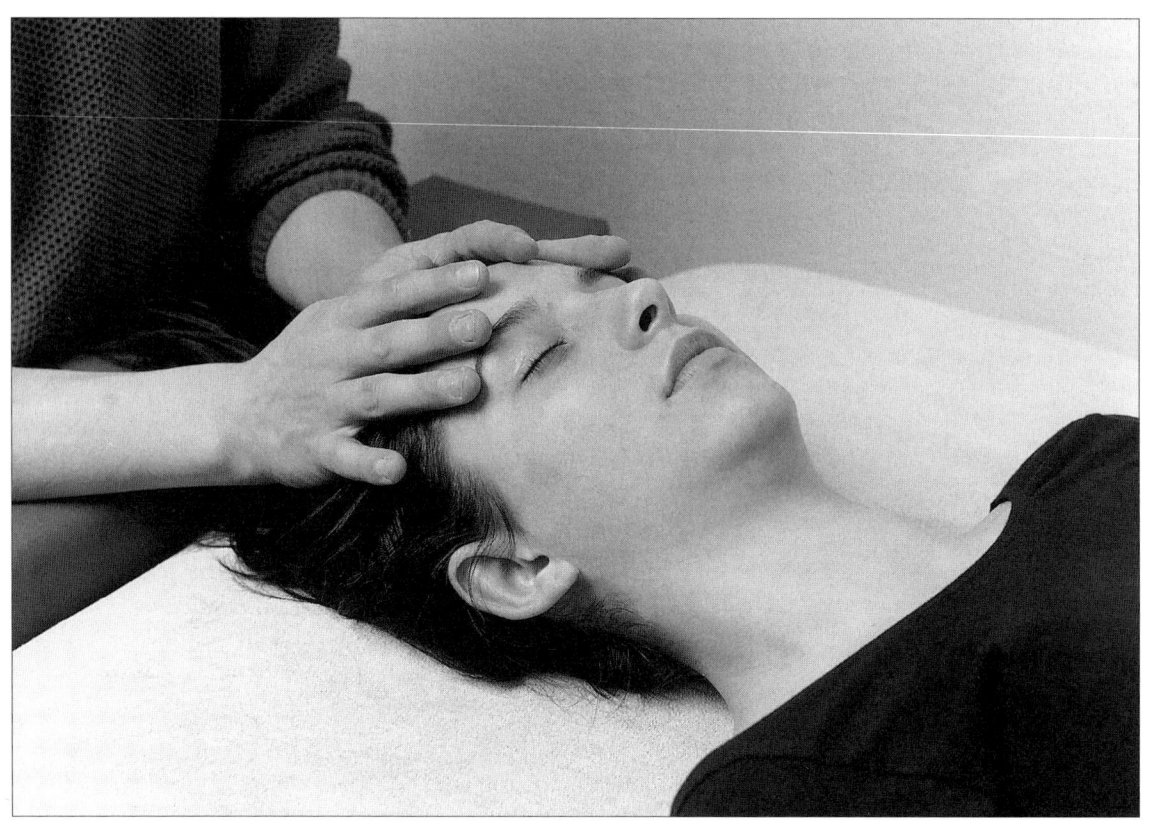

Palpierstation Stirnbein

Grundsätzlich kann der CS-Rhythmus an allen »Schädelplatten« erspürt werden; vorteilhaft sind anatomische Kenntnisse der einzelnen Schädelknochen. Es ist empfehlenswert, die palpierenden Hände zu entspannen und den Willen, etwas »tun« zu müssen, abzulegen. Stellen Sie sich mental auf den CS-Rhythmus ein.

Position oben am Behandlungstisch (Kopfnähe) – beide Hände am Stirnbein. Sie legen die gesamte Fingerfläche beider Hände ohne Druck auf das Stirnbein. Ungefähr drei Viertel Ihrer Fingerflächen berühren das Stirnbein. Ihre Handflächen berühren den Schädel nicht, da diese den Kopf des Klienten einengen und die Kranznaht nicht berührt werden soll.

Position oben am Behandlungstisch (Kopfnähe), jedoch leicht seitwärts – eine Hand am Stirnbein, die andere am Hinterhauptsbein: Sie bewegen sich dazu etwas seitwärts nach links oder rechts vom Kopf des Liegenden, um seitwärts eine Hand unter das Hinterhauptsbein zu legen. Ist diese sorgfältig am richtigen Ort positioniert, wird die zweite Hand von oben sanft auf das Stirnbein gelegt. Diese obere Hand kann dabei seitwärts oder längenwärts auf dem Stirnbein aufliegen, je nachdem, wie es sich für Sie und den Behandelten besser anfühlt.

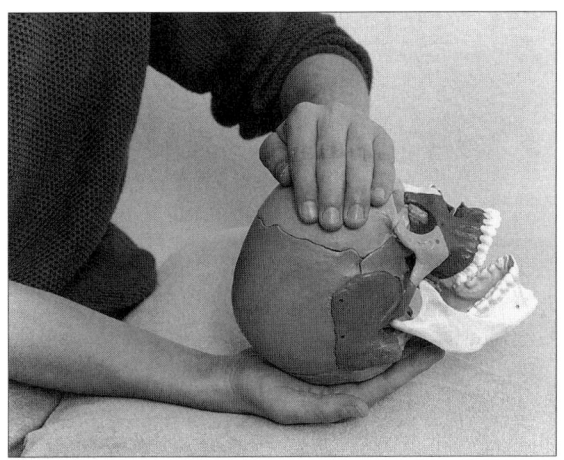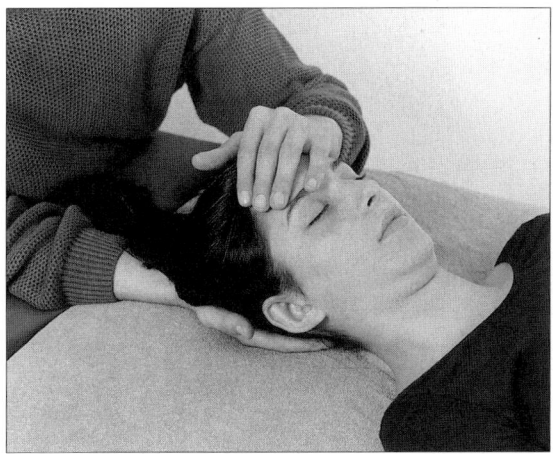

Palpierstation Stirn- und Hinterhauptsbein

Schalenhaltung

Position oben am Behandlungstisch (Kopf-nähe) – beide Hände unter dem Hinter-hauptsbein: Diese Palpierstation am Hinter-hauptsbein wird »Schalenhaltung« genannt, weil die beiden Hände die Form einer Schale bilden. Der Kopf und die Halsmus-kulatur sowie der Schulter-/Nackenbereich des Klienten können dabei loslassen und entspannen.

Sie bilden mit Ihren Händen die Form ei-ner Schale, die beiden kleinen Finger kom-men in der Mitte zusammen und berühren

sich. Um Ihre Hände an die richtige Stelle am Hinterhauptsbein zu führen, greifen Sie von den Schultern her mit beiden Händen, Handinnenflächen nach oben geöffnet, seit-wärts am Hals hoch an die Stelle des Hinter-hauptsbeins. Sie können auch Ihre beiden nach oben geöffneten Hände von der Seite her links und rechts zum Kopf bringen, wo Sie mit leichten Links-Rechts-Bewegungen die Hände langsam unter dem Hinter-hauptsbein positionieren. Die Fingerspitzen liegen im Bereich von Schädelrand und obe-rer Halsmuskulatur sanft auf.

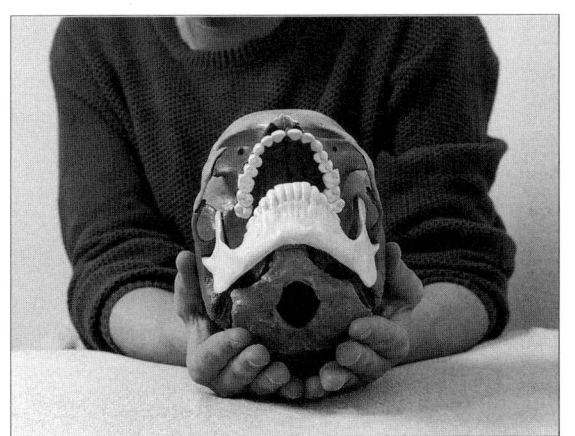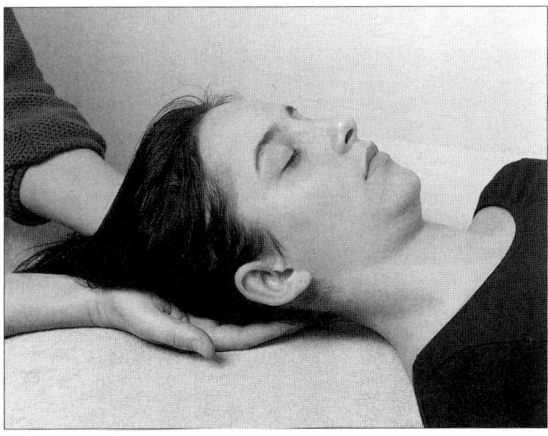

Palpierstation Hinterhauptsbein

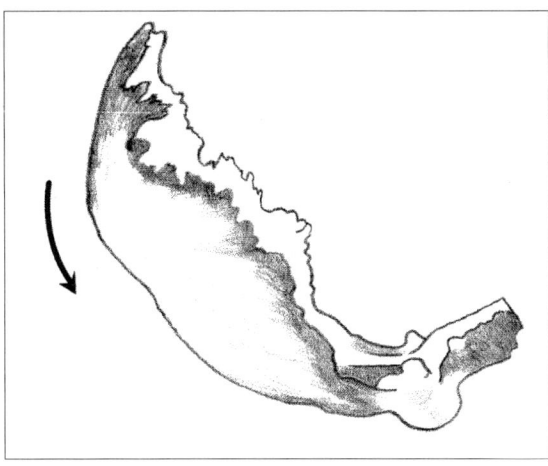

Bewegungsrichtung des Hinterhauptsbeins in Flexion

Faszientest durch Fasziengleiten

Mit dem Faszientest durch sogenanntes »Fasziengleiten« steht uns eine weitere Technik zur Ganzkörpereinschätzung und gleichzeitig eine weitere Wahrnehmungsschulung zur Verfügung.

Faszien sind aus kollagenen Fasern und elastischen Netzen aufgebaute Hüllen einzelner Organe, Muskeln oder Muskelgruppen. Körperfaszien umhüllen die Gesamtmuskulatur überall im Bereich von Gesicht, Hals, Rumpf und Extremitäten und dienen somit als »Hüllorgan unter der Körperdecke«.

Beim Fasziengleiten stimmt sich der Behandelnde durch die Berührung der Kleidung am Rumpf oder den Extremitäten zuerst auf die Hautebene und die darunterliegenden Bindegewebeschichten ein. Dann erfolgt ein leichter Zug, ohne auf der Oberfläche zu rutschen, in Längsrichtung nach oben und unten sowie in die Breite nach links und rechts. Bei diesem sanften Gleiten und Verschieben der obersten Bindegewebeschicht liegt Ihre Aufmerksamkeit ganz im Erfassen des Hautwiderstandes in den verschiedenen Richtungen. Beim feinen und kurzen Verschieben der Haut und der darunterliegenden Bindegewebe- und Faszienschichten liegt Ihre Intention im Aufspüren von freiem oder eingeschränktem Gewebe. Sie sind bereit, der größtmöglichen Verschiebbarkeit in die Längsrichtung (kranial/kaudal bzw. hoch und hinunter) und in die Breite (lateral bzw. links und rechts) zu folgen. Sie bekommen durch das Fasziengleiten das Gespür dafür, an welchen Stellen sich das Bindegewebe frei verschieben läßt oder gehalten wird.

Nach einiger Übung, wenn Sie mit der CS-Behandlung Ihre Sensitivität für feine

Mit der Schalenhaltung erlauben Sie der liegenden Person, das ganze Gewicht des Kopfes in Ihre Hände zu legen und allmählich die Schulter-, Nacken-, Hals- und Schädelbasisregion zu entspannen. Achten Sie darauf, Ihre Hände keinesfalls zum Körper der liegenden Person hin zu schieben und damit die Halspartie einzuengen. Sie verlagern Ihr eigenes Körpergewicht eher etwas nach hinten (ohne Zug, aber leicht angedeutet), um die gesamte Region zu entlasten und ihr mehr Raum zu geben.

Erspüren Sie zuerst Haare und Kopfhaut und ihre Festigkeit oder Verschiebbarkeit, dann das knöcherne Hinterhauptsbein. Wenn Sie völlig entspannt und passiv sind, spüren sie vielleicht mit Ihren beiden Händen den CS-Rhythmus am Hinterhauptsbein, welcher in Flexion das Hinterhauptsbein zu Ihren Händen/zum Tisch hin bewegt.

Veränderungen im Körper geschult haben, werden Sie innerhalb von Sekunden mit diesem Faszientest die Zonen der Einschränkung im Körper auffinden können.

Das Fasziengleiten dient zum Auffinden von Stellen im Körper, wo das Bindegewebe besonders hält, anstatt geschmeidig und flexibel die verschiedenen Gewebe miteinander zu verbinden. Fasziengleiten wird oft beim Entspannen der querverlaufenden Bindegewebeschichten mit angewendet. Sie können die Fasziengleittechnik auch an sich selbst, am besten liegend, anwenden.

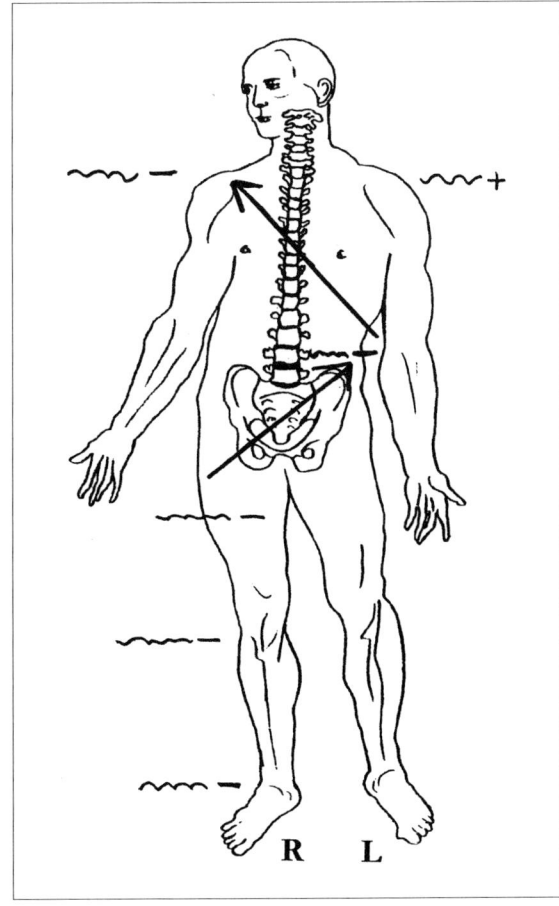

Beispiel

Einschränkungen des CS-Rhythmus und Ganzkörperzusammenhänge

Hier ist der Forschergeist der behandelnden Person gefragt. Durch Vergleich der Ergebnisse der Palpierstationen und Faszientests können Sie wertvolle Informationen über Stellen des Haltens im Körper bekommen. Sie werden erkennen, daß an oder um Körperstellen mit eingeschränktem CS-Rhythmus oft auch das Fasziengleiten in die eine oder andere Richtung eingeschränkt ist. Erforschen Sie die Punkte des Haltens im Körper, auch im Sinne einer Gesamtbetrachtung und unter Miteinbezug Ihrer Resultate der vorangegangenen Ganzkörpereinschätzung. Dabei können Sie auf wichtige Ganzkörperzusammenhänge und -verbindungen stoßen, die vielleicht durch Trauma, Sturz, Schock, Unfall, Operation, Streß oder Fehlhaltung verursacht wurden.

Der menschliche Körper mit einem Wasseranteil von 70 Prozent kann über sein Bindegewebe als leitfähiges Lebewesen wahrgenommen werden. Sie können über Ihre Ganzkörpereinschätzung mit der Palpation des CS-Rhythmus und dem Faszientest kompensatorische, einschränkende Ganzkörperzusammenhänge ausfindig machen.

Dies kann in der Praxis, illustriert an einem Fallbeispiel folgendermaßen aussehen:

Hier ergaben die Palpierstationen einen eingeschränkten CS-Rhythmus am rechten Fuß, Knie, Oberschenkel und leicht verminderten CS-Rhythmus am rechten Beckenkamm. Das linke Bein folgte der Außen- und Innenrotation im CS-Rhythmus, der weiter oben am linken Beckenkamm leicht vermindert spürbar war. An den weiteren Palpierstationen nach oben hin war der CS-Rhythmus gut spürbar mit Ausnahme der rechten Schulter. Auffällig war zudem, daß der Kopf der liegenden Person sich tendenziell nach rechts drehen wollte.

Der Faszientest ergab eine Einschränkung vom rechten Knie hin zum Becken auf die linke Körperseite leicht oberhalb des linken Beckenkamms und von dort eine Einschränkung mit Zug zur rechten Schulter.

Insgesamt können solche Resultate auf Ganzkörperzusammenhänge und -verbindungen schließen. Hier könnte man eine Einschränkungslinie von der rechten Schulter quer diagonal zum obersten Teil des linken Beckenkamms und von dort quer hinunter zum rechten Oberschenkel ausmachen. Weiter kann man fragen, welcher dieser eingeschränkten Punkte der älteste oder wichtigste ist und welche weiteren Punkte

der Körper in der Folge kompensatorisch geschaffen hat.

In jedem Fall ist es bei der folgenden Freisetzung des querverlaufenden Bindegewebes wichtig, die wahrgenommenen Zonen der Einschränkung mit einzubeziehen. Durch die Behandlung des Hauptpunktes der Einschränkung können sich oft auch gleichzeitig alle weiteren mitverbundenen oder daran gekoppelten Einschränkungen auflösen. Ist die Behandlung des Hauptpunktes der Einschränkung trotz minimalen Auflagegewicht für die liegende Person unangenehm oder schmerzhaft, so kann indirekt über die weiter davon entfernten Punkte dieser Ganzkörperverbindung gearbeitet werden.

3. Entspannung querverlaufender Bindegewebeschichten

Das Bindegewebe spricht

Über das Bindegewebe sind wir mit unserem ganzem Körper verbunden. Schon eine kleine Verletzung kann über unser verbindendes Gewebe andere Stellen im Körper beeinflussen. Beeinträchtigungen des Bewegungsapparates können über das Bindegewebe erspürt werden. Das Bindegewebe hat vor allem stützende, leitende, trennende und verbindende Funktion.

Nach der Ganzkörpereinschätzung verfügen Sie über einen ersten Eindruck von verschiedenen Stellen des Körpers, insbesondere jenen, wo Einschränkungen des CS-Rhythmus, des Bindegewebes und der Bänder und Faszien vorhanden sind.

Nun folgt die Entspannung und Freisetzung von Bindegewebeschichten. Dies geschieht vorwiegend an Körperzonen, welche über viele querverlaufende, Halt und Stabilität verleihende Bindegewebe- und Muskelschichten verfügen. Diese sind maßgeblich zuständig für unsere gesamte Haltung und müssen jedes Ungleichgewicht auf ihre Weise kompensieren. Viel querverlaufendes Bindegewebe finden wir überall im Körper, wo es einen Übergang (von breit zu schmal, von schmal zu breit) gibt, wo sehr viel Stütz- und Bewegungsfreiheit verlangt wird, z. B. im Becken-Beckenboden- und Schulter-Nacken-Bereich.

Oft sind diese Körperzonen angespannt oder werden als beengt empfunden. Entspannen sich die Bindegewebeschichten an einer Stelle, so hat dies auch auf den ganzen Körper entspannende Wirkung.

Das Bindegewebe ist es, welches uns bei großer Aufmerksamkeit und mit sehr wenig Auflagegewicht gepaart in die Tiefe des Körpers horchen läßt: Über die Kleidung zur Haut, von da aus durch die Leitverbindungen des Bindegewebes zu den Faszien, welche Muskeln und Organe einbetten, weiter durch den Muskel und bis zu den Knochen hin, können diese Schichten bei genügend Übung differenziert wahrgenommen werden, ebenso eventuelle Einschränkungen im Gewebe.

Werden querverlaufende Bindegewebeschichten entlastet, so hat dies auch maßgeblichen Einfluß auf die längsverlaufenden Bindegewebeschichten und die Gesamtstatik des Körpers. Unsere Organe, eingehüllt in Faszien, erhalten mehr Raum, wenn sich das Bindegewebe entspannt.

Da wir auch an den natürlichen Übergängen, also etwa im Becken/Bauchbereich, Brustkorb/Brustkorbeingang und Halsbereich, unsere Hände auflegen, unterstützen wir mit dieser einfachen Technik die Integration dieser mit benachbarten Körperstellen, weil sich diese Bereiche, die sich durch Überspannung voneinander isolieren, besser verbinden und so der Körper vermehrt wieder als Ganzes wahrgenommen wird.

Querverlaufende Bindegewebeschichten am Rumpf

Wichtiges querverlaufendes Bindegewebe treffen wir in den folgenden Körpersegmenten an:

• Becken (Beckenboden, Becken und Übergang Becken-/Bauchbereich): Beckenboden

- Rippenbogen (Zwerchfellbereich, Übergang Bauch-/Brustkorbbereich): Zwerchfell
- Brustkorbeingang (Schulter-/Nacken-/Halsbereich, Übergang Brustkorb-/Halsbereich): Brustfell.

Die Entspannung und Freisetzung von Bindegewebeschichten geschieht vom Becken zum Kopf hin. Gleichzeitig unterstützen wir damit maßgeblich die Freisetzung des CS-Systems von unten nach oben. Die Entspannung des Bindegewebes am Rumpf ist für das CS-System überaus bedeutend, da wichtige Muskeln, Bänder und Sehnen vom Rumpf her über den Hals zum Kopf hin verlaufen und an den Schädelknochen und der Schädelbasis befestigt sind. Halten diese Muskeln zu sehr, beeinträchtigen ihre Spannungen nicht nur das Wohlbefinden des Körpers (insbesondere des Bewegungsapparates), sondern auch das CS-System, das bis zum Kreuzbein reicht. Zuviel Bindegewebe- und Muskelzug vom Rumpf her kann sogar die CS-Bewegung der Schädelknochen maßgeblich beeinflussen oder teilweise blockieren.

Deshalb macht es Sinn, mit der folgenden Freisetzung zu beginnen und sich dafür genügend Zeit zu nehmen, bevor später der Schädel und sein gesamtes Membransystem entspannt wird. Ihre Position bei der Behandlung ist, außer am Hinterhauptsbein, immer seitwärts. Die folgenden Techniken und Positionen brauchen mehr Zeit als das alleinige Palpieren des CS-Rhythmus. Deshalb ist es wichtig, daß Sie sich, wie schon mehrfach erwähnt, möglichst bequem am Tisch einrichten. Die zu behandelnde Person liegt auf dem Rücken.

Vorgehensweisen und Intention bei der Behandlung zur Entspannung von querverlaufendem Bindegewebe (an Becken, Rippenbogen und Brustkorbeingang):

Sie können auf einfache Weise die Anspannung und Blockaden im Körper des Klienten zum »Schmelzen« bringen und auflösen helfen. Anstatt mit manuell-manipulativen Techniken den Gewebewiderstand zu provozieren, wird mit der Gewebespannung Kontakt aufgenommen und dieselbe Intensität von Ihren Händen übernommen.

Nachdem Sie Ihre Hände positioniert haben, vergewissern Sie sich, daß die Berührung mit der oberen Hand möglichst sanft ist und nicht drückt. Dann nimmt die obere Hand den Kontakt in die Tiefe auf: Über die Kleidung zur Hautebene, darunter zum Bindegewebe oder zu den Muskeln. Sie spüren mit Ihrer Aufmerksamkeit (über die vielen Rezeptoren an Ihren Händen) in die Tiefe, ohne den Druck zu verstärken, und nehmen Kontakt auf mit der ersten Ebene des Gewebes, die hält. Hier treffen wir auf eine Gewebespannung, in diesem Bereich oft hyperton, d. h. mit zuviel Spannung. Wir akzeptieren sie als natürliche Grenze, halten entspannt inne und sind offen für alle Körpersignale. Nach einer Weile versuchen Sie die Beschaffenheit oder Qualität dieses »Haltens« zu ertasten. Sie spüren über die obere Hand in die Tiefe, wo Sie Kontakt mit der »Haltestelle« aufnehmen und langsam denselben Tonus übernehmen, als ob Sie an diese Spannungsebene »andocken« wollten. Dies geschieht, ohne zu drücken oder zu provozieren. Lediglich mit Ihrer Aufmerksamkeit und dem sich intensivierenden Tastsinn, eventuell gekoppelt mit einem dreidimensionalen Spürsinn in die Tiefe, übernehmen Sie langsam denselben Spannungsdruck des Gewebes. Sie halten diesen Kontakt und warten. Es ist sehr gut möglich, daß das betroffene Gewebe seine Spannung nach einiger Zeit losläßt: Die bisherige Gewebespannung nimmt wahr, daß dieselbe Intensität durch Ihre Hand von außen – unterstützend – übernommen wird, und kann ihre Spannung abgeben.

Bleiben Sie mit Ihren Händen an dieser Stelle und nehmen Sie wahr, was unter Ihrer Hand geschieht. Vielleicht möchten Sie die nächste Schicht der Gewebespannung in der Tiefe ertasten, diese unterstützen und lösen? In diesem Fall nehmen Sie wieder Kontakt in die Tiefe des Gewebes auf, bis Sie auf die nächste Ebene des Widerstandes treffen und dort stoppen, wieder dieselbe Intensität des Haltens übernehmen usw. Sie achten darauf, was Ihre untenliegende Hand erspürt oder welche Veränderungen sie wahrnimmt, wenn sich oben eine haltende Stelle gelöst hat. Zudem können Sie bei diesem Freisetzen der querverlaufenden Bindegewebeschichten gleichzeitig mit der oberen Hand den Faszientest mittels Fasziengleiten machen.

Eine weitere Möglichkeit ist, die Hände oben und unten zu positionieren und sich vorzustellen, wie sich verspannungslösende, heilende Energie zwischen Ihren beiden Händen hin- und herbewegt und der Bereich zwischen Ihren Händen sich immer mehr entspannen kann. Spielen Sie mit der Vorstellung, daß Sie die verschiedenen Körpersegmente (Becken-, Bauch-, Brustkorbeingang und Hals) immer mehr verbinden.

Entspannung am Becken

Das Becken ist wie eine Schale oder eben eine Art Becken, dessen Aufgabe unter anderem darin besteht, das Gewicht von der von oben kommenden Wirbelsäule aufzufangen und mitzutragen. Eine Beeinträchtigung oder Dysfunktion in der Beckenregion wird in der Regel nach oben hin zu den übrigen Körpersegmenten weitergetragen.

Die Beckenorgane werden von der im folgenden beschriebenen Entspannung profitieren, und durch die veränderte Gesamtstatik auch alle weiteren Organe und deren

Funktionen. Auch ist die Beckenregion für das Empfinden und Erleben erfüllter Sexualität und die Fortpflanzung bedeutend. Bei der Schwangerschaft und insbesondere bei der Geburt ist die Beckenflexibilität wichtig für Mutter und Kind.

Position seitwärts am Behandlungstisch – eine Hand wird unter das Kreuzbein gelegt: Ihre Hand kopfwärts am Klienten hält das weiter entfernt liegende Knie der liegenden Person hoch, geht mit der anderen Hand (fußwärts am Klienten) unter dem Knie durch, und der Unterarm wird 90 Grad nach oben gewinkelt neben das Becken gelegt. Die Hand kopfwärts am Klienten hebt das Becken auf der weiter entfernt liegenden Beckenseite hoch, und im gleichen Moment wird die andere Hand, die bereits neben dem Becken liegt, zur Beckenmitte unter das Kreuzbein geschoben, und das Becken wird wieder vorsichtig abgelegt. Legen Sie das zu Beginn dieser Position aufgestellte Knie mit Ihrer Hand sorgfältig nach unten ab.

Vergewissern Sie sich durch nonverbale oder verbale Rückmeldung des Klienten, daß sich die Handposition am Kreuzbein für ihn gut anfühlt. Sie sollten als Behandler das Kreuzbein in seiner vollen Größe in Ihrer Hand spüren, das Ende in Ihrem Handballen und mit den Fingern das obere Ende des Kreuzbeins.

Setzen Sie sich in entspannter Haltung nahe an den Tisch und entspannen Sie die Hand, die unter dem Kreuzbein liegt. Dann legen Sie die andere Hand sanft auf den Becken-/Bauchbereich oberhalb des Schambeins. Sollten Sie Mühe haben, die Position des Schambeins zu erkennen, ertasten Sie dieses zuerst bei sich selbst und bitten dann die liegende Person, ihr eigenes Schambein zu ertasten und Ihnen die Position zu zeigen. Legen Sie Ihre Hand oberhalb des Schambeins auf, entspannen Sie danach beide Hände, Ihre Arme, Schultern, Rumpf und Becken und erden Sie sich. Der Daumen der oberen Hand ist (eventuell) leicht angehoben, so daß der Genitalbereich nicht berührt wird.

Wenn Sie sich entspannen und eine für Sie und den Klienten angenehme Position eingenommen haben, beginnen Sie mit der Entspannung dieser Region wie zuvor beim querverlaufenden Bindegewebe.

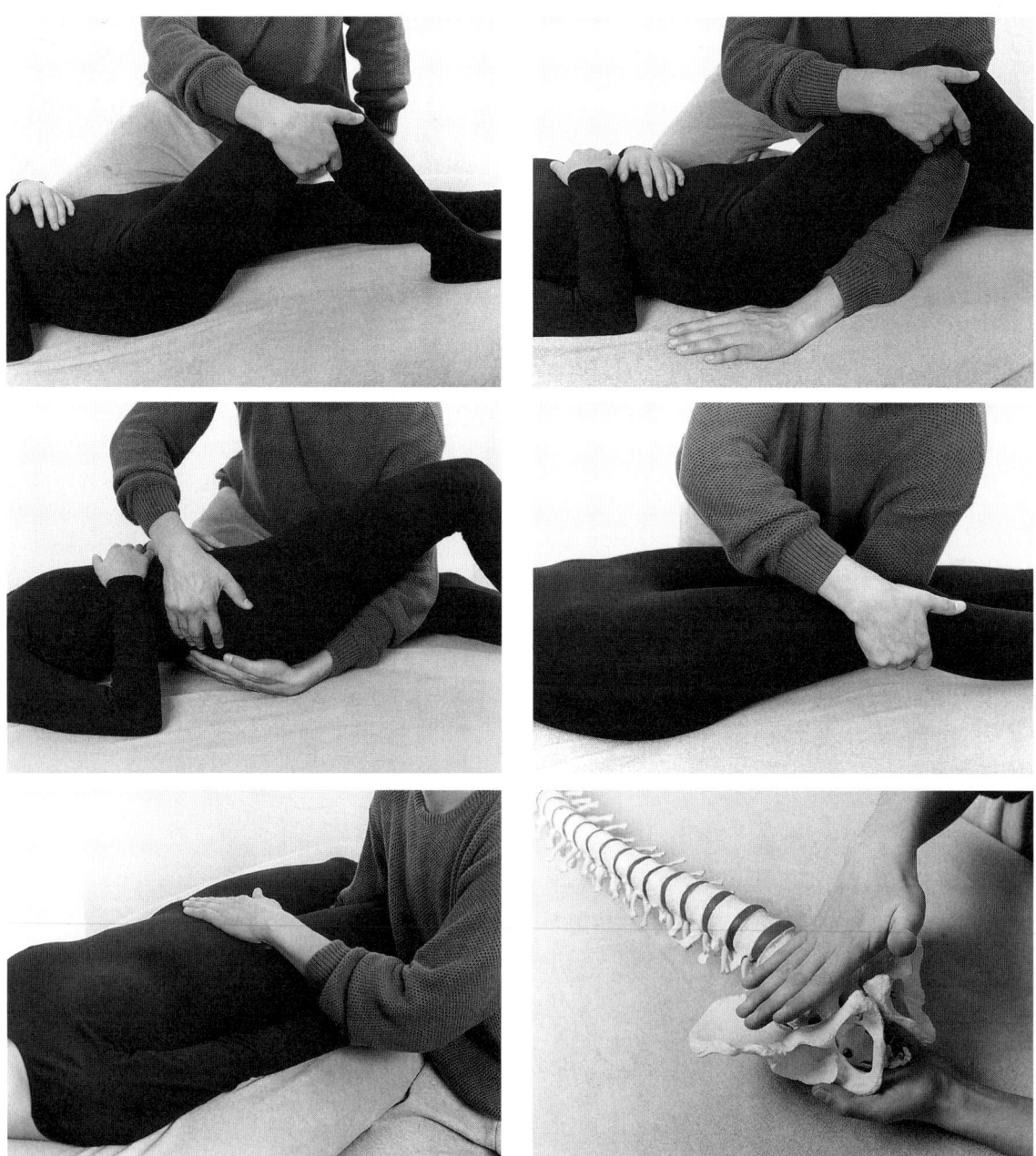

Hinführung zur Handposition am Becken

82

Tip: Bevor Sie diese Handposition am Becken des Klienten einnehmen, informieren Sie diesen darüber, was Sie in der Folge tun werden; dadurch erfährt er, wo Ihre Hände ihn berühren werden, was Vertrauen schafft. Eventuell beginnen Sie die erste Sitzung mit der Entspannung des querverlaufenden Bindegewebes am Rippenbogen im Zwerchfellbereich und gehen erst dann zum Becken über, da der Beckenbereich durch die dortige Lage der Geschlechtsorgane zum Intimbereich gehört.

Hat der Klient früher unangenehme sexuelle Erfahrungen gemacht (z. B. sexuelle Gewalt), kann es vertrauensvoller sein, wenn er seine eigene Hand oberhalb des Schambeins ablegt und die Hand des Behandlers auf seine Hand gelegt wird. Legen Sie Ihre Hände zuerst an einer neutraleren Zone auf; in diesem Fall ist der Beginn am Rippenbogen empfehlenswert.

Danach gehen Sie zum Becken und fragen den Klienten, ob es in Ordnung ist, wenn Sie Ihre beiden Hände wie beschrieben positionieren. Danach rutschen Sie nochmals eine Position höher in den Bereich des Rippenbogens, um Veränderungen festzustellen, und dann höher zur nächsten Position (Brustkorbeingang).

Entspannung am Rippenbogen

Im Bereich des Rippenbogens liegt der Hauptatemmuskel, das Zwerchfell; es trennt die Brustkorb- von der Bauchregion. Die behutsame Entspannung dieser Zone ist außerordentlich wichtig. Ihre obere Hand hält zudem Kontakt mit dem Magen und Solarplexus. Wird das Zwerchfell entspannt,

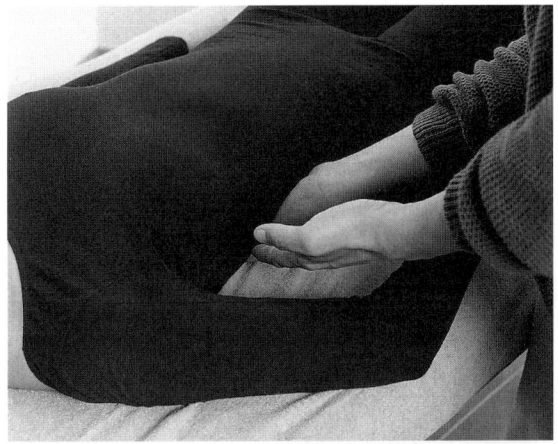

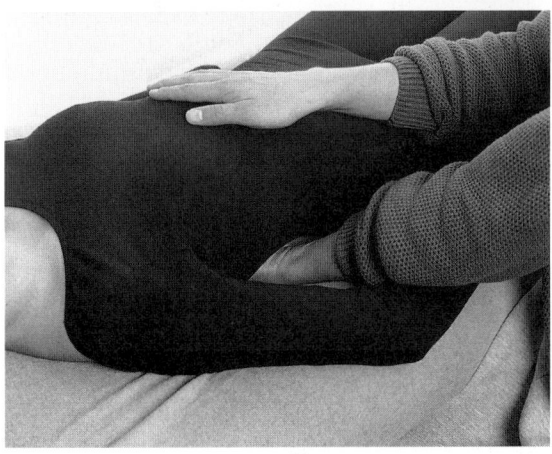

Hinführung und Position am Rippenbogen

so wird der Atem fließender, was sich auf die Energie im Körper und den Stoffwechsel positiv auswirkt. Ein entspanntes Zwerchfell »massiert« durch die freien Atembewegungen unsere Organe im Bauchbereich.

Der Solarplexus speichert auf vegetativer Ebene alle Schocks seit unser Kindheit (Schreckreflexe), aber auch Nervosität, Empfinden von Schmerz und Traumata. Die Entspannung verbindet und integriert »Herz und Bauch«, Gefühle und spontane Impulse, und kann eventuell mit Faszientest und Faszienfreisetzung kombiniert werden.

Wenn Sie seitwärts am Behandlungstisch sitzen, wird Ihre Hand, die näher beim Kopf des Klienten liegt, mit der Handinnenseite nach oben unter den Körper der liegenden Person im Bereich der untersten Brustwirbel und der obersten beiden Lendenwirbel gelegt. Falls Sie die falsche Hand positionieren, werden Sie keine gute Sicht zum Kopf des Klienten haben, sondern in Richtung Füße schauen, was weniger vorteilhaft ist.

Indem Sie mit Ihrer anderen Hand den Körper etwas anheben, fällt Ihnen die Positionierung vielleicht einfacher. Positionieren Sie Ihre Hand so, daß die Wirbelsäule etwa in der Handmitte liegt. Ihre andere Hand legen Sie sanft in die Mitte des Körpers im Bereich des Rippenbogens, so daß der obere Teil der Hand das unterste Ende des Brustkorbes, der untere Teil der Hand den obersten Bauchrand berührt.

Entspannen Sie sich, fragen Sie den Klienten, ob sich die Berührung gut anfühlt, und beginnen Sie mit der Entspannung dieser Region wie bereits beschrieben.

Entspannung am Brustkorbeingang

Verspannungen im Schulter-Nackenbereich gehören heute zum üblichen Erscheinungsbild des westlichen Menschen. Durch Einstimmen auf den vorhandenen Tonus im oberen Brustkorbbereich kann ein oft vorhandenes Halten von Spannung palpiert werden.

Mit sanfter Berührung werden Bindegewebeschichten gelöst und die betroffenen Muskeln (z. B. die großen Brustmuskeln, Rhomboideusmuskeln) entspannt. Zahlreiche aufsteigende Muskeln verbinden Brustkorb und Schulter-Nacken-Bereich über die Halsmuskulatur mit dem Schädel. Die beiden Kopfwendemuskeln zum Beispiel verbinden im Brustkorbeingang Schlüsselbein und Brustbein mit dem Warzenfortsatz der Schläfenbeine. Einige Muskeln führen am Hals hoch zum Zungenbein.

Die Entspannung der peripheren Muskulatur wirkt tonussenkend auf die tiefergelegenen Muskeln, Sehnen und Bänder, die wiederum an tiefergelegenen Knochen und Gelenken wie Schlüsselbein, Brustbein, oberer Rippenbogen, Schulterblätter und an der Wirbelsäule befestigt sind. Die schichtweise Entspannung der Region des Brustkorbeingangs unterstützt die aufrechte Körperhaltung und den freien Atem. Die Behandlung in diesem Bereich ist beispielsweise bei Atemschwierigkeiten oder Engegefühl angezeigt. Bioenergetisch gesehen steigt hier ein Impuls vom Becken hoch und kommt weiter oben z. B. über Hände und Stimme zum Ausdruck.

Der Lymphabfluß wird insbesondere durch die Entspannung des Gewebes im Bereich der Schlüsselbeine unterstützt, unter denen sich der Übergang des Lymphsystems in das Blutkreislaufsystem befindet. Emotionen und Gefühle werden in dieser Region (nahe dem Herzen) besser wahrgenommen. Emotionaler Druck kann bewußt werden und oft in heilende Herzenskraft umgewandelt werden. Kombinieren Sie die Palpation an dieser Stelle eventuell mit Faszientest und -freisetzung.

Position seitwärts am Behandlungstisch sitzend:
Wenn Sie seitwärts am Behandlungstisch sitzen, wird wiederum Ihre Hand, die näher beim Kopf des Klienten liegt, ausgestreckt und entspannt unter den Körper der liegenden Person gelegt. Positionieren Sie Ihre Hand mit der Handinnenseite nach oben im

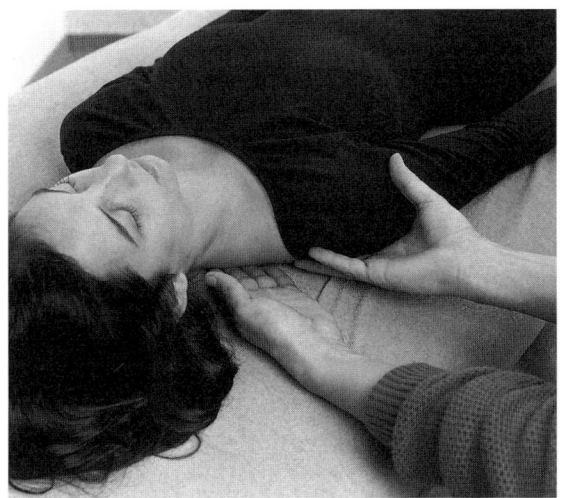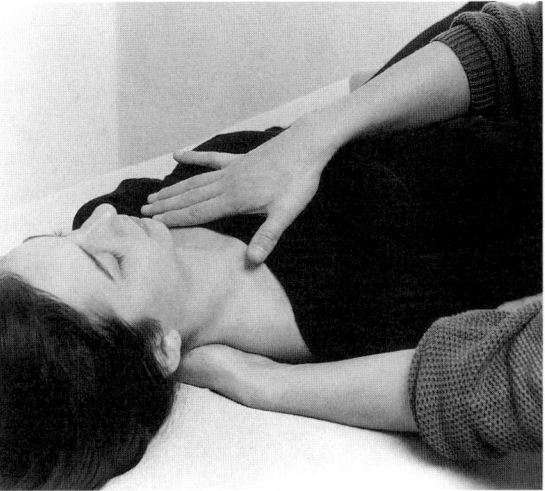

Hinführung und Position am Brustkorbeingang

Bereich der obersten Brustwirbel und des 7. Halswirbels. Falls Sie die falsche Hand positionieren, werden Sie keine gute Sicht zum Gesicht des Klienten haben, sondern in Richtung Becken schauen, was weniger vorteilhaft ist. Sie können die Positionierung der unteren Hand vereinfachen: Schieben Sie Ihre Hand im Winkel von 45 Grad zwischen Schulter und Hals der liegenden Person unter den Körper, indem Sie Ihre Hand in die weiche Unterlage drücken, bis Ihre Handmitte an der Wirbelsäule liegt. Spreizen Sie nun Daumen und Zeigefinger Ihrer anderen Hand, soweit es geht, ohne sich zu verspannen. Ertasten Sie die beiden Schlüsselbeine (falls Sie nicht wissen, wo sie liegen, ertasten Sie diese zuerst bei sich). Legen Sie Daumen und Zeigefinger weit gespreizt an die Schlüsselbeine des Klienten und in der Folge Ihre Hand mit möglichst viel Fläche ab. Achten Sie jedoch darauf, bei Frauen nicht die Brüste zu berühren: Eventuell heben Sie dazu Ihren kleinen und Ringfinger und den untersten Teil der Hand etwas an.

Entspannen Sie sich, fragen Sie den Klienten, ob sich die Berührung gut anfühlt, und beginnen Sie mit der Entspannung dieser Region wie bereits in den vorigen Bereichen beschrieben.

Am gesamten Rumpf, besonders an Stellen mit viel querverlaufendem Bindegewebe, können Sie die Einladung mit dem Fasziengleiten kombinieren.

Entspannung am Hals über das Zungenbein (Os hyoideum)

Der Hals ist eine der engsten Körperregionen. Viele verschiedene Muskeln, Bänder, Sehnen, Faszien und Bindegewebeschichten sind an der Haltung und Bewegung des Halses und Kopfes beteiligt. Durch die Freisetzung des Zungenbeins von Blockaden, insbesondere durch dessen subtiles Anheben, wird die gesamte Halsmuskulatur und das Bindegewebe sanft auf ihren Tonus aufmerksam gemacht und eingeladen loszulassen. Davon profitieren insbesondere der Lymphfluß, die ca. 170 Lymph-

85

knoten im Halsbereich und, wie schon beim Brustkorbeinlaß erwähnt, der Übergang des Lymphsystems in das Blutkreislaufsystem hinter den Schlüsselbeinen.

Anstatt ein Engegefühl im Hals zu provozieren, das sich vielleicht auch auf das Lebensgefühl niederschlägt, unterstützt diese Entspannung die Verbindung von »Kopf und Herz«, deren physiologischen Übergänge und den freien, spontanen Ausdruck. Auch der Schluckreflex oder beispielsweise ein damit verbundenes emotionales Thema wie Unausgesprochenes oder psychisch »Unverdautes« kann vom Klienten angesprochen werden und zu Bewußtheit finden.

Position seitwärts am Behandlungstisch:
Die Hand, die näher beim Kopf des Klienten ist, wird unter den Hals gelegt und unterstützt somit die Halsmuskulatur von unten, ohne zu drücken. Nach dem Brustkorbeingang kann sich auch die Halspartie entspannen.

Das Zungenbein ist am obersten Teil des Halses in Richtung Unterkiefer und oberhalb vom Kehlkopf hufeisenförmig und frei in der Muskulatur eingebettet. Seine Muskelansätze führen hoch, sind mit dem Mundboden und seitwärts an den Schädelknochen bzw. weiter innen an der Schädelbasis befestigt und führen nach unten zum Schulter-Nacken-Bereich, wo sie mit Kehlkopf, Brustbein und Schulterblatt verbunden sind.

Teilen Sie der liegenden Person mit, daß Sie nun das Zungenbein (Os hyoideum) ertasten. Dazu legen Sie Ihren Daumen und Zeigefinger der freien Hand links und rechts am Hals in Höhe der obersten Halspartie, zwischen Unterkiefer und Kehlkopf, sanft auf. Das Zungenbein ist einfacher aufzufinden, wenn die liegende Person kurz schluckt, weil sich dadurch das Zungenbein nach unten und wieder hoch schiebt. Entspannen Sie die angelegten Hände. Verge-

wissern Sie sich, daß Sie keinen Druck auf das Zungenbein ausüben und auch Ihre beiden Arme, Schultern und Ihr Becken entspannt sind. Fragen Sie den Klienten, ob sich die Berührung gut anfühlt, und reduzieren Sie gegebenenfalls den Berührungsdruck weiter.

Nun beginnen Sie, die Beweglichkeit des Zungenbeins auszuloten. Sie zentrieren sich und stellen sich wieder auf einen sehr subtilen Test ein, bei dem schon kleinste Empfindungen (von freiem Fluß oder Widerstand) von großer Wichtigkeit für die erfolgreiche Einschätzung und Behandlung sind.

1. Sie bewegen Ihren Daumen und Zeigefinger mit einer Außenrotation langsam in eine Richtung und wieder zurück zur Mitte, danach in die andere Richtung und wieder zurück zur Mitte. Achten Sie dabei darauf, in welche Richtung mehr Bewegung möglich ist und welche Richtung folglich mehr eingeschränkt oder hält. Unsere Absicht ist es nun, die eingeschränkte Richtung mittels der »Indirekt/Direkt-Technik« zum Loslassen einzuladen. Die Bewegungen sind eher gedacht als manipulativ ausgeführt:

Sie bewegen bzw. rotieren das Zungenbein sanft und in Zeitlupe in die freiere Richtung und halten am Punkt der Einschränkung kurz inne, um dem Gewebe um das Zungenbein herum zu zeigen, wieviel Bewegung eigentlich möglich ist. Dann rotieren Sie das Zungenbein zurück zur Mittelposition und in der Folge gleich in die gegenüberliegende Richtung, wo Sie wiederum bei der Einschränkung innehalten, um das Gewebe einzuladen, die Einschränkung wahrzunehmen und loszulassen. Akzeptieren Sie jederzeit das »Halt« des Gewebes. Sie halten inne und warten. Es kann sein, daß sich dieser Widerstand plötzlich löst und Sie die Bewegung fortsetzen können bis zum nächsten »Haltepunkt«. Danach bewegen Sie das Zungenbein wieder sanft zur

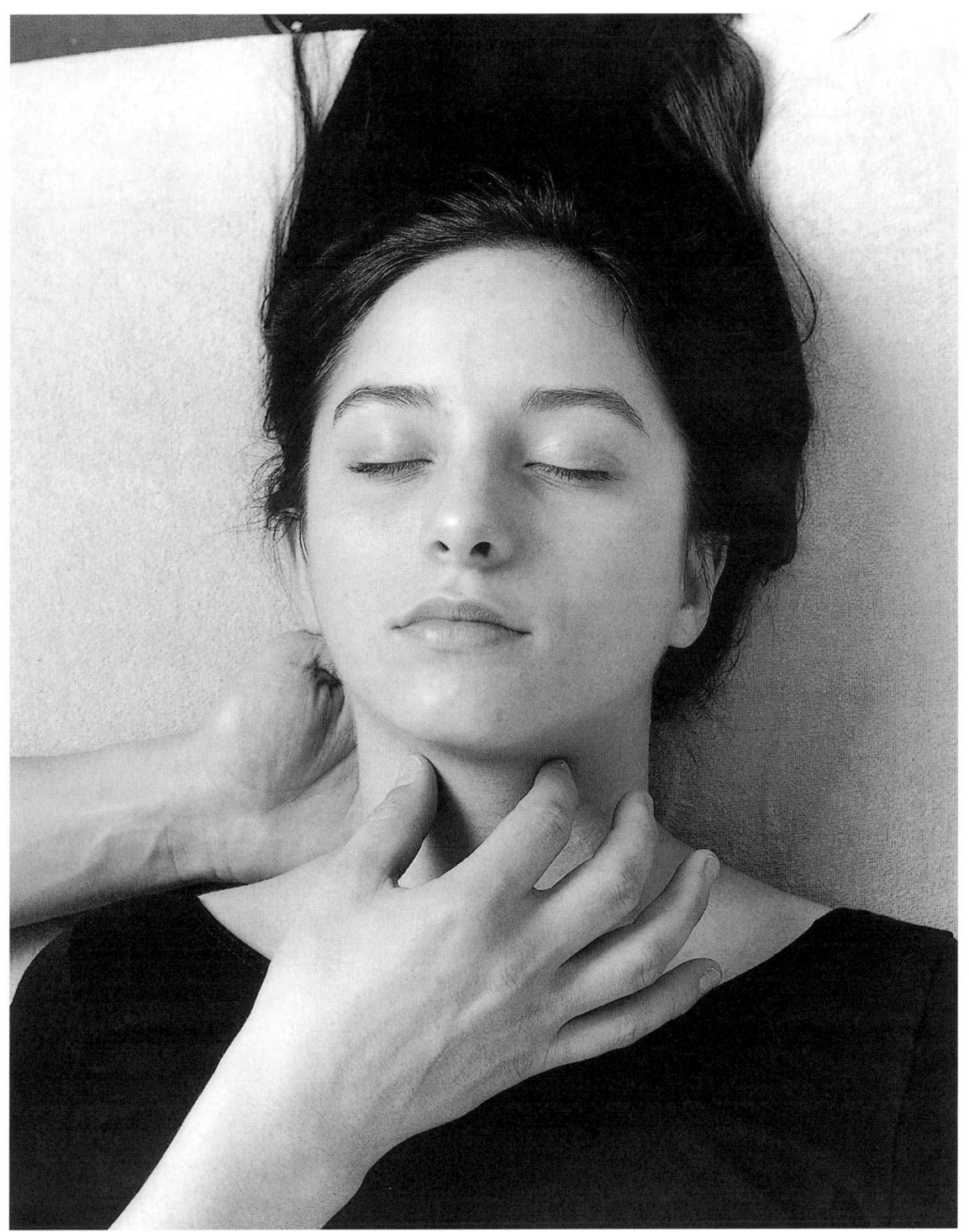

Position am Zungenbein

Mittelposition und entspannen wiederum Ihre Hand.

2. Im Anschluß an die »Indirekt - / Direkt-Technik« erfolgt ein einfaches, sanftes Anheben des Zungenbeins nach oben, zur Decke hin. Nehmen Sie sich dafür genügend Zeit. Sie achten bei diesem Anheben wiederum aufmerksam auf ein »Halt« des Gewebes und halten dort inne, wenden jedoch gedanklich weiterhin kontinuierlichen, feinen Zug nach oben zur Decke an. Dieses kontinuierliche Anheben des Zungenbeins dauert ca. zwei bis drei Minuten. Lösen Sie die Berührung am Zungenbein und nehmen Sie Ihre Hand nach oben hin weg. Entspannen Sie sich und lassen Sie auch den Klienten nachspüren.

Ihre Berührung am Zungenbein ist sehr sanft, darum rutschen Sie vielleicht beim Anheben des Zungenbeins mit Ihrem Daumen und Zeigefinger ab. In diesem Fall setzen Sie beide Finger erneut an das Zungenbein. Fahren Sie mit der Behandlung fort, nachdem Daumen und Zeigefinger über ihre Rezeptoren und mit Ihrer klaren, entspannten Absicht mit dem hufeisenförmigen Knochen verbunden sind.

Falls Sie das Zungenbein nicht genaustens treffen, wird die betroffene Muskulatur die subtile Bewegung trotzdem sehr fein wahrnehmen, und das Gewebe kann sich entspannen.

Wenn Sie die Hand, deren Finger das Zungenbein ertasten, nicht über einige Minuten ruhig halten können, fragen Sie den Klienten, ob es ihn stört, wenn Sie die äußere Handkante sanft auf sein Brustbein legen.

Innehalten:

Spätestens jetzt ist es Zeit, Ihre Hände vom Körper der liegenden Person wegzunehmen. Machen Sie für einige Momente Pause, zentrieren Sie sich und halten Sie

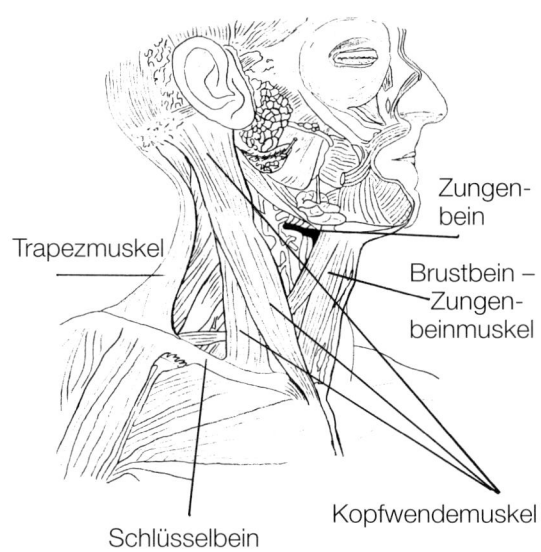

Muskeln im Halsbereich

kurze Rückschau über den bisherigen Verlauf der Sitzung.

Vielleicht möchten Sie auch kurz etwas trinken oder sich dehnen und strecken, vielleicht Ihren Körper sanft bewegen oder leicht schütteln. Ein Ausschütteln und Lockern der Hände und Arme bis zu den Schultern mit betontem Ausatmen kann dem Behandler guttun. Dies sollte nicht in Tischnähe geschehen und die liegende Person nicht stören. Sie können auch etwas abseits vom Tisch in der Stille verweilen und Ihren Körper wahrnehmen.

Auch der Klient kann, wenn keine Hände am Körper aufliegen, weiterentspannen und nachspüren, wie die Behandlung wirkt. Falls er ansprechbar ist (nicht in Tiefentrance), fragen Sie (spätestens an diesem Punkt der Behandlung) nach seinem Wohlbefinden.

Die Empfindungen während und nach der Ganzkörpereinschätzung und der Entspannung von Bindegewebeschichten sind sehr unterschiedlich und vielseitig. Sie können sich auf körperlicher, emotionaler oder angeregter geistiger Ebene zeigen und je nach Bedürfnis jederzeit mitgeteilt werden.

Entspannung für das obere Ende der Wirbelsäule

Das Atlas-Occiput-Gelenk

Zuvor wurde der gesamte Bereich des Rumpfes von unten nach oben hin entspannt. Hypertone Muskulatur, Bindegewebe, Sehnen, Bänder und Faszien im Bereich der Schädelbasis können das CS-System und den CS-Rhythmus maßgeblich einschränken, da einige Muskeln an der Schädelbasis ansetzen. Viele Menschen kennen Verspannungen im Nackenbereich, die mit diesen Behandlungsgriffen abgebaut werden können.

Da hier am oberen Ende der Wirbelsäule der Duralschlauch in das intrakraniale Membransystem im Schädel übergeht, ist auch dieser Entspannungspunkt wichtig. Der Duralschlauch ist am großen Hinterhauptsloch (*Foramen magnum*) des Hinterhauptsbeins befestigt, danach im Bereich des 2./3. Halswirbels und dann erst wieder am Kreuzbein. Mit jeder der hier aufgeführten Behandlungsphasen wird die Gegend zwischen diesen beiden Befestigungspunkten gelockert, was indirekt auch ihre Ansatzpunkte entspannt und flexibler halten kann. Auch die wichtigen Hirnvenen und -arterien erhalten mehr Platz für die Blutzirkulation, insbesondere auch viele Hirnnerven, die an der Schädelbasis ihre Austrittsstellen haben.

Das Hinterhauptsbein trifft mit seinen Knochenenden (Kondylen) auf die Gelenkflächen des ersten Halswirbels (Atlas) und ermöglicht dort die Nickbewegung des Kopfes. Das Zusammenspiel von 1. und 2. Halswirbel ermöglicht die Drehbewegung des Kopfes.

Wie schon bei der Palpation des CS-Rhythmus am Kopf erwähnt, brauchen Sie für die Kopfpositionen genügend Ablagefläche für Ihre Vorderarme, um entspannt und ohne zu zittern behandeln zu können. Empfehlenswert ist es, wenn Sie für die Kopfposition etwa die halbe Länge Ihres Unterarms auf den Behandlungstisch auflegen können. Eventuell kann die liegende Person noch etwas nach unten zum Tischende rutschen, wobei die Fersen immer noch auf dem Tisch aufliegen sollen. Ansonsten verhilft eine Decke oder Tischverlängerung zu mehr Auflagefläche für die Vorderarme.

Anstelle einer eher technischen Form zur Entspannung der Region der Schädelbasis wird hier eine ausgeprägt sanfte Form gezeigt.

Obwohl diese Entspannungsformen sehr schonend sind, sind sie bis ca. drei Monate nach einem Schleudertrauma oder Sturz nicht geeignet, und auch später erst nach genauer schulmedizinischer Abklärung.

Die Entspannung wird am besten über verschiedene Phasen hinweg eingeleitet:
– Vorbereitungsphase
– Entspannungsphase
– Mithilfe der liegenden Person, falls erwünscht
– Weitungsphase
– Tiefenentspannungsphase, erhöhte Spürbewußtseinsphase.

Tip: Da Sie für die Entspannung der Schädelbasismuskeln vermehrt mit Ihren Händen und Fingern arbeiten, ist es gut, wenn Sie diese vor Beginn und zwischen den Entspannungsphasen durch Ausschütteln etwas lockern. Denken Sie daran, daß Ihre eigene entspannte und offene Grundhaltung den Erfolg der Behandlung mitbestimmt. Geben Sie sich und dem Klienten genügend Raum

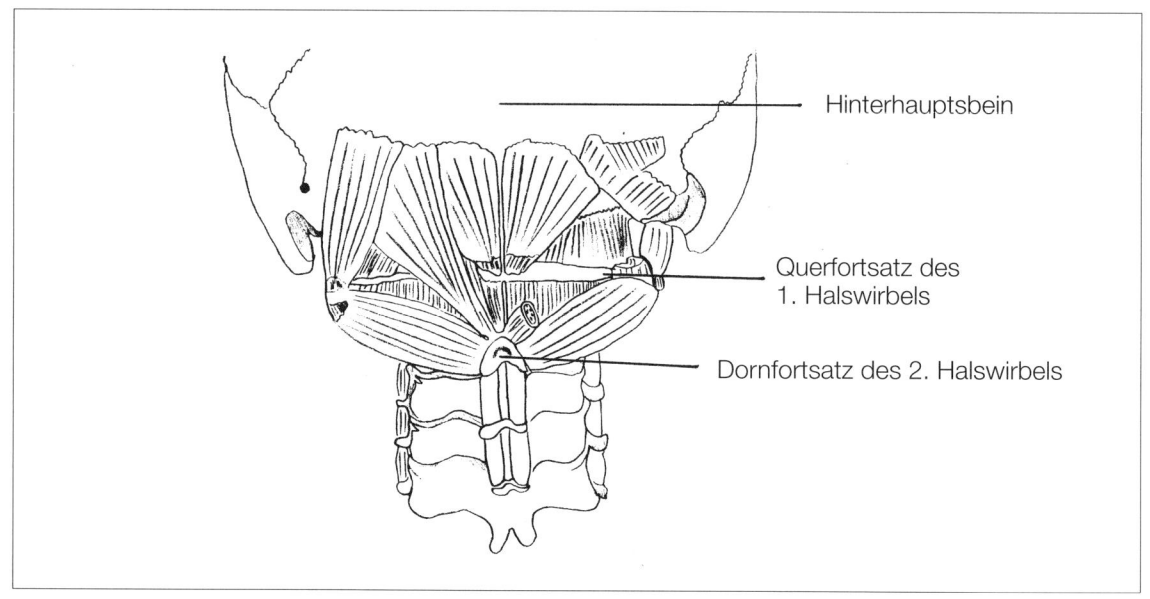

 labels:
Hinterhauptsbein

Querfortsatz des 1. Halswirbels

Dornfortsatz des 2. Halswirbels

Muskeln der Atlas-Occiput-Verbindung

und Zeit, sowohl während der Behandlung als auch in kurzen Pausen, z. B. wenn Sie die Hände von einer Position wegnehmen.

Falls die liegende Person eine Kopfunterlage hat, heben Sie den Kopf vorsichtig hoch und legen die Unterlage zur Seite, um sie nach Abschluß der Kopfbehandlung wieder unterzulegen.

Bei allen im folgenden beschriebenen Techniken sitzen Sie am oberen Ende des Behandlungstisches hinter der liegenden Person.

Vorbereitungsphase

Bevor Sie mit der eigentlichen Entspannungs- und Weitungsphase beginnen, ist es wichtig, die gesamte betroffene Region der Schädelbasis vorzubereiten. Das Ziel soll sein, zwischen dem obersten Halswirbel und dem Hinterhauptsbein mehr Entspannung und Platz zu schaffen.

Die Vorbereitungsphase beinhaltet:
– Schalenhaltung
– Nacken- und Kopfbeweglichkeitstest
– CS-Rhythmus an Schultern und Schädel palpieren
– Kopfhaut ertasten und leicht massieren
– Muskelansätze am Schädelrand von Hinterhauptsbein und Warzenfortsatz ertasten und lockern
– Ausstreichen der Muskulatur am Schädelrand des Hinterhauptsbeins.

– Schalenhaltung:
Beide Hände liegen unter dem Hinterhauptsbein.

– Nacken- und Kopfbeweglichkeitstest:
Beide Hände unter dem Hinterhauptsbein. Nachdem Sie sich entspannt und auf den Körper des Klienten eingestimmt haben, erlauben Sie Ihren Händen, jeder Bewegung zu folgen, die sich von selbst einstellt. Es ist möglich, daß sich der Kopf des Klienten in eine Richtung bewegen will: Folgen Sie jeder langsamen Bewegung und unterstützen Sie sie sanft.

Vielleicht stimmen Sie sich auf die nächste spürbare Ebene des Haltens oder einer Blockade in der Bindegewebe- und Muskelschicht ein. Nehmen Sie mit dieser Spannungsebene Kontakt auf, indem Sie denselben Tonus, dieselbe Spannungsintensität übernehmen, aufmerksam bleiben und sich wieder entspannen. Sind Sie entspannt und trotzdem aufmerksam auf die Ebene des Haltens eingestimmt, mit ihr in »Tuchfühlung«, so können Sie eventuell erspüren, zu welcher Seite hin der Kopf sich eher bewegt. Ist die linke oder rechte Seite freier? Wird der Kopf durch eine Einschränkung eher zu einer Seite gezogen?

Unterstützen Sie den Impuls einer Bewegung des Kopfes, folgen Sie der Bewegung und dem Innehalten aufmerksam. Beginnen Sie dann, den Kopf des Klienten einzuladen, sich langsam in die freier anfühlende Richtung zu bewegen. Vielleicht geht der Kopf von allein zu einer Seite? Wenn nicht, leiten Sie die Bewegung mit leichtem Impuls einer Hand ein.

Es ist sinnvoll, beispielsweise bei jedem Bewegungsstopp, immer wieder den Atemrhythmus zu beachten und den Klienten ab und zu aufzufordern, einige tiefe Atemzüge zu nehmen und über den leicht geöffneten Mund wieder auszuatmen. Auch zu gähnen oder Töne von sich zu geben, hilft beim Stopp und Innehalten einer Bewegung indirekt der Entspannung.

Nachdem Sie nun dem Kopf zur einen Seite gefolgt sind, ist Ihre Absicht, wenn möglich die Beweglichkeit zurück zur Mitte zu testen. Dort halten Sie inne, damit die liegende Person nachspüren kann. Danach geben Sie mit einer Hand den leichten Impuls, den Kopf sanft zur anderen Seite hin zu bewegen – immer nur so weit, wie dies sanft und ohne Widerstand möglich ist. Auch bei dieser Drehbewegung des Kopfes zur noch nicht erforschten Seite erspüren

Sie die Qualität dieser Bewegung oder des Widerstandes und folgen der Bewegung, die geschehen will. Haben Sie den Eindruck, daß der Kopf seine äußerste Bewegungs-

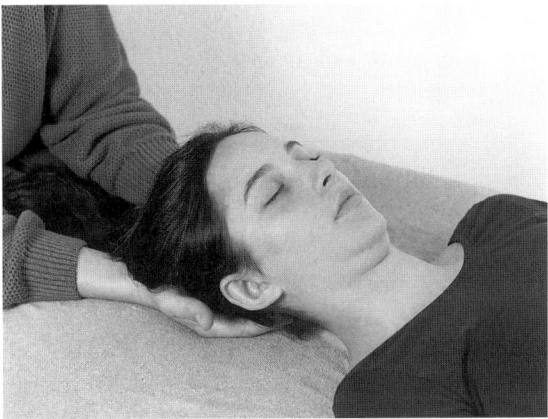

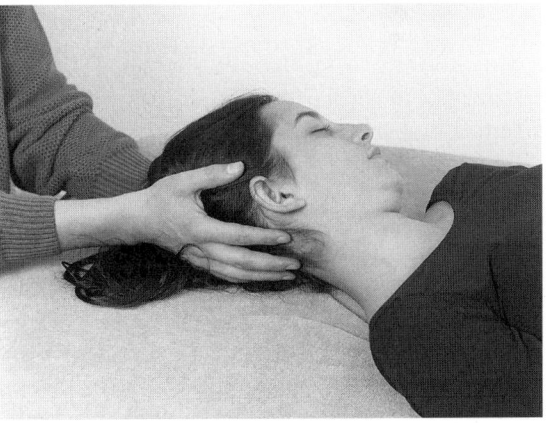

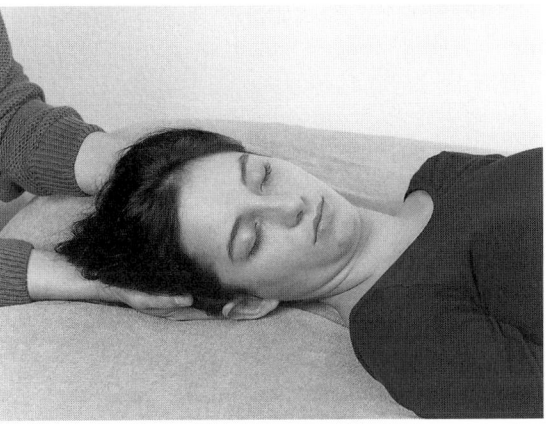

Kopfbeweglichkeit testen

91

richtung erreicht hat, halten Sie einige Momente inne und drehen den Kopf behutsam wieder zur Mitte.

Aufgrund dieser langsamen Links-Rechts-Bewegung wissen Sie vermutlich, welche Seite eingeschränkter ist, und haben vor allem insgesamt einen Eindruck vom Spannungsverhältnis im Halsbereich bekommen.

– *Palpieren Sie den CS-Rhythmus an den Schultern und am Schädel:* Position oben am Behandlungstisch (Kopfnähe), Ablauf wie bereits in den Abschnitten »Ganzkörpereinschätzung« und »Palpieren des CS-Rhythmus« beschrieben.

– *Sanft die Kopfhaut am Hinterhauptsbein ertasten und massieren:* Beide Hände unter dem Hinterhauptsbein (Schalenhaltung).
Sie können die Kopfhaut am Hinterhauptsbein ertasten und leicht verschieben, ohne zu rutschen, oder mit kreisenden Bewegungen massieren.

– *Sanft die Muskelansätze am Schädelrand vom Hinterhauptsbein und Warzenfortsatz ertasten und lockern:* Alle Finger am Schädelrand, Handballen unter dem Kopf; Position oben am Behandlungstisch (Kopfnähe).

Von der Schalenhaltung des Kopfes ausgehend positionieren Sie Ihre Hände so, daß Ihre Fingerspitzen am Schädelrand und einige Zentimeter zur Schädelmitte hin wichtige Befestigungspunkte der Halsmuskeln ertasten und in der Folge mit leichtem Druck kreisend massieren können.

Fragen Sie nach, wie sich die Berührung anfühlt. Das Druckempfinden der liegenden Person ist dabei maßgebend. Achten Sie darauf, daß Sie beim sanften Lockern der Muskelansätze am Schädelrand Ihre Hände und Finger entspannen und keinesfalls übermäßigen Druck ausüben.

– *Ausstreichen der Muskulatur am Schädelrand:* Während aller Phasen der Entspannung der Schädelbasis können Sie immer wieder die Muskulatur entlang am Schädelrand sanft ausstreichen.

Sie legen dazu Ihre Hände in der Schalenhaltung unter das Hinterhauptsbein und bringen Ihre Fingerspitzen am Schädelrand zur Mitte hin, wo sich kleiner, Ring- und Mittelfinger leicht berühren. Achten Sie darauf, ungefähr je drei Zentimeter von der Mitte aus zu beginnen, um die Halswirbel sicher nicht zu berühren. Beginnen Sie, langsam Ihre beiden Hände voneinander weg nach außen zu bewegen. Dabei erspüren Sie mit Ihren Fingern die Muskeln am Schädelrand und streichen diese sanft zur Seite aus.

Entspannungsphase

Dafür wird empfohlen, die Fingernägel auf die minimalste Länge zu kürzen. Lockern Sie Ihre Hände, Finger und das Handgelenk. Positionieren Sie Ihre beiden Hände am Hinterhauptsbein so, daß Sie mit Ihren Fingern den Schädelrand ertasten. Vergewissern Sie sich genau, daß Sie die Halswirbelsäule bei der folgenden Entspannungsphase in keiner Weise drücken oder manipulieren!

Positionieren Sie Ihre beiden Hände ähnlich wie bei der Schalenhaltung. Die beiden kleinen Finger berühren sich in der Mitte, sind dabei jedoch unbeteiligt, um keinesfalls auf die obersten Halswirbel zu stoßen.

Sie ertasten mit den Zeige-, Mittel- und Ringfingern beider Hände den Schädelrand und stellen die Fingerglieder im 90-Grad-Winkel nach oben, wo Ihre Fingerkuppen dicht am Hinterhauptsbein links und rechts von der Wirbelsäule in die Struktur von Muskeln, Bindegewebe und Bändern einsinken.

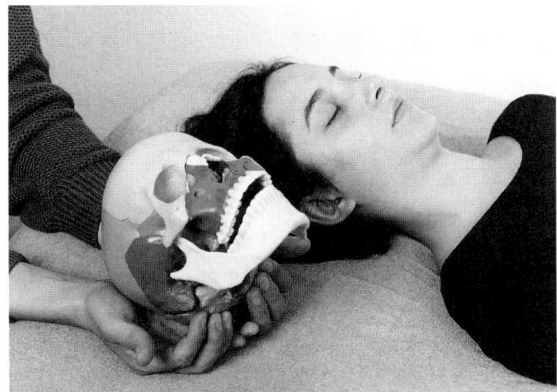
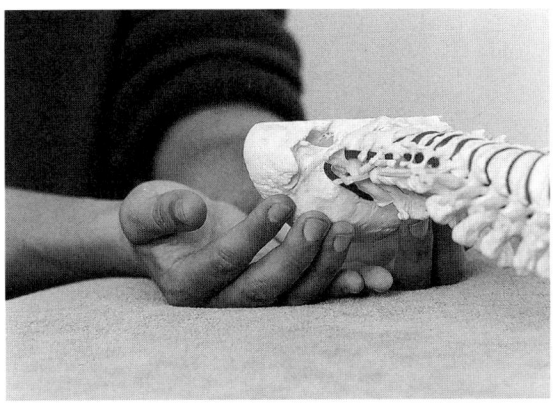

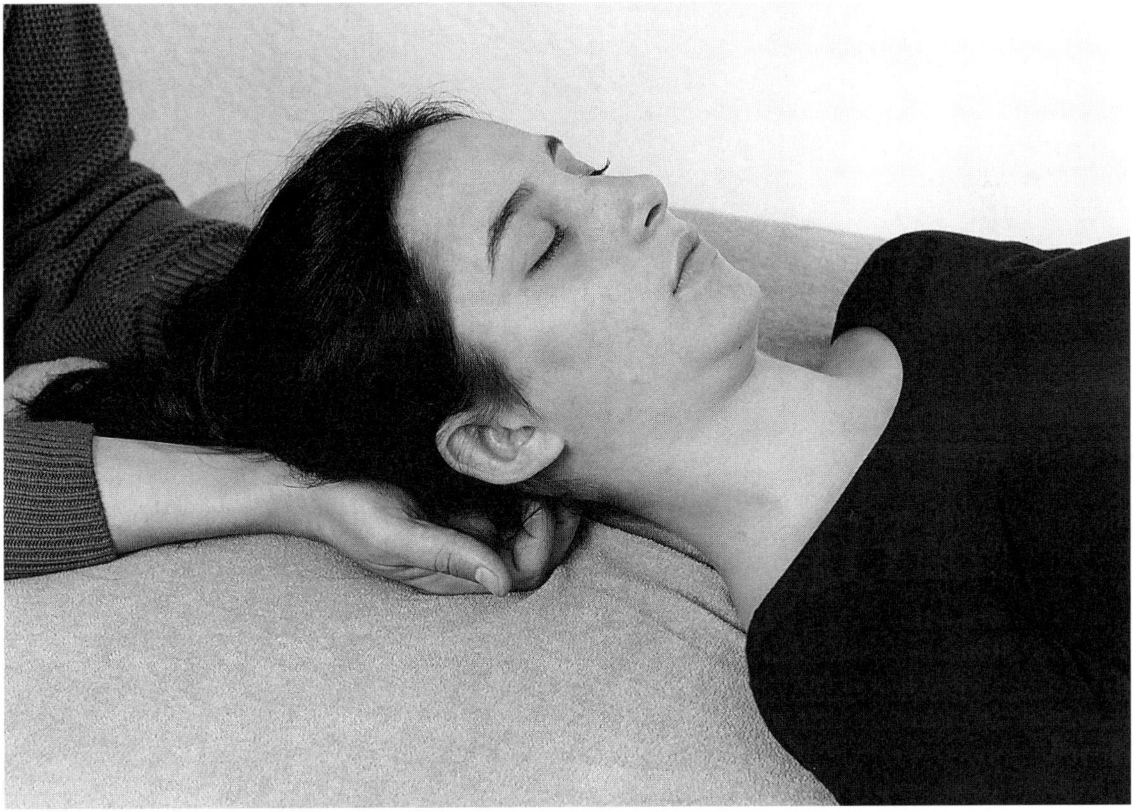

Fingerposition zum Entspannen des Atlas-Occiput-Gelenks, der Nackenmuskulatur und der Schädelbasis

Die richtige Berührungsintensität ist beim Einsinken der Finger entlang des Schädelrandes wichtig. Sie soll für den Klienten angenehm und nicht zu stark sein.

Sie können das durch Kopfgewicht und Entspannung entstehende Auflagegewicht sehr subtil verändern: Während Sie mit Ihren Fingern am Schädelrand langsam einsinken,

93

können Sie mit den Handballen beider Hände den Kopf etwas anheben (= weniger Auflagedruck auf den Fingerspitzen) oder etwas senken (= mehr Auflagedruck auf den Fingerspitzen). Fragen Sie auch die liegende Person, wie sich diese Berührung und ihre Intensität anfühlt, und reduzieren oder steigern Sie den Druck je nach Rückmeldung.

Für Sie als Behandler ist es dabei wichtig, daß Sie Ihre Unterarme, Hände, Finger und die betroffenen Gelenke immer wieder entspannen. Versuchen Sie auch mit Ihrer inneren Einstellung zur Entspannung der Schädelbasis beizutragen. Stellen Sie sich vor, wie von Ihren Fingerkuppen ausgehend entspannende, lösende und heilende Energie zu den Berührungspunkten fließt oder wie Ihre Fingerspitzen butterweich werden und dadurch noch tiefer am Schädelrand entlang einsinken können.

Falls Sie ein gutes Stück am Schädelrand in die Tiefe gleiten, ist es wichtig, mit den Fingerspitzen der knöchernen Form des Hinterhauptsbeins zu folgen. Rutschen Sie mit Ihren Fingern nicht halsabwärts ab, sondern bleiben Sie mit den Fingerkuppen immer nahe am Hinterhauptsbein, so daß die Fingerspitzen nach einer Weile des Einsinkens in die Muskulatur entlang dem Schädelrand nach oben zur Decke hin zeigen.

Die Mithilfe der liegenden Person

Augenbewegung: Die liegende Person kann besonders bei der Schädelbasis-Entspannung diese von innen unterstützen. Dazu gehören langsame Augenbewegungen mit geschlossenen Augen, die am besten spontan anstatt zu mechanisch ablaufen und möglichst viel Bewegungsspielraum für beide Augen ermöglichen sollten. Die liegende Person kann zum Schluß eine imaginäre Unendlichkeitsschlaufe in Form einer liegen-

den Acht nachfahren. Diese Augenbewegungen sind meistens über die Motorik der Augenmuskeln von Ihren Fingern an den Muskeln am Schädelrand leicht spürbar. Durch die Bewegung werden diese Muskeln »von innen massiert«.

Wichtig: Fordern Sie den Klienten danach auf, seine beiden Augen völlig zu entspannen, indem er sie wie zwei Murmeln langsam nach unten in Richtung Tisch in die Augenhöhlen sinken läßt, wo sie entspannt ruhen dürfen.

Verstärkte Atmung, insbesondere Brustkorbatmung: Viele Muskeln, die am oberen Brustkorbeingang und am Schädel befestigt sind, durchlaufen das Gebiet am Schädelrand. Der freie und verbundene Atem, der bis in den Brustkorbbereich dringt, bewegt und massiert sanft die betroffene Nacken-Hals-Partie mit ihren Muskeln, Sehnen und Bändern. Die Entspannung wird zusätzlich gefördert, indem die liegende Person den Unterkiefer etwas losläßt und über den leicht geöffneten Mund ausatmet.

Weitungsphase

Erst nachdem Sie sich viel Zeit für die Vorbereitungs- und Entspannungsphase genommen haben und Sie mittlerweile mit Ihren Fingern seitwärts der Wirbelsäule den Schädelrand entlang in die Muskulatur eingesunken sind, kommen Sie zur Weitungsphase. Dabei gilt: Druck auf die Wirbelkörper und Manipulation an der Wirbelsäule sind nicht erlaubt. Sie sind bei der CS-Behandlung auch nicht nötig, da die Grundhaltung eine andere ist. Mit der hier aufgeführten sanften Behandlungsform werden durch minimales Berührungsgewicht (nur ca. ein bis zwei Gramm) wertvolle Impulse der Entspannung gegeben. Diese Entspannung bewirkt von der Peripherie in die Tiefen des

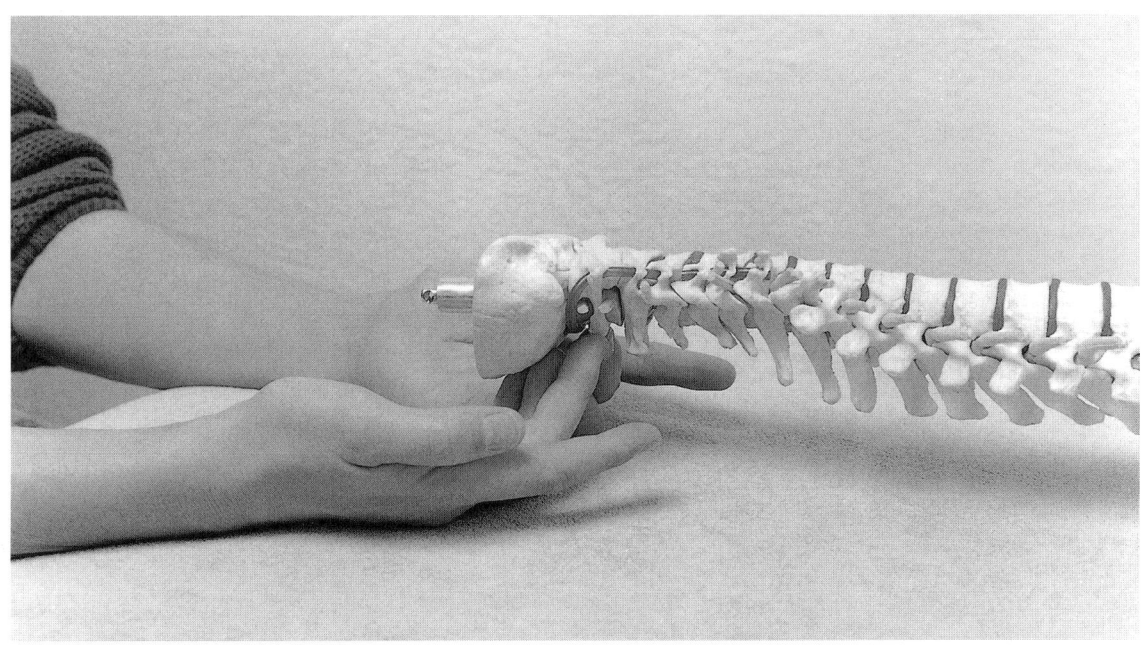

Fingerposition zur Weitungsphase

Körpers ein tiefes Loslassen von Einschränkungen und Blockaden, was auch auf die unmittelbar betroffenen Stellen im einzelnen positiven Einfluß hat.

In dieser sanften Weitungsphase verhelfen wir der betroffenen Muskulatur sowie den Sehnen, Bändern und dem oberen Ende der Wirbelsäule zu noch mehr Platz, besonders im Bereich zwischen dem ersten Halswirbel und dem Hinterhauptsbein.

Vielleicht fällt es Ihnen leichter, vor Beginn Ihre Hände, Handgelenke und Arme nochmals leicht auszuschütteln oder ganz nach unten fallen zu lassen, um auch hier mehrere Minuten locker und entspannt am Tisch behandeln zu können. Sie können mit einiger Übung auch gleich nach der Entspannungsphase die folgende Handposition der Weitungsphase einnehmen:

1. Ihre Hände liegen wiederum in der Schalenhaltung oder minimal etwas mehr zu Ihnen hin auf dem Tisch und berühren das Hinterhauptsbein. Ertasten Sie nun sehr vorsichtig mit Ihren beiden Zeige- oder Mittelfingern in der Mitte des Hinterhauptsbeins am Schädelrand den ersten Halswirbel, ohne in irgendeiner Form zu drücken oder zu schieben. Die beiden Zeige- oder Mittelfinger werden sanft und ohne Druck auf den ersten Halswirbel gelegt, wo sie als imaginärer Stabilisationspunkt liegenbleiben. Falls Sie den ersten Halswirbel nicht finden können, berühren sich Ihre beiden Mittelfinger unmittelbar am Schädelrand, wo sie sanft abgelegt werden, ohne zu drücken, wieder als imaginäre Stabilisation.

2. Nun legen Sie ihre beiden kleinen Finger und die Ringfinger sanft an das Hinterhauptsbein, während Sie mit Ihren Zeige- oder Mittelfingern weiterhin den ersten Halswirbel imaginär stabilisieren. Legen Sie Ihre beiden kleinen und die Ringfinger entspannt an das Hinterhauptsbein. Sie können langsam, mit beinahe nur gedachtem, sanf-

95

tem Zug (maximal ein Gramm) der kleinen und Ringfinger zu Ihnen hin (kopfwärts) beginnen. Nehmen Sie sich dafür genügend Zeit. Der sehr leichte, feine Zug soll für die liegende Person kaum spürbar sein und das betroffene Gewebe zu keiner Gegenreaktion provozieren.

Auch hier gilt: Weniger, kaum spürbarer Zug ist besser – dieser dafür sehr sanft und kontinuierlich über einen längeren Zeitraum, um den betroffenen Stellen ein Gefühl von mehr Raum, Platz, Loslassen zu vermitteln.

Ist die von der Entspannung des Atlas-Occiput-Gelenks betroffene Region durch die Vorbereitungsphase und das Einsinken der Finger in die Muskelpartie dicht am Schädelrand bereits sehr entspannt, so reicht oft schon ein gedachter sanfter Zug mit den beiden kleinen Fingern, die Ringfinger liegen unbeteiligt auf dem Hinterhauptsbein.

Achten Sie bei diesem sanften gedachten Zug auf eventuelle Unterschiede des Haltens und der Entspannung auf der linken und rechten Seite. So kann es sich beispielsweise anfühlen, als ob zuerst beide Seiten der betroffenen Region gleichzeitig loslassen, dann eine Seite hält (was wir akzeptieren und keinesfalls den leichten gedachten Zug verstärken), während die andere Seite sich weiter löst und an einem Punkt stoppt – und sich dann beide Seiten noch mehr lösen, vielleicht durch erneutes Entspannen des Behandlers und die Mithilfe des Behandelten durch bewußteres Atmen in den Brustkorbbereich.

Tiefenentspannungsphase – erhöhte Spürbewußtseinsphase

Durch die Vorbereitungs-, Entspannungs- und Weitungsphase gelangt die liegende Person oft in eine Tiefenentspannungsphase mit erhöhtem Spürbewußtsein. So ist es gut

möglich, daß der Klient während oder nach der Weitungsphase tief entspannt ist und viele subtile Körperempfindungen wie Wärme, Fließen von Energie im Körper, angenehme Leichtigkeit oder Schwere wahrnimmt. Geben Sie Zeit zum Nachspüren. Fragen Sie nach, wie sich die Sitzung für den Klienten bisher anfühlt.

Halten Sie in der Tiefenentspannungsphase den Kopf in der Schalenhaltung. Vielleicht spüren Sie den CS-Rhythmus am Hinterhauptsbein? Vielleicht geben Sie gedachten, sanften Zug kranial zu Ihnen hin, indem Sie Ihr eigenes Körpergewicht leicht nach hinten verlagern. Spüren Sie mit Ihrer Berührung einen Unterschied zwischen der Vorbereitungsphase und dieser Tiefentspannungsphase?

Zum Abschluß nehmen Sie Ihre Hände gleichzeitig nach oben und zur Seite hin weg. Lockern Sie Ihre Finger, Hände, Arme, Schultern und gönnen Sie sich und dem Klienten eine kurze Pause zum Nachspüren. Vielleicht testen Sie an dieser Stelle nochmals den CS-Rhythmus an den Schultern und am Schädel. Spüren Sie einen Unterschied der Qualitäten des CS-Rhythmus im Vergleich zu vorher?

Entspannung für das untere Ende der Wirbelsäule

Das Lumbosakralgelenk (L5 / S1)

Nachdem der Bereich der Schädelbasis am oberen Ende der Wirbelsäule entspannt wurde, ist es ratsam, am unteren Ende der Lendenwirbel beim Übergang zum Kreuzbein die Entspannung zu begünstigen. Dieser Übergang wird Lumbosakralgelenk oder »Bereich L5/S1« genannt. Dies ist der Ort, an dem das Gewicht der Wirbelsäule auf das

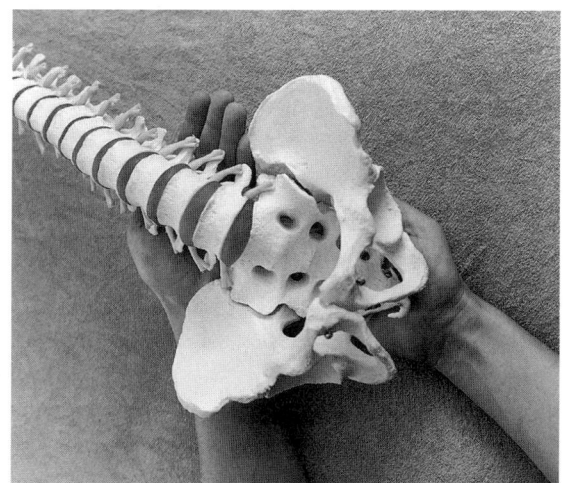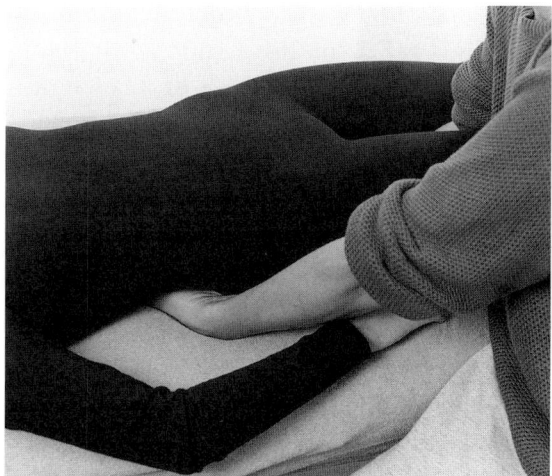

Entspannung im Lumbosakralbereich

Kreuzbein trifft und oft zuviel Last getragen werden muß.

Die Wirbelkörper und Bandscheiben im Lendenbereich sind sehr groß, müssen jedoch auch sehr viel Last von oben auffangen und kompensieren. Verspannungen im Lenden-Kreuzbein-Bereich können in dieser Zone zu Ischias, Hexenschuß, Bandscheibenvorfall und weiteren langwierigen, schmerzhaften Beschwerden führen.

Gerade Menschen, die berufsmäßig (z. B. im Büro) oder auf Reisen (Auto, Bahn, Flugzeug) längere Zeit sitzen, kennen die unangenehmen Nebeneffekte im Lenden-Kreuzbein-Bereich, wie Halten, Ziehen, Druck, einen leichten dumpfen Schmerz und ihr Ausstrahlen in benachbarte Körperteile. Wird der L5/S1-Bereich entspannt, verbessern sich oft auch der Beckenbereich und die Bewegungsfreiheit insgesamt.

Auch energetisch ist es von Bedeutung, im Lenden-Kreuzbein-Bereich für Entlastung und Entspannung zu sorgen, da Anfang und Ende der Wirbelsäule für alle Funktionen in optimalem Zustand sein müssen.

Position seitwärts am Behandlungstisch sitzend:

1. Die Hand, die seitwärts (bei frontaler Position des Behandlers zum Tisch sitzend) zum Fuß des Klienten zeigt, wird unter das Kreuzbein gelegt. Vergewissern Sie sich – auch durch Rückmeldung des Klienten –, daß sich diese Handposition am Kreuzbein für beide Beteiligten gut anfühlt. Sie sollten als Behandler das Kreuzbein in seiner vollen Größe in Ihrer rechten Hand spüren, sein Ende in Ihren Handballen, den oberen Teil des Kreuzbeins auf Ihren Fingern. Positionieren Sie sich in entspannter Haltung am Tisch und entspannen Sie Ihre Hand unter dem Kreuzbein.

2. Dann gehen Sie mit Ihrer anderen ausgestreckten Hand etwa auf der Höhe oberhalb des Beckenbereiches seitwärts unter den Körper der liegenden Person. Sie können mit dieser Hand in die weiche Tischunterlage drücken, um Ihre Hand bequem zu plazieren.

Bringen Sie Ihre dem Kopf zugewandte Hand im Bereich der untersten Lendenwirbel zur Körpermitte, so daß Sie mit Handballen und Fingern die Rückenmuskulatur links und rechts von der Lendenwirbelsäule palpieren können. Lassen Sie dazu auch diese Hand los, so daß alle Anspannung aus ihr entweicht.

3. Versuchen Sie sich abwechselnd auf die Hand unter dem Kreuzbein zu konzentrieren und dann wieder auf die Hand im Lendenwirbelbereich, ohne etwas zu verändern. Palpieren sie die beiden Stellen aufmerksam.

Spüren sie, wie sich das Kreuzbein im CS-Rhythmus bewegt? Ist es Ihnen möglich, die unterschiedlichen Berührungspunkte synchron in beiden Händen gleichzeitig wahrzunehmen? Wie fühlt sich die untere Lendenpartie über Ihren Händen an? Wie ist der Muskeltonus? Spüren Sie mit Ihren Händen aufmerksam und ohne Druck in die Tiefe, nehmen Sie mit der ersten Ebene, die spürbar hält, Kontakt auf und entspannen Sie Ihre Hände von neuem, ohne den Kontakt mit der Spannungsebene zu verlieren. Vielleicht denken Sie daran, daß es Ihre Absicht ist, die vorhandene Spannung zu spüren und zur Entspannung einzuladen. Allein schon Ihre klare Absicht und Ihre eigene entspannte Grundhaltung laden energetisch über Ihre Hände den anderen Körper zum Loslassen ein.

4. Während Sie mit Ihrer Hand im unteren Lendenwirbelbereich die angespannte Muskulatur langsam zur Entspannung bringen (mit derselben Technik wie beim Lösen des Bindegewebes), können Sie Ihre Körperposition ein wenig in Richtung Fußende der liegenden Person verlagern und geben so automatisch minimalsten Zug (unter einem Gramm) am Kreuzbein fußwärts (kaudal). Diese leichte, nur sanft angedeutete Dehnung am Kreuzbein wird durch die gleichzeitig weiter oben querliegende Hand stabilisiert. So wirkt diese subtile Dehnung vor allem auf den Übergang vom 5. Lendenwir-

bel zum Kreuzbein (L5/S1). Lassen Sie Ihre Hände wieder ganz los und nehmen Sie sie wieder vom Körper weg.

5. Nachdem Sie nun die Lendenwirbel-Kreuzbein-Region mit der unter 3. und 4. beschriebenen Position bereits von der Peripherie her vorbereitet haben, folgt eine noch gezieltere Form der Entspannung des Lumbosakralgelenks am Übergang L5/S1:

Die Hand, die seitwärts am Tisch sitzend zum Fuß des Klienten zeigt, wird wieder unter das Kreuzbein gelegt. Dann gehen Sie mit der anderen Hand etwa auf der Höhe oberhalb des Beckenbereiches seitwärts unter den Körper der liegenden Person. Sie können dazu mit dieser Hand in die weiche Tischunterlagen drücken, um sie bequem zu plazieren. Wenn Sie nach dieser Technik mit Ihrer Hand unter dem Kreuzbein bleiben, verschieben Sie die Hand im Lendenwirbelbereich etwas zu Ihnen hin. Erfühlen Sie mit Ihrem Zeige- und Mittelfinger vorsichtig die Dornfortsätze der untersten zwei Lendenwirbel. Haben Sie diese ertastet, legen Sie ihre Fingerkuppen ohne Druck auf diese Stelle. Lassen Sie dann diese Hand los, so daß alle Spannung aus ihr entweicht. Nun können Sie Ihre Körperposition wieder ein wenig in Richtung Fußende der liegenden Person verlagern und geben so automatisch minimalsten Zug (unter einem Gramm) am Kreuzbein fußwärts. Diese leichte, nur sanft angedeutete Dehnung am Kreuzbein wird durch die gleichzeitige Stabilisierung des 4. und 5. Lendenwirbels das Lumbosakralgelenk entlasten. Nehmen Sie sich wieder genügend Zeit für diesen sanft gesetzten Impuls der Entspannung. Der eher gedachte, leichte Zug am Kreuzbein fußwärts dauert einige Minuten an. Diese Form der Dekompression ist stetig und sehr subtil, keinesfalls mit einer Zugstärke wie in der Physiotherapie vergleichbar. Lassen Sie den Zug ganz los und nehmen Sie Ihre Hände wieder langsam vom Körper weg.

6. Als weitere Varianten können Sie nach Punkt 2. und 3. auch Ihre Hand im Lendenwirbelbereich wegnehmen und sie wie bei der Behandlung des querverlaufenden Bindegewebes im Becken-, Bauch- oder Rippenbogenbereich auf die Körperoberseite legen. Geben Sie dann wieder sanften, gedachten Zug am Kreuzbein fußwärts und spüren Sie gleichzeitig den Duralschlauch entlang. Erfühlen Sie Stellen, an der den Duralschlauch frei ist, und solche, an denen sie hält. Durch diesen stetigen, subtilen Zug können Sie die Wirbelsäule und mit ihr den Duralschlauch von unten her entspannen und freisetzen (siehe auch unter »Ergänzende Behandlungselemente: Den Duralschlauch entspannen«).

Zum Abschluß dieser Teilbehandlung gehen Sie zum unteren Tischende. Heben Sie an den Füßen kurz die Beine hoch, mit der Absicht, der im Lenden-/Beckenbereich entstandenen Weite auch nach unten hin mehr Platz zu geben. Legen Sie dann die Beine und Füße wieder auf den Behandlungstisch ab.

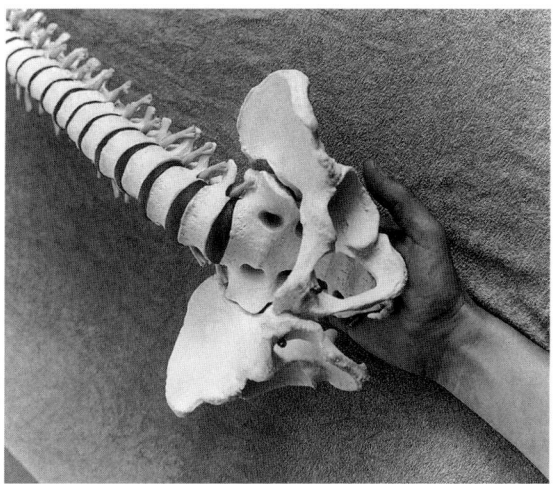
Position am Kreuzbein

Entspannung des Kreuzbeins

Im Anschluß an die L5/S1-Entspannung können Sie Ihre Hand unter dem Kreuzbein lassen und sich auf dessen Bewegung konzentrieren: Spüren Sie eher Wärme oder Kälte? Spüren Sie eine Bewegung des Kreuzbeins? Wenn ja: Wie fühlt sie sich an?

Vielleicht möchte sich das Kreuzbein durch die eingeleiteten Entspannungen nun frei bewegen oder freiwinden. Unterstützen Sie dies, indem Sie aufmerksam diesen feinen Bewegungen des Kreuzbeins folgen. Sie können die feinen Bewegungen auch leicht verstärken, jedoch mehr mit Ihrer Absicht, mit Ihrer Gedankenkraft als mit angewandtem Druck oder Zug.

Ertasten und sanftes Massieren des Kreuzbeinrandes

Position seitwärts am Behandlungstisch:
Als angenehme Vorbereitung zur Entspannung der Iliosakralgelenke können Sie Ihre Finger am Kreuzbeinrand positionieren. Vielleicht hilft Ihnen zum Auffinden des

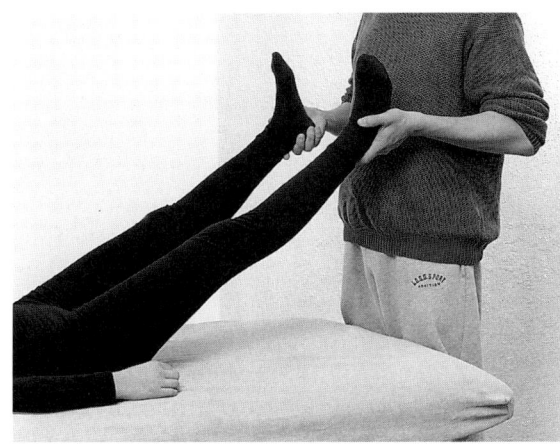
Weitung des Lenden-Beckenbereichs

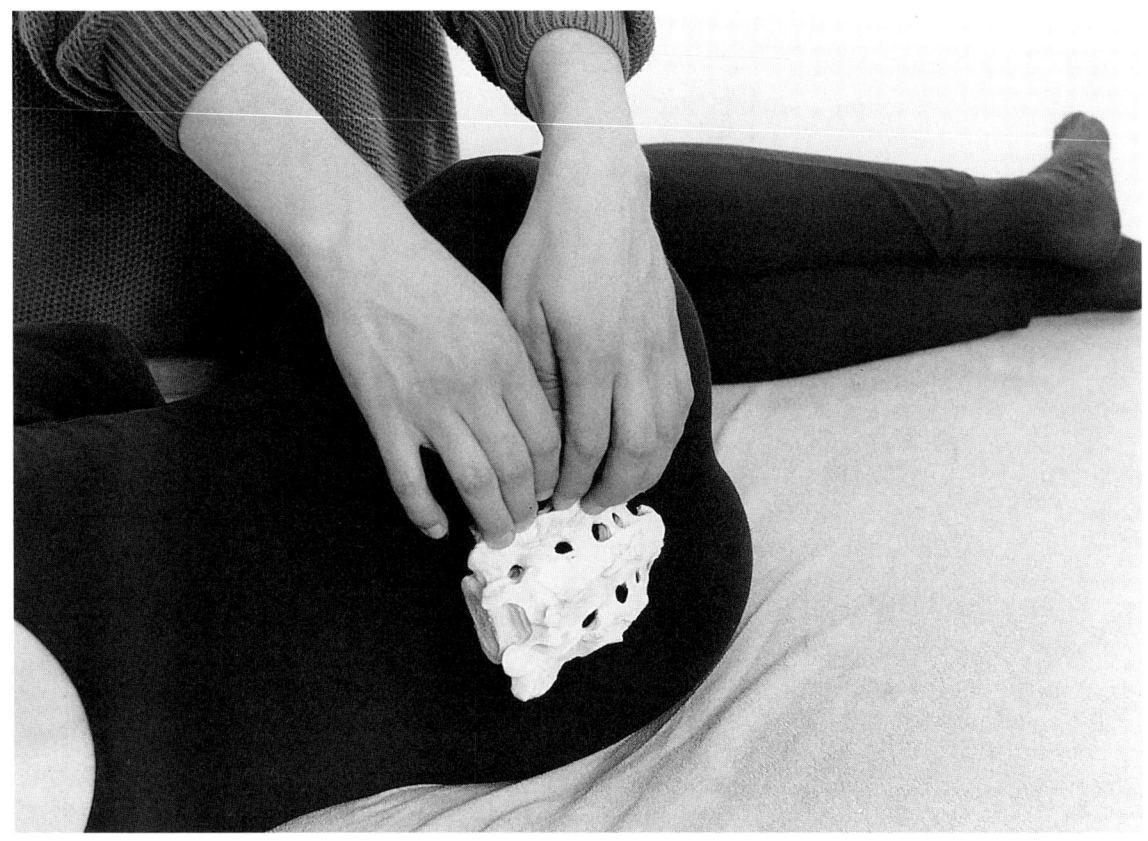

Zweimal drei bis vier Finger am Rand des Kreuzbeins

Kreuzbeinrandes das Bild eines Dreiecks, das am oberen Teil des Kreuzbeins breit ist und schmaler werdend zur Spitze des Kreuzbeins, dem Steißbein, hinunter verläuft. Der Klient liegt auf dem Rücken (auf dem Foto Seite 100 auf der Seite, um die Position sichtbar zu machen).

Ertasten Sie mit vier Fingern pro Hand das Kreuzbein von der Seite her, denn im oberen Drittel am Rand des Kreuzbeins liegen in der Tiefe die Iliosakralgelenke. Legen Sie Ihre Finger nicht zu tief am Kreuzbeinrand auf, um nicht in den Steißbeinbereich zu gelangen. Nach der Massage des Kreuzbeinrandes auf der einen Seite wechseln Sie zur anderen Seite.

Haben Ihre Finger eine gute Position, so stellen Sie die vordersten Fingerkuppen langsam hoch zur Decke. Achten Sie darauf, daß nicht Ihre Fingernägel, sondern die weichen Fingerglieder in das Gewebe einsinken.

Entspannen Sie Ihre Finger, Hände, Handgelenke, Arme, Schultern, Wirbelsäule und Ihr Becken mitsamt Ihren eigenen Iliosakralgelenken, deren Anspannung Sie über Ihre Hüfte, Beine und Füße zum Boden hin ableiten. Lassen Sie die Entspannung über Ihre Fingerspitzen in das berührte Gewebe fließen, um mit beinahe butterweichen Fingerspitzen die Region des Iliosakralgelenks zum Loslassen einzuladen. Nach einigen

Momenten beginnen Sie, langsam Ihre Fingerglieder leicht kreisend zu bewegen, ohne dabei zu rutschen.

Nach dieser sanften Massage des Darmbein-Kreuzbein-Übergangs strecken Sie die Fingerspitzen wieder, so daß Ihre Hände und insbesondere Ihre Finger die zuvor massierte Stelle berühren und die Beschaffenheit des Gewebes spüren können. Lassen Sie wiederum jede Anspannung in Fingern, Händen und Armen los.

Nach einer Weile ziehen Sie Ihre Hände wieder seitwärts weg. Lockern Sie sich, danach positionieren Sie sich auf der gegenüberliegenden Seite des Tisches. Hier können Sie das zweite Iliosakralgelenk auf dieselbe Art erspüren und mit kreisenden Bewegungen massieren.

Entspannung der Iliosakralgelenke

Im Beckenbereich treffen Darm- und Kreuzbein (*Os ilium* und *Os sacrum*) aufeinander und bilden links und rechts am seitlichen Kreuzbeinrand die Iliosakralgelenke, welche für die Elastizität des gesamten Beckenrings

sehr wichtig sind. Aufgrund der sehr straffen Bänder sind die Iliosakralgelenke stabilisiert und doch beweglich und in einigen Fällen sogar ein- oder beidseitig blockiert. Die Bänder der Iliosakralgelenke sind sehr kräftig ausgebildet. Freie und flexible Iliosakralgelenke sind sehr wichtig für die Federung der Wirbelsäule und somit auch des Kopfes. Sie tragen zum effizienten wie auch anmutigen Gehen bei.

Die Becken-Bewußtseinsphase bringt, wie der Name sagt, für den Patienten verstärktes Spürbewußtsein in die gesamte Beckenregion, wodurch wichtige Muskeln, Bänder, Sehnen, Bindegewebeschichten und die Faszien der Organe entspannen können. Dies hilft besonders dem Iliosakralgelenk und bei Schwierigkeiten mit Knochen, Gelenken und Organen im Beckenbereich.

Die Iliosakralgelenk-Weitungsphase bringt für diese wichtige Übergangsverbindung der Wirbelsäule mit dem Becken den Impuls der sanften Dehnung und Weitung in diesen Gelenken, was von der liegenden Person oft als sehr wohltuend empfunden wird und auf den Bewegungsapparat entlastend wirkt.

Diese beiden Methoden können auch mit der Entspannung des querverlaufenden

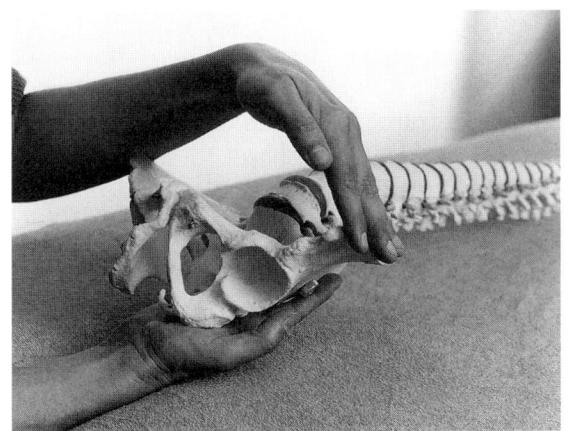 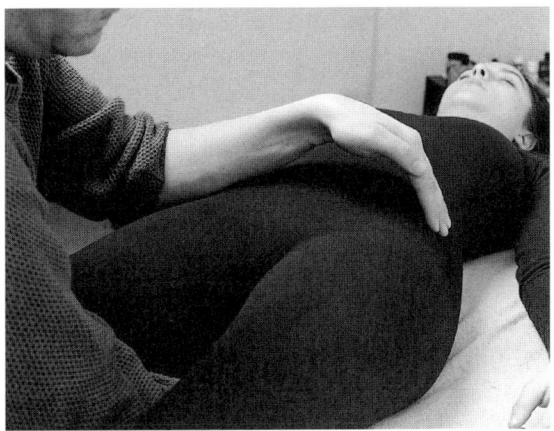

Position für Armbrücke

Bindegewebes im Beckenbereich kombiniert werden. Sie werden maßgeblich eingesetzt zur Linderung von Beeinträchtigungen mit Ursprung in der Beckenregion, wie Menstruationsbeschwerden, chronische Entzündungen (z. B. Blasenentzündungen) oder vor und nach Operationen.

Ist das Becken sehr festgehalten und sind die Iliosakralgelenke fest oder gar blockiert, hat dies zudem Einfluß auf die Palpation des CS-Rhythmus. In diesem Zustand wird das Kreuzbein u. a. auch über die Iliosakralgelenke festgehalten und somit an seiner natürlichen Bewegung durch den CS-Rhythmus gehindert.

Becken-Bewußtseinsphase (Armbrücke ohne Zug)

Ertasten Sie zuerst den oberen Beckenrand des Klienten, insbesondere die beiden Seiten des Beckens, den Darmbeinkamm links und rechts.

Die Hand, die seitwärts am Tisch sitzend zum Fuß des Klienten zeigt, wird unter das Kreuzbein gelegt. Die Finger der Hand, die seitwärts am Tisch sitzend zum Kopf des Klienten zeigt, werden sanft auf den gegenüberliegenden Darmbeinstachel gelegt, während ein Teil des Unterarms auf dem naheliegenden Darmbeinstachel ruht. Das Handgelenk zeigt dabei Richtung Decke und ist dabei weitestmöglich angewinkelt, ohne sich zu verspannen. Achten Sie auf gleichmäßige, sanfte Berührungsintensität, auf beiden Seiten ohne Druck.

Unterarm und Finger desselben Arms berühren gleichzeitig den Darmbeinkamm links und rechts. Die zweite Hand liegt währenddessen entspannt unter dem Kreuzbein und unterstützt dort das eventuelle Lösen oder die Bewegung des CS-Rhythmus.

Entspannen Sie als Behandler wiederum in möglichst komfortabler Stellung am Tisch, auch Ihre Hände, Arme, Schultern. Spüren Sie nun über Ihre drei Berührungspunkte in die Tiefe des Beckens, ohne etwas zu verändern; vielleicht können Sie dadurch Ihr »dreidimensionales Körperspüren« schulen. Sie können die sich einstellende Entspannung im Beckenbereich fördern, indem Sie sich vorstellen, wie von allen drei Berührungspunkten jeweils zu den anderen Punkten entspannende, lockernde, lösende und heilende Energie fließen darf und die stark haltenden Bänder und Muskeln immer mehr loslassen dürfen.

Diese Unterarm- und Handposition an beiden Darmbeinkämmen und die zusätzliche Hand unter dem Kreuzbein kann sich für die liegende Person anfühlen, als ob drei Hände am Körper aufliegen. Seien Sie nicht erstaunt, wenn der Klient vielleicht kurz seinen Kopf hebt, um nachzusehen, woher diese »dritte Hand« kommt.

Falls Ihre Unterarme nicht lang genug sind oder die liegende Person in der Beckenregion zu breit ist, damit Sie mit Unterarm und Fingern beide Beckenkämme berühren können, nehmen Sie die Hand unter dem Kreuzbein weg und legen beide Hände parallel an den linken und rechten Darmbeinstachel.

Die Iliosakralgelenk-Weitungsphase (Armbrücke mit Zug)

Sie folgt unmittelbar im Anschluß an die Becken-Bewußtseinsphase. Sie haben dafür Ihre Hände wie oben beschrieben positioniert. Nun geben Sie mit Fingern und Unterarm des an den Darmbeinkämmen positionierten Arms leichten Zug gleichzeitig nach innen und oben. Ihr Handgelenk wird dadurch etwas mehr angewinkelt. Achten Sie darauf, daß dieser subtile Zug nach innen und oben auf beiden Darmbeinkammseiten gleichmäßig ist und vor allem auch kontinuierlich anhält, am besten über mehrere Minuten. Die Absicht dieser stetig signalisierten, leichten Bewegung nach innen und oben hin ist, daß der Zug sich über die beiden Darmbeinkämme und die daran befestigten Muskeln und tiefen Bänder fortsetzt, bis er als feine Dehnung im Bereich der Iliosakralgelenke ankommt. Eine zu kurze Weitungsphase hätte nur angedeuteten Effekt und keine wirkliche Weitungsphase der Iliosakralgelenke zur Folge. Mit gleichbleibender, kontinuierlicher Intensität dieser Zugrichtung erhält dieser wichtige Bereich immer deutlicher die Information des Weiterwerdens und Loslassens.

Falls Sie bei diesem Anheben (gleichzeitig nach innen und oben) mit Ihren Fingern und dem Unterarm nach einer Weile nach oben hin abrutschen, legen Sie Finger und Unterarm an beiden Seiten des Darmbeinkamms wieder neu auf und fahren mit dem Anheben einfach fort.

Zum Schluß haben Sie zwei Möglichkeiten: Sie können den Zug langsam verringern und mit dieser anschließenden Berührung die liegende Person nachspüren lassen. Nehmen Sie nach einigen Momenten Ihre obere Hand weg, danach die Hand unter dem Kreuzbein.

Es kann auch Ihnen beiden, Behandler und Klient, guttun, wenn Sie als Behandler den sanften Zug zur Mitte und nach oben hin so lange fortsetzen, bis Sie mit dieser Hand- und Unterarmstellung zur Decke hin zum Schluß willentlich sanft »abrutschen« und auf diese Weise die Weitungsphase abrunden. Nehmen Sie danach die Hand unter dem Kreuzbein langsam wieder weg.

Wirkung der Entspannungstechniken: Warum die Vorbereitung vor der Kopfbehandlung wichtig ist

Bevor die Craniosacral-Behandlung am Kopf ausgeführt wird, ist es unerläßlich, die bisher aufgeführten Entspannungen einzuhalten. Dies ist sinnvoll, um das gesamte Wohlbefinden des Klienten zu erhöhen, und sehr wichtig für die umfassende Freisetzung des Craniosacralen Systems, das ja vom Kopf bis zum Kreuzbein verläuft und an vielen Orten außerhalb des Kopfes eingeschränkt sein kann. Wenn man die Tatsache berücksichtigt, daß unser Bindegewebe »spricht« und über seine Behandlungen Blockierungen und Unwohlsein im Körper aufgehoben werden, wird klar, daß eine Kopfbehandlung ohne vorausgehende Behandlung am Rumpf nicht vollständig und nicht gleichermaßen effektiv ist. Auch in Anbetracht dessen, daß stark gehaltene oder verspannte Muskel-, Bindegewebe-, Bänder- und Faszienregionen nach oben zum Kopf hin sich als starke Einschränkung für das CS-System auswirken, ist die Entspannung entscheidend, da diese Strukturen auch am Schädelrand und an der Schädelbasis befestigt sind.

Werden querverlaufende Bindegewebeschichten entspannt, so hat dies automatisch auch Einfluß auf die längsverlaufenden Bindegewebeschichten und insgesamt auf die gesamte Statik des Körpers.

4. Induktion von Ruhepunkten

Wie bereits in der Einführung erläutert, kann der CS-Rhythmus während seiner Ebbe-Flut-Bewegung plötzlich stillstehen. Dies nennen wir Ruhe- oder auch Stillpunkt.

Ein Ruhepunkt kann drei Sekunden, vielleicht auch drei bis fünf Minuten dauern. Er ist nicht zu verwechseln mit dem kurzen Anhalten und Weiterbewegen oder dem kurzen Stopp beim Drehen in Flexions- oder Extensionsbewegung. Ruhepunkte geschehen von selbst oder können von außen induziert werden. Während eines Stillpunktes hat das ganze CS-System die Gelegenheit, sich auf subtile Weise neu zu justieren und auszurichten.

Tritt ein Ruhepunkt ein, ist bei der betreffenden Person oft eine Veränderung (z. B. Verlangsamung des Atemrhythmus) zu beobachten und meistens ein Abgleiten in eine angenehme, tiefere Entspannung.

Setzt der CS-Rhythmus nach dem Ruhepunkt wieder ein, meist kräftiger als zuvor, so wird das CS-System wieder mit vitalisiertem Liquor umspült. Durch den vermehrten Flüssigkeitsaustausch werden Gehirn und Rückenmark besser von verbrauchten Zellen gereinigt und frisch genährt.

Von außen induzierte Ruhepunkte wirken ein auf:
– die Qualitäten des CS-Rhythmus (Zyklen, Weite, Stärke, Symmetrie) – sie sind oft klarer spürbar und ausgeglichener;
– den Anstieg der parasympathischen Nerven, dadurch vegetative Entspannung;
– den Tonus des Bindegewebes;
– den Bluthochdruck, er wird gesenkt;
– das Fieber, das 1 bis 1,5 Grad Celsius in ca. 60 Minuten gesenkt wird;
– die Integration und Balance während der CS-Sitzung;

– Wehen (uterine Kontraktionen) und den Geburtsvorgang.

Kontraindikationen für Ruhepunkte sind:
– schwerwiegende Körperverletzungen
– schwere Verletzungen im Kopfbereich
– Gefahr von Hirnblutungen; Hirnaneurysmen
– nach Hirnblutungen
– Frakturen
– Schwangerschaft im 1. bis 3. und 7. bis 9. Monat.

Um Ruhepunkte von außen zu induzieren, eignen sich Körperstellen, an denen der CS-Rhythmus gut als Außen-Innen-Rotation zu palpieren ist:
• Füße
• Oberschenkel
• Darmbeinkämme
• Schultern.

Den Ruhepunkt an den Körperseiten induzieren

Überall, wo Sie den CS-Rhythmus als Außen- und Innenrotation (A-I-R) wahrnehmen können, verwenden Sie an den Körperseiten die folgende A-I-R-Technik:

1. Sie legen Ihre Hände sanft links und rechts auf den entsprechenden Körperteil und palpieren den CS-Rhythmus. Folgen Sie dem CS-Rhythmus in Außen- und Innenrotation und merken Sie sich seine Qualitäten.

2. Nach einigen Zyklen entscheiden Sie sich, der Innenrotationsphase (= Extension) mit größter Aufmerksamkeit zu folgen, sie mit beiden Händen gleichmäßig zu unterstützen und an ihrem innersten Punkt zu halten.

3. Durch minutenlanges Halten am tiefsten Punkt der Innenrotation dieser paarigen Körperstellen verhindern Sie eine Außenrotationsbewegung. Dieses von Ihnen eingeleitete Halten in der Innenrotationsphase wird über Bindegewebe, Muskeln und Gelenke an das CS-System weitergeleitet, das vorübergehend in seiner Außenrotation gehemmt wird. In der Folge tritt plötzlich der Ruhepunkt ein. Vielleicht spüren Sie feine Eigenjustierungen des Körpers, aber keine Flexions-/Extensionsbewegungen. In Ihren Händen fühlen Sie während des Ruhepunktes, wie das vorher erspürte Drängen nach außen (in die Außenrotation) nachläßt und verstummt.

Ruhepunkte sind beschreibbar als große »Stille im tiefsten Weltmeer des Körpers« und lassen die liegende Person in große Entspannung auf Körper-Geist-Seele-Ebene eintauchen.

4. Sobald die Stille des Ruhepunktes auftaucht, werden Ihre Hände weich. Sie brauchen dann nichts zu tun.

5. Stellen Sie sich darauf ein, der nach einer Weile neu einsetzenden pulsierenden Bewegung des CS-Rhythmus gleich zu folgen und dabei seine Qualitäten (Zyklen, Weite, Stärke, Symmetrie) neu zu palpieren. Wie ist der Unterschied im Vergleich zu vor dem Ruhepunkt? Wie hat sich der CS-Rhythmus in seinen Qualitäten seit dem Ruhepunkt verändert?

Den Ruhepunkt am Kopf (Hinterhauptsbein) induzieren

Position oben am Behandlungstisch (Kopfnähe):

Am Schädel läßt sich der Ruhepunkt am besten am Hinterhauptsbein induzieren. Der dort durch unsere Daumenballen und das Gewicht des Kopfes erzielte Druck wird an das intrakraniale System weitergeleitet und trifft nach einiger Zeit auf den vierten Hirnventrikel. Dieser wird dadurch an seinen Öffnungen sanft und kontinuierlich komprimiert, so daß ein Ruhepunkt einsetzt.

Üben Sie die folgende Handposition (1–4) zuerst für sich, bevor Sie sie unter dem Hinterhauptsbein der liegenden Person anwenden:

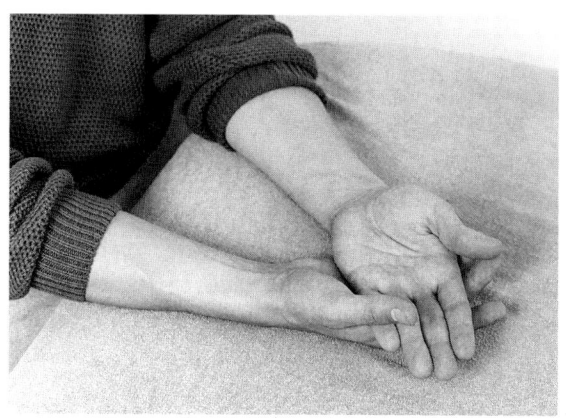

Hinführung zur Handstellung für den Ruhepunkt am Hinterhauptsbein

1. Öffnen Sie beide Hände mit der Handinnenfläche nach oben und kreuzen Sie sie.

2. Bringen Sie Ihre Daumen zueinander, bis sie sich berühren, Ihre beiden Daumenballen bewegen Sie in der Folge noch mehr zueinander zur Mitte hin, so daß sie sich beinahe berühren (je nach Kopfgröße zwei bis drei Zentimeter Abstand zwischen den Daumen).

3. Kontrollieren Sie, ob die weichen Flächen der Daumenballen nach oben zeigen und möglichst viel freie Fläche für das Hinterhauptsbein bieten. Keinesfalls sollen Knochen von Fingern oder Fingergelenken nach oben zeigen, da sich dies im Kontakt mit dem Hinterhauptsbein (Knochen auf Knochen) für die liegende Person unangenehm anfühlt.

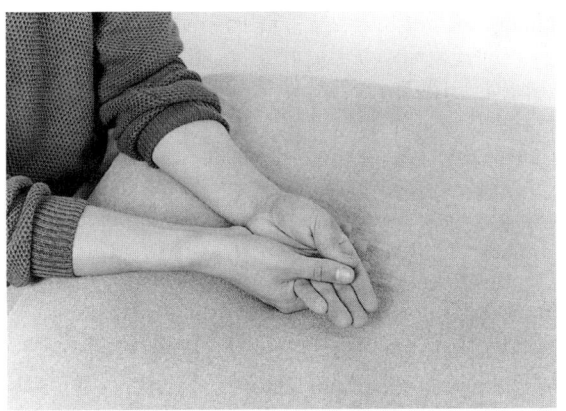

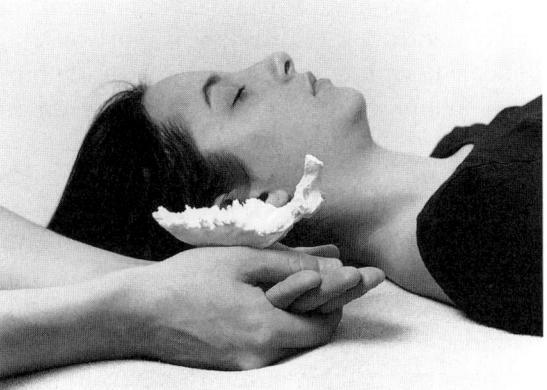

Hinführung zur Handstellung für den
Ruhepunkt am Hinterhauptsbein

Handstellung für den Ruhepunkt am
Hinterhauptsbein

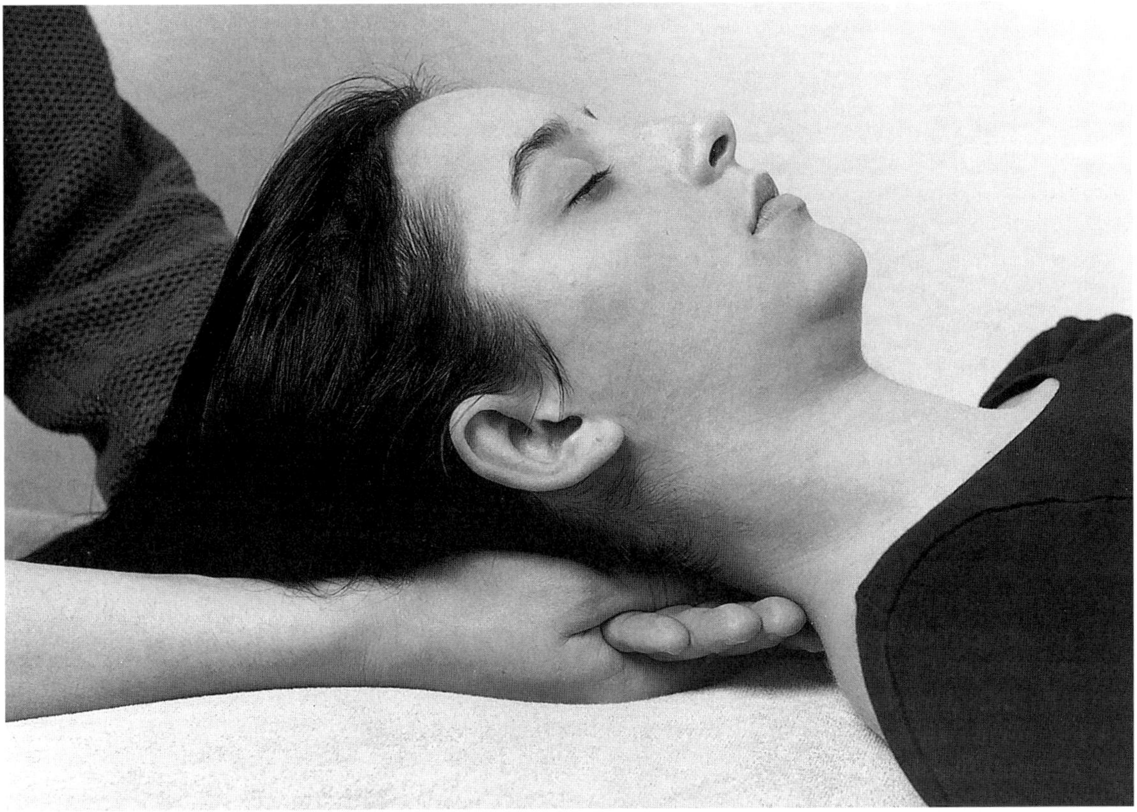

Handstellung für den Ruhepunkt am Hinterhauptsbein

4. Nun bringen Sie Ihre Hände in dieser Position unter das Hinterhauptsbein der liegenden Person. Sie können dabei z. B. Ihre nach oben geöffneten Handinnenflächen auf dem Behandlungstisch vom Schulter-Nacken-Bereich kommend unter das Hinterhauptsbein legen. Mit leichten Links-Rechts-Bewegungen Ihrer Handballen kreuzen Sie die Finger und bringen dann die Daumenballen nahe zur Mitte. Eine weiche Unterlage begünstigt dies, da Sie mit Ihren Händen etwas nach unten in die Unterlage drücken können und dadurch den Kopf des Klienten nicht zu hoch anheben müssen. Falls Sie auch nach einigen Versuchen mit der Positionierung nicht richtig liegen, kann der Klient auch kurz seinen Kopf anheben, damit Sie Ihre Hände richtig und bequem einrichten können (siehe Punkte 1 – 4).

Wichtig: Achten Sie darauf, daß die Berührungspunkte Ihrer Daumenballen genügend weit zur Mitte des Hinterhauptsbeins liegen. Damit weichen Sie dem Bereich der Schädelnähte (Übergang zu Scheitelbeinen oder Schläfenbeinen) aus. Längerer Druck auf die Schädelnähte kann beim Klienten unangenehmes Empfinden oder leichten Druck im Kopf zur Folge haben, was vermieden werden sollte.

Lassen Sie die richtige Position auf sich wirken, Ihre beiden Daumenballen »verschmelzen« über Haare und Kopfhaut mit den Schädelknochen und dem dahinterliegenden Membransystem, dessen ansteigender Liquordruck zur Ausweitung (Flexion) und dessen abschwellender Druck zum Engerwerden (Extension) führt.

5. Folgen Sie wiederum der Flexionsphase (spürbar als Bewegung nach unten, zu Ihren Händen, zum Tisch hin und gleichzeitig leicht seitwärts) und der Extensionsphase (spürbar als Bewegung nach oben, Richtung Schädel und gleichzeitig leicht nach innen).

6. Bei der nächsten Extensionsphase folgen Sie dieser Bewegung mit Ihren beiden Daumenballen nach innen. Halten Sie das Hinterhauptsbein am tiefsten Punkt der Extension mit den Daumenballen, ohne ihm die Gegenbewegung in Flexion zu erlauben. Dadurch tritt nach einigen Sekunden oder Minuten plötzlich der Ruhepunkt ein.

7. Wenn Sie die Stille des Ruhepunktes wahrnehmen, lösen Sie mit Ihrer Hand, insbesondere mit Ihren beiden Daumenballen, das Festhalten am tiefsten Punkt der Extension auf. Sie führen daher keine Bewegung aus, sondern entspannen Ihre Hände, Arme, Schultern.

8. Stellen Sie sich mit Ihrem Gespür und Ihrer geistigen Absicht auf eine neu einsetzende, schwingende Bewegung des CS-Rhythmus ein und folgen Sie seiner Qualität. Gibt es Unterschiede? Wie ist der Unterschied im Vergleich vor und nach dem Ruhepunkt?

Den Ruhepunkt am Kreuzbein induzieren

Position seitwärts am Behandlungtisch:

1. Sie legen, frontal am Tisch sitzend, die zum Fußende gerichtete Hand unter das Kreuzbein (wie Sie es von der Entspannung der Beckenregion oder der Iliosakralgelenke her bereits kennen). Die zum Kopfende gerichtete Hand legen Sie oberhalb des Schambeins oder im unteren Bauchbereich auf.

2. Positionieren Sie sich wiederum bequem, um einige Minuten mit hoher Präsenz dem CS-Rhythmus am Kreuzbein folgen zu können, jedoch ohne sich dabei zu verkrampfen. Ihre nach oben geöffnete Hand unter dem Kreuzbein spürt in die Tiefe und verbindet sich über Haut und Gewebe mit der

knöchernen Substanz. Sie benötigen jetzt nur noch die eigene Ruhe und Passivität, innere Achtsamkeit und Ihre klare Absicht, den CS-Rhythmus zu palpieren, und er wird sich subtil zeigen.

3. Sie folgen der Flexionsphase am Kreuzbein. Füllt sich der Duralschlauch mehr, so bewegt sich das Kreuzbein mit dem unteren Ende nach vorn, also in Richtung Decke. Diese Flexionsbewegung palpieren Sie besonders im Bereich Ihrer Handmitte bis zu den Handballen.

Achten Sie auf den Achsenpunkt: Der obere Teil des Kreuzbeins, wo Ihre Finger in Richtung Lendenwirbelsäule aufliegen, kippt dabei leicht nach unten.

4. Danach folgen Sie der Extensionsphase, bei der sich das Kreuzbein nach unten, also zum Tisch hin, bewegt und sich somit Ihre Hand von der Handmitte bis zum Handballen leicht nach unten verlagert.

Achten Sie auf den Achsenpunkt: Der obere Teil des Kreuzbeins, wo Ihre Finger in Richtung Lendenwirbelsäule aufliegen, kippt dabei leicht nach oben.

Wichtig: Unterstützen Sie mit Ihren Fingern (aufgelegt am oberen Bereich des Kreuzbeins) diese Kippbewegung nach oben, soweit Sie folgen können. Unterstützen Sie diese Bewegung zusätzlich sanft und halten Sie das Kreuzbein am tiefsten Punkt der Extension, ohne ihm die Gegenbewegung in Flexion zu erlauben. Dadurch tritt nach einer Weile plötzlich der Ruhepunkt ein.

5. Wenn Sie die Stille des Ruhepunktes wahrnehmen, werden Ihre Hände sofort weich und lösen damit das Festhalten am tiefsten Punkt der Extension auf. Sie führen keine Bewegung aus, sondern entspannen Ihre Hände, Arme und Schultern.

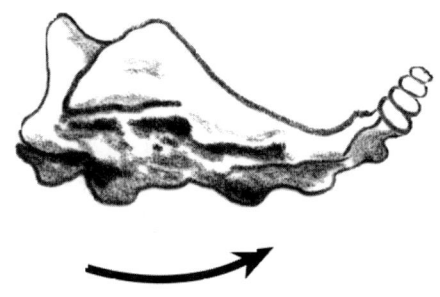

Kreuzbein in Flexion

6. Achten Sie dann auf eine neu einsetzende Bewegung des CS-Rhythmus und folgen Sie dabei seinen Qualitäten (Frequenz der Zyklen, Weite, Stärke). Wie ist der Unterschied im Vergleich zu nach dem Ruhepunkt?

Durch die CS-Behandlung lernen wir, das passive Liegen zu genießen. Doch es gibt auch Selbstbehandlungstechniken, um das eigene CS-System in seinen Funktionen zu unterstützen. Zudem ist es bei dieser sanften Behandlung wichtig, durch die Selbstbehandlung an sich zu spüren, wie wenig Berührungsdruck nötig ist.

Im folgenden werden als Selbstbehandlungstechniken die Ruhepunkt-Induktion und die Vorbereitung zur Kopfbehandlung gezeigt. Diese können täglich, vorzugsweise in ruhiger Umgebung, angewendet werden. In den folgenden Kapiteln finden Sie weitere Selbstbehandlungstechniken.

Beginnen Sie mit den hier aufgeführten Übungen, um sich auf die feinen Berührungen einzustimmen, bevor Sie fortgeschrittene Selbstbehandlungstechniken anwenden.

5. Selbstbehandlung

Selbstbehandlung 1: Den Ruhepunkt am Hinterhauptsbein induzieren

Besorgen Sie sich zwei Tennisbälle (weiche oder ausgespielte fühlen sich angenehmer an); besser noch sind Jonglierbälle. Sie nehmen eine Socke, die weit und flexibel genug ist, und stecken beide Jonglierbälle ganz nach vorn in den Fußteil. Binden Sie die Socke mit einem Knoten so zu, daß sich beide Bälle berühren; sie sollten fest und kompakt aneinanderliegen und später durch das Gewicht des Kopfes nicht getrennt werden.

Legen Sie sich an einem ruhigen, ungestörten Ort auf den Boden. Anstelle eines Kopfkissens plazieren Sie die beiden im Socken eingebundenen Bälle auf der Höhe Ihres Hinterhauptsbeins auf den Boden. Die Bälle liegen zwei bis drei Zentimeter oberhalb des Schädelrandes. Achten Sie darauf, daß die Bälle nicht zu niedrig (nicht am Schädelrand) und nicht zu hoch (nicht

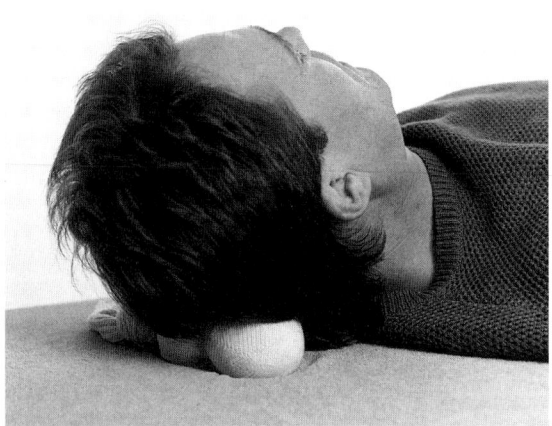

Ruhepunktposition am Hinterhauptsbein

an einer Naht zu den Scheitelbeinen) liegen. In dieser Position darf Ihr Kopf entspannt ca. vier bis sechs Minuten ruhen.

Durch das Gewicht Ihres Kopfes wird kontinuierlicher, gleichbleibender Druck über das Hinterhauptsbein auf den 4. Hirnventrikel ausgeübt, wo in der Regel nach wenigen Minuten automatisch ein Ruhepunkt eintritt. Nach einem tiefen Aufatmen oder wenn das Bedürfnis entsteht, können die Bälle zur Seite gelegt werden.

Nach der angegebenen Zeit drehen Sie sich zur Seite und stehen seitwärts wieder auf.

Selbstbehandlung 2: Kopfmassage

Ertasten Sie mit allen zehn Fingern Ihre Kopfhaut. Versuchen Sie sie sanft zu verschieben, ohne mit den Fingerspitzen zu rutschen. Hält die Kopfhaut oder läßt sie sich leicht verschieben? Massieren Sie mit langsamen, kreisenden Bewegungen. Variieren Sie mit der Druckintensität, die Sie immer mehr verringern.

Während dieser sanften Kopfhautmassage können Sie gleichzeitig die Wahrnehmung mit den Fingerkuppen auf Ihre verschiedenen Schädelnähte richten. Jeder Kopf hat seine individuelle Form. Es ist nützlich, wenn Sie Ihren Kopf mit dieser Selbstbehandlung auf neue Weise kennenlernen.

Danach ertasten Sie mit allen zehn Fingern die Muskeln an Ihrem Kopf und massieren sie, besonders am Schädelrand, sanft, mit kreisenden Bewegungen. Falls Ihre Druckstärke unangenehm ist, variieren Sie sie entsprechend.

Auch über die Kopfhaare sind Sie mit Ihrer Kopfhaut und Kopfmuskulatur verbunden.

Versuchen Sie folgende einfache Technik aus der Biodynamik an sich selbst: Sie können mit Ihren Fingern einige Haarbüschel fassen. Geben Sie ganz leichten Zug an den Haaren vom Kopf weg. Damit dehnen Sie über die Haare sanft die Kopfhaut und die Kopfmuskulatur, die sich langsam entspannt. Manchmal können Sie, als eine Art Biofeedback der Entspannung und Entladung, Geräusche der aktivierten Verdauung hören, was ein gutes Signal ist.

Sie können mit Ihren Fingern die Haare über einen Zeitraum von fünf bis zehn Sekunden stetig halten und sanft ziehen; oder Sie ziehen langsam an den Haaren immer mehr nach außen, um dann am Ende mit Absicht abzurutschen und die Haare so »auszustreichen«.

Man kann dies als sehr angenehm empfinden, als ob der mentale Ballast, der mit der andauernden Gedankenüberflutung im Kopfbereich steckenbleibt, über die Haare nach außen einen Ausweg findet.

Selbstbehandlung 3: Muskeln am Schädelrand ausstreichen

In sitzender oder liegender Position legen Sie Ihre Hände von der Seite her an Ihren Hinterkopf und gleiten am Hinterhauptsbein entlang nach unten Richtung Hals an den Schädelrand. Ertasten Sie ohne Druckanwendung den Schädelrand zuerst von der Mitte nach außen hin, insbesondere die Muskelansätze am Hinterhauptsbein. Wie fühlen sich Ihre Muskeln hier an? Hat eine Seite mehr Spannung als die andere?

Berühren Sie mit Ihren Fingerspitzen der Zeige-, Mittel- und Ringfinger die Mitte des Schädelrandes am Hinterhauptsbein. Ohne Druck bewegen Sie beide Hände seitwärts jeweils zwei bis drei Zentimeter nach außen, so daß Ihre Finger einige Zentimeter von der Halswirbelsäule entfernt sind. Achten Sie beim nun folgenden Ausstreichen der Muskelansätze am Hinterhauptsbein und der Muskeln am Schädelrand darauf, daß Sie keinesfalls die Halswirbelsäule drücken: Die Halswirbel sind in dieser Region sehr empfindlich. Zweck dieser Selbstbehandlung ist das Ausstreichen der Muskeln entlang dem Schädelrand seitwärts, nicht in die Tiefe! Sie streichen die Muskeln mit Ihren Fingern seitwärts nach außen hin aus, bis zum Warzenfortsatz des Schläfenbeins (*Processus mastoideus*, im folgenden *Mastoid*), an dem der kräftige Kopfwendermuskel befestigt ist. Dieses Ausstreichen zur Seite können Sie mehrmals sanft ausführen.

Falls sich eine Seite angespannter anfühlt, verstärken Sie nicht die Druckintensität: Legen Sie die Hand derselben Seite an den Schädelrand und bewegen Sie (statt Ihrer Hand) Ihren Kopf auf dieselbe Seite, so daß diese dadurch automatisch sanft bis zum Mastoid ausgestrichen wird.

Lassen Sie zu dieser Übung auch Ihren Unterkiefer etwas nach unten fallen. Dies ist mit offenem oder geschlossenem Mund möglich und unterstützt die Entspannung.

6. Kopfbehandlung

Mit der Ganzkörpereinschätzung, der Entspannung von querverlaufendem Bindegewebe des Halses und der Schädelbasis sowie dem Induzieren eines Ruhepunktes und der Vorbereitung zur Kopfbehandlung ist das CS-System vom Kreuzbein die Wirbelsäule hoch bis zur Kopfhaut vorbereitet worden; nun kann mit der Mobilisation der Schädelknochen und Membranen begonnen werden.

Sie haben mittelweile gelernt, wie wenig Berührungsgewicht bei der CS-Behandlung angewendet wird. Wenden Sie die Selbstbehandlungstechniken an sich selbst an, bevor Sie mit der folgenden Kopfbehandlung beginnen. Es ist auch empfehlenswert, sich selbst einige CS-Behandlungen bei einem erfahrenen Praktizierenden zu gönnen. Generell ist der Besuch eines Grundkurses dringend zu empfehlen, bevor die Techniken an gesunden Personen geübt werden. Fahren Sie mit der Behandlung am Kopf nur fort, wenn sie sich mit den bisherigen Techniken vertraut fühlen.

Das Berühren des Kopfes erfordert Respekt, Einfühlungsvermögen und Aufmerksamkeit und erfolgt mit Sorgfalt und Klarheit. Hier treten wir in Kontakt mit der Persönlichkeit, der Einzigartigkeit dieses Menschen. Die respektvolle Wertschätzung ohne Urteil hilft, den Klienten bestmöglich zu unterstützen, und verringert die Gefahr von Projektionen.

Wie bei den Palpierstationen bereits erwähnt, benötigen Sie bei den Kopfpositionen genügend Ablagefläche für Ihre Unterarme, um entspannt und ohne zu zittern behandeln zu können. Empfehlenswert ist, wenn Sie für die Kopfpositionen mindestens die halbe Länge Ihres Unterarms auf den Behandlungstisch auflegen können. Eventuell kann die liegende Person noch etwas nach unten zum Tischende rutschen, wobei die Fersen jedoch immer noch auf dem Tisch liegen sollen. Ansonsten verhilft eine Decke oder Tischverlängerung zu mehr Auflagefläche für die Unterarme, um stabil und entspannt palpieren und behandeln zu können (siehe auch unter »Goldene Regeln zur Vorbereitung«).

Vor Beginn der Kopfbehandlung sind die Ganzkörpereinschätzung und die Entspannung des querverlaufenden Bindegewebes, der Schädelbasis, des Darmbein-Kreuzbein-Gelenkes (Iliosakralgelenk) und des Kreuzbeins wichtig. Denn wie können sich die Knochen des Schädels im feinen CS-Rhythmus bewegen, wenn die muskulären und bindegewebeartigen Ansatzpunkte am Schädel (insbesondere an der Schädelbasis) sowie die gespannte Kopfhaut und die Muskeln das CS-System einengen und einschränken?

Zudem eignet sich die hier aufgeführte Vorbereitung zur Kopfbehandlung, um den Kopf des Klienten zu begrüßen und die folgenden Entspannungen der einzelnen Schädelknochen vorzubereiten:

Vorbereitung zur Kopfbehandlung

Bevor Sie mit der Behandlung am Kopf beginnen, ist es sinnvoll, wenn Sie zuerst vorsichtig die Kopfhaut des Klienten ertasten und sanft massieren. Hält diese sehr oder läßt sie sich leicht verschieben? Massieren Sie mit langsamen, kreisenden Bewegungen. Fragen Sie die liegende Person, ob sich die Berührung gut anfühlt oder zu stark ist.

Die Beschreibung folgt der Selbstbehandlungstechnik der Kopfmassage (siehe S. 110f).

Entspannung der Schädelknochen und Hirnhäute

Durch die Kopfbehandlung fördern wir die natürliche Bewegungsfreiheit der Schädelknochen. Zudem wird die Entspannung der Hirnhäute (Dura mater, Arachnoidea, Pia mater) und der weiteren intrakranialen Strukturen (Großhirnsichel, Kleinhirnsichel, Kleinhirnzelt) gefördert.

Beginnen Sie mit der Freisetzung der Schädelknochen nicht, bevor Sie genügend Ablagefläche für Ihre Unterarme zur Verfügung haben und Ihre Sitzhöhe stimmt.

Bei sämtlichen Freisetzungen am Kopf empfehle ich Ihnen, diese Schädelbereiche zuerst an sich selbst zu palpieren. Diese Selbstpalpation hilft Ihnen zusätzlich, mehr Sicherheit für die Lage der Schädelknochen zu bekommen, bevor Sie Ihre Finger am Kopf des Klienten genau positioniert auflegen.

Voraussetzung für die Kopfbehandlung sind genaue anatomische Kenntnisse der Lage der einzelnen Schädelknochen sowie das exakte Erspüren (die Abbildung der wichtigsten Schädelknochen, Schädelnähte und des intrakranialen Membransystems finden Sie unter »Anatomie in Wort und Bild«). Hier wird bei der Entspannung der Schädelknochen die jeweils unmittelbar behandelte Zone abgebildet.

Die Pulsation des CS-Rhythmus ergibt vereinfacht insgesamt folgende Schädelbewegung:

In der Flexionsphase füllt sich das CS-System, es findet eine Weitung statt.

In der Extensionsphase leert sich das CS-System tendenziell, was zu einem leichten Zusammenziehen des Schädels führt.

Bei der Freisetzung des Schädels ist es wichtig, die palpierenden und behandelnden Hände zu entspannen und sich auch geistig auf den CS-Rhythmus einzustellen. Machen Sie sich frei von allen Gedanken, kommen Sie selbst in den Zustand der Stille. Lassen Sie Ihre Hände ohne Drucksteigerung mit dem palpierten Schädelteil verschmelzen und passiv werden, damit die durch den Liquor hervorgerufenen Bewegungen des CS-Rhythmus für Sie spürbar werden.

Im folgenden wird von der Kenntnis der bereits vorangegangenen Punkte ausgegangen. Ist von Freisetzung die Rede, so ist nicht eine Manipulation gemeint, sondern eine subtile Einladung an die betroffenen Stellen loszulassen, zu entspannen.

Die Entspannung der Schädelknochen erfolgt in dieser Reihenfolge:
- Stirnbein (*Os frontale*)
- Scheitelbeine (*Os parietale*)
- Keilbein (*Os sphenoidale*)
- Schläfenbeine (*Os temporale*).

Das richtige Behandlungsgewicht oder »Weniger ist mehr«

Der bei der Freisetzung des Schädels angewandte Zug oder Druck hat in der Regel nur ein Gewicht von einem bis drei Gramm. Er übersteigt am Kopf in keinem Fall die leichte Berührung von maximal fünf Gramm!

Die richtige Behandlungsdauer oder »Länger ist besser«

Die Freisetzung der Schädelteile erfolgt mit gleichbleibendem sanftem, aber langanhaltendem Zug oder Druck. Bedenken Sie dabei, daß Ihre subtile Impulssetzung im Sinne einer Einladung zum Loslassen ihre Zeit benötigt, um an den Schädelnähten eine leichte Dehnung und Weitung zu bewirken.

Sie behandeln auf zwei Ebenen: auf der Knochenebene des Schädels und danach auf der Membranebene der Hirnhäute.

Entspannung in die Tiefe

Es ist außerordentlich wichtig, sich für die sorgfältige Entspannung der Schädelknochen genügend Zeit zu nehmen. Durch das Anheben dehnen Sie zuerst die Schädelnähte. Ihr Impuls des Anhebens gibt über die bindegewebeartigen Kollagen- und Elastinfasern, welche die Suturen verbinden, auf der Knochenebene die Möglichkeit zur Weitung. Nach der Knochenebene werden durch das Anheben und Entspannen der Schädelnähte die dahinter angebrachten Hirnhäute sanft gedehnt.

Deshalb ist es wichtig, die Einladung zur Entspannung mittels kontinuierlichem sanftem Anheben während mindestens zwei bis drei Minuten durchzuführen.

Entspannung des Stirnbeins (Os frontale)

Position oben am Behandlungstisch (Kopfnähe):

Mit Ihren beiden Ringfingern ertasten Sie links und rechts am Ende der Augenbrauen einen kleinen Vorsprung seitwärts am Stirnbein (ähnlich einer Kuppe) und legen die Ringfinger unmittelbar dahinter ab; dann legen Sie auch Ihre Mittel- und Zeigefinger ohne Druck auf das Stirnbein. Ihre Daumen können sich in der Mitte des Stirnbeins berühren und schaffen energetisch die Verbindung von linker und rechter Stirnbeinseite. Die Daumen werden nur aufgelegt,

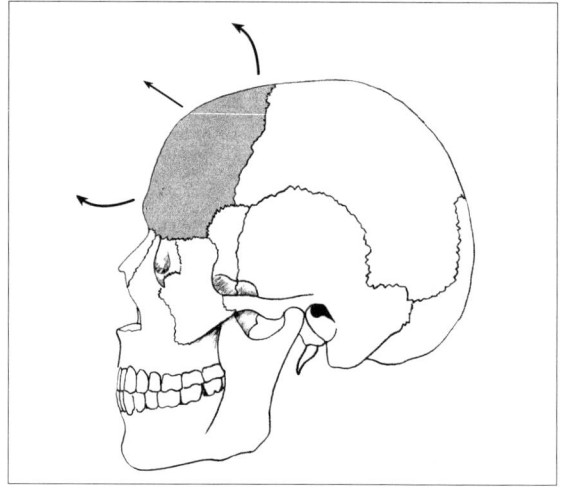

Bewegungsrichtung in Flexion

wenn sie garantiert nicht in die Kronennaht ragen. Beide kleinen Finger heben Sie leicht angewinkelt etwas hoch, damit sie nicht in Schädelnähte oder andere Kopfbereiche ragen.

Achten Sie darauf, daß Ihre Finger *mit möglichst viel Fläche* sanft aufliegen und sich der Form des Stirnbeins anpassen. Ihre Handflächen sind dabei leicht abgewinkelt und berühren den Schädel nicht, um eine unbewußte Einengung an der nahen Kronennaht zu verhindern. Verbinden Sie sich durch die Fingerberührung in die Tiefe mit der Kopfhaut, dem darunterliegendem Gewebe und dem dahinterliegenden Stirnbein. Ohne Drucksteigerung gleiten Sie mit Ihrer ganzen Aufmerksamkeit über Ihre Finger in die Tiefe, wo Sie mit dem Knochen des Stirnbeins »verschmelzen«. Sie sind weiterhin passiv. Stellen Sie sich dann geistig auf das hinter dem Stirnbein befestigte Membransystem und den ihm innewohnenden CS-Rhythmus ein, ohne daß Sie sich verspannen. Vielleicht reduzieren Sie das Berührungsgewicht Ihrer Finger noch mehr und lassen dabei alle vorhandenen Spannungen los, um dem CS-Rhythmus die

114

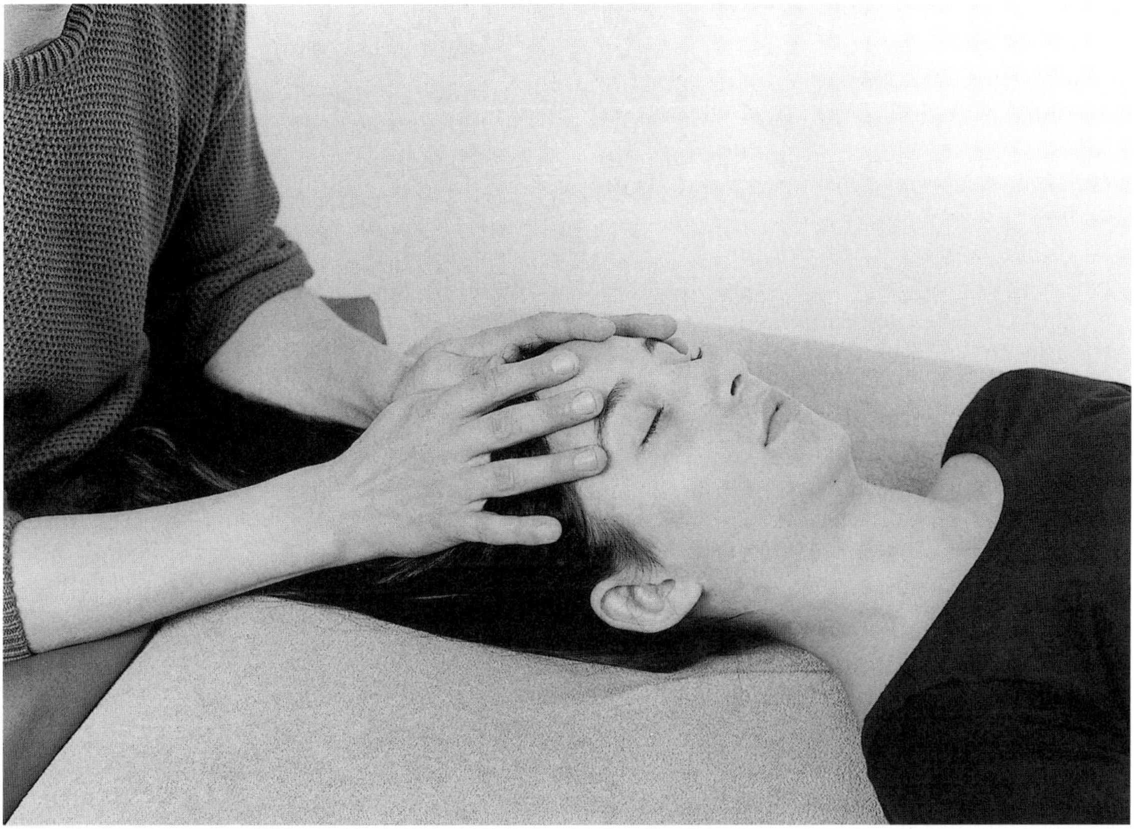

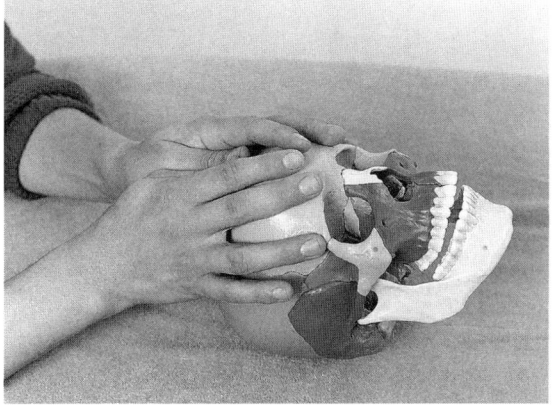

Fingerposition am Stirnbein

Möglichkeit zu geben, den subtilen Bewegungsimpuls in Flexion oder Extension über das Stirnbein an Sie weiterzugeben.

Folgen Sie dem Ebbe-Flut-Prinzip. Am Stirnbein sind die Bewegungen vereinfacht: In der Flexionsphase bewegt sich das Stirnbein wie in Zeitlupe zu Ihren Händen, zur Decke hin. Nach der Flexionsbewegung folgt durch das Drehen der Bewegung manchmal eine kurze Pause, darauf stellt sich die Extensionsbewegung ein. Das Stirnbein senkt sich langsam wieder in Richtung Tisch oder Boden hin, stoppt dort vielleicht wieder kurz und bewegt sich in Flexion usw. Folgen Sie diesem CS-Rhythmus.

Fingerposition

Bei klarer Palpation achten Sie auf die Qualitätsmerkmale:

– Spüren Sie einen Unterschied zwischen der linken und rechten Seite des Stirnbeins?
– Hält eine Seite des Stirnbeins mehr als die andere?
– Ist die Bewegung stark oder fein?
– Ist mehr Flexion oder Extension spürbar?
– Ist dies ein eher langsamer oder schneller Rhythmus (wie viele Zyklen pro Minute)?

Folgen Sie nun der Extensionsphase, in der sich die Seiten des Stirnbeins langsam zum Tisch senken. Bei der nächsten Flexionsphase, in welcher sich die Seiten des Stirnbeins langsam zu Ihren Händen, zur Decke hin bewegen, unterstützen Sie diese Bewegung aufmerksam mit den auf dem Stirnbein aufgelegten Ring-, Mittel- und Zeigefingern. Sie sind über diese Finger gut mit der knöchernen Struktur verbunden und haben Ihre Ringfinger an der Einbuchtung am Ende der Augenbrauen aufgelegt. Beginnen Sie (vorzugsweise in der Flexionsphase), das Stirnbein mehrere Minuten lang sanft und konstant anzuheben. Sie verringern das Anheben in der vielleicht einsetzenden Extensionsphase nicht und bleiben beim kontinuierlichen Zug nach oben Richtung Decke. Wenden Sie dafür höchstens ein bis drei Gramm sanftes Hebegewicht auf. Dabei kann es sein, daß sich Ihre Zeige- und Mittelfinger mit der Zeit vom Stirnbein entfernen und nur noch die Ringfinger (durch Ihre Position an der kleinen Einbuchtung am Rand des Stirnbeins) leichte Zugkraft haben.

In der Regel dauert eine Behandlungssequenz zwischen zwei und vier Minuten, je nachdem, ob sich die Suturen freisetzen lassen. Es läßt sich keine genaue Zeit festlegen, da individuell behandelt wird.

Halten Sie die Berührung, bis Sie auch mit den Ringfingern nach oben hin abrut-

schen. Falls Sie das großflächige Stirnbein noch nicht lange genug nach oben angehoben haben, um nach der knöchernen Substanz auch die dahinter befestigten Hirnhäute zu dehnen, so legen Sie die genannten Finger nochmals auf und fahren mit dieser Technik fort. Vielleicht hilft Ihnen zusätzlich die Vorstellung, daß an Ihren Fingern kleine Saugnäpfe beim Anheben des Stirnbeins behilflich sind.

Trifft die sanfte, minimale Dehnung auf die Schädelnähte und die knöcherne Struktur, so fühlt sich diese oft relativ hart, zäh, fest oder unflexibel an. Wenn sich diese Schicht gelöst hat – vielleicht über den Zeitraum von mehreren CS-Sitzungen –, gelangen Sie auf die Membranebene. Diese fühlt sich im Vergleich zur knöchernen Ebene eher flexibel und weich an, nach mehreren Sitzungen vielleicht ähnlich wie ein Gummiboot oder eine Luftmatraze.

Wenn Sie mit dem Anheben des Stirnbeins auf der Membranebene angelangt sind, verringern Sie den Anhebezug nochmals um die Hälfte. Auch auf dieser Ebene wollen wir keinen Widerstand provozieren und statt dessen mit anhaltendem kontinuierlichem Zug die Hirnhäute und Teile der Großhirnsichel dehnen.

Entspannung der Scheitelbeine (Ossa parietalia)

Position oben am Behandlungstisch (Kopfseite):

Die beiden Scheitelbeine sind, wie die daran über der Schuppennaht angrenzenden Schläfenbeine, zwei paarige Schädelplatten. Daher können Sie sich aufgrund von Einschränkungen unterschiedlich im CS-Rhythmus bewegen.

116

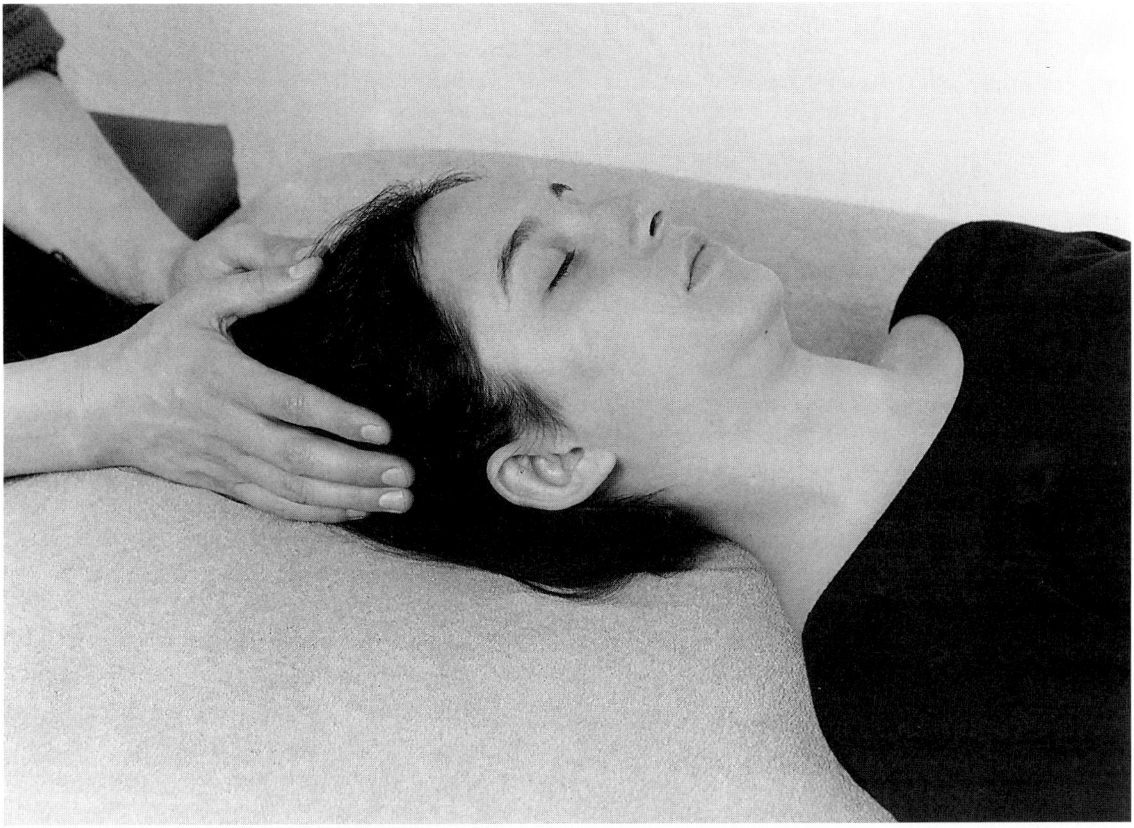

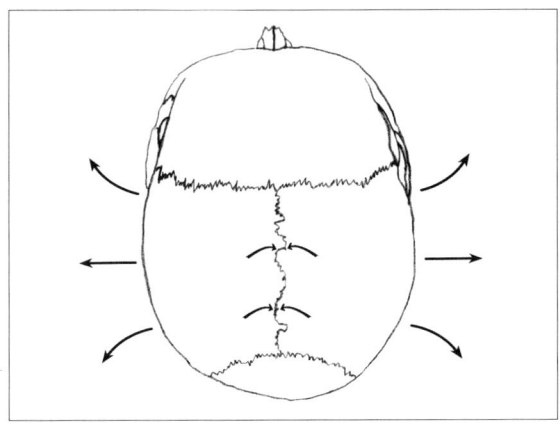

Bewegungsrichtung in Flexion

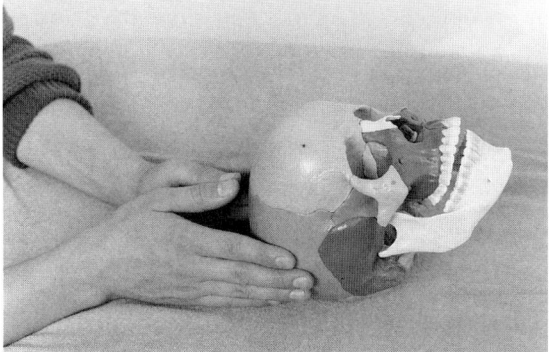

Fingerposition an den Scheitelbeinen

Bei Flexion drehen beide Scheitelbeine nach außen, und der Kopf fühlt sich weiter, voller an. Bei Extension drehen beide Scheitelbeine nach innen, und der Kopf fühlt sich schmaler an.

Die Entspannung der Scheitelbeine erfolgt in drei Stufen:

1. Ertasten Sie mit Ihren Fingern sanft die Schuppennähte zwischen Scheitel- und Schläfenbein, die sich einige Zentimeter von

117

den Ohren weg im Halbkreis um diese erstrecken. Massieren Sie diese Nähte sanft und mit kreisenden Bewegungen.

2. Nun stellen Sie Ihre Hände links und rechts seitwärts des Kopfes auf (die kleinen Finger berühren die Unterlage) und fahren damit seitwärts in Richtung Kopfende zu Ihnen hin. Vergewissern Sie sich, daß Sie mindestens zwei Zentimeter über der zuvor massierten Schuppennaht ansetzen.

Sie ertasten nun an den beiden Scheitelbeinen jene Fläche, wo die paarigen Schädelknochen in die starke Wölbung in Richtung Pfeilnaht übergehen. Kurz vor dieser Wölbung finden Sie eine Stelle, wo Sie auf einer etwa drei Finger breiten Fläche die Schädelbeine ertasten können. Eventuell suchen sich Ihre Finger etwas durch die Haare, um sich möglichst klar mit der Kopfhaut zu verbinden.

An Ihren ausgestreckten Händen liegen Zeige- und Ringfinger am Mittelfinger an und bilden zu dritt eine kompakte Fläche. Die vordersten Fingerglieder legen Sie nun mit möglichst viel Fläche auf die zuvor ertastete flache Stelle der beiden Scheitelbeine. Sie spüren die Kopfhaut und verschmelzen über Ihre beiden Fingerflächen links und rechts mit der knöchernen Struktur. Ihre beiden Daumen sind angewinkelt, berühren oder kreuzen sich und geben sich dadurch Stabilität, werden aber nicht am Schädel angelehnt.

Lassen Sie wiederum alle Anspannung in Ihren Fingern, Händen, Handgelenken, Armen, Schultern, ja im ganzen Körper los. Entspannen und zentrieren Sie sich. Dann stimmen Sie sich auf den CS-Rhythmus der Scheitelbeine ein. Wie fühlt sich die Qualität auf der linken, wie auf der rechten Seite an? Folgen Sie einige Male der Flexion und Extension und entscheiden Sie sich dann, mit Ihren beiden positionierten Fingerflächen

die nächste Extensionsbewegung zu unterstützen. Sie folgen dieser Extensionsbewegung zur Schädelmitte und übertreiben diese Bewegung sanft. Dies kann sich wie eine sanfte Kompression der beiden Scheitelbeine anfühlen. Dieser Druck soll nur für einen kurzen Moment gehalten werden.

Diese Unterstützung der Extensionbewegung dehnt die Schuppennaht zwischen den Scheitelbeinen und Schläfenbeinen und trägt somit auch zur Freisetzung beider betroffenen Schädelknochen bei.

3. Sie bleiben mit Ihrer flächigen Berührung von Zeige-, Mittel- und Ringfinger an derselben Stelle der Scheitelbeine wie bei der Unterstützung der Extensionsphase, kurz vor der Wölbung des Schädels. Ihre Daumen berühren oder kreuzen sich und geben sich dadurch Stabilität, werden aber nicht am Schädel angelehnt.

Folgen Sie wiederum der Flexions- und Extensionsphase. Haben Sie ein Gefühl dafür, wo etwa die Mitte, die Neutralposition, dieser zwei Bewegungen ist? Beginnen Sie mit Ihren beiden Fingerflächen (wenn möglich in der Neutralposition oder Flexion) mit einem sanften Anheben der beiden Scheitelbeine zum Kopfende, zu Ihnen hin.

Halten Sie diese sanfte Dekompression wiederum über mehrere Minuten. Mit der dadurch ausgelösten Entspannung der Schädelnähte (Kronen-, Schuppen- und Lambdanähte) werden die Scheitelbeine freigesetzt und danach die Hirnhäute sowie die Großhirnsichel subtil gedehnt.

Der Bewegung des Keilbeins (Os sphenoidalis) folgen

Position oben am Behandlungstisch (Kopfnähe):

Achten Sie darauf, daß Sie keine Manipula-

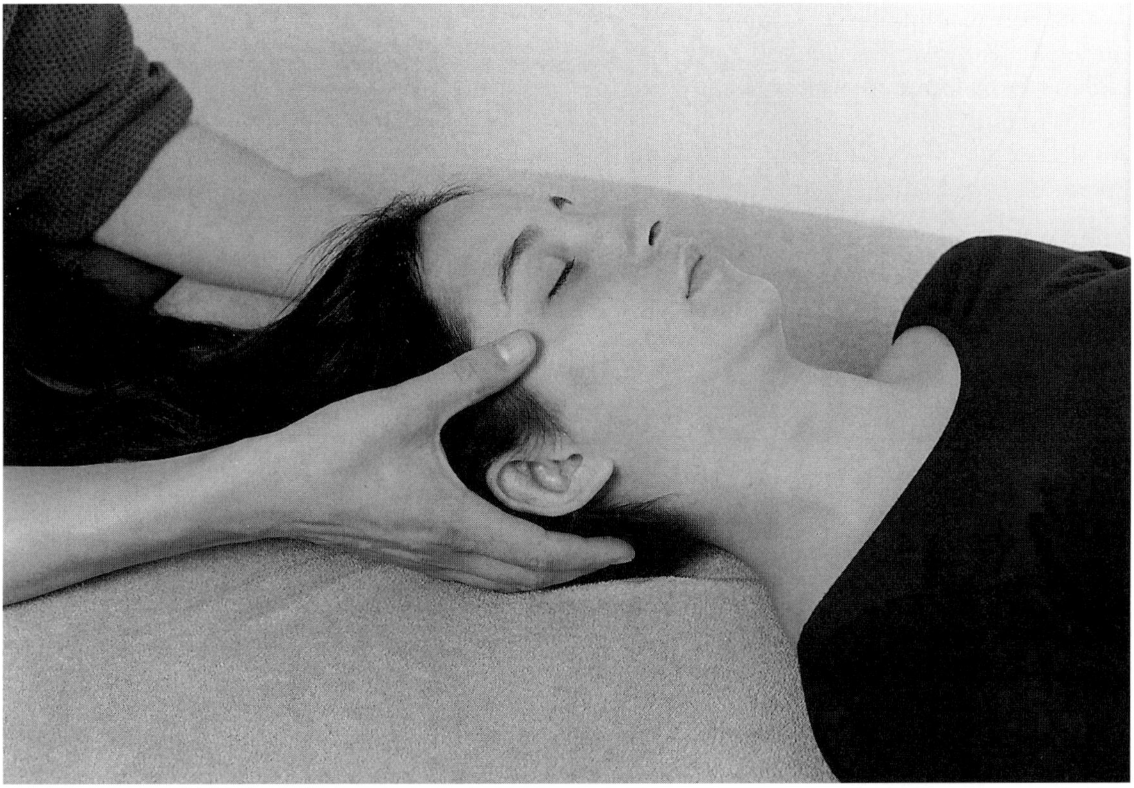

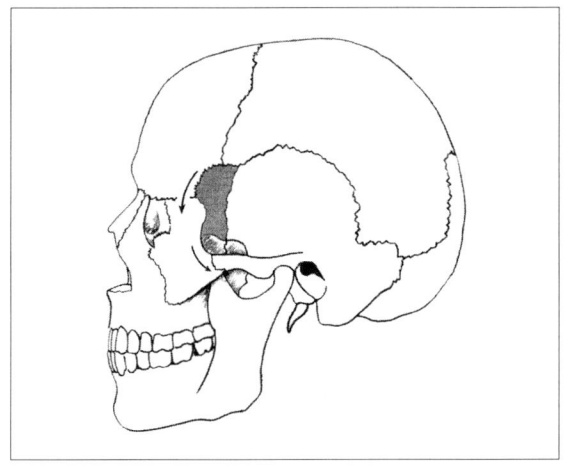

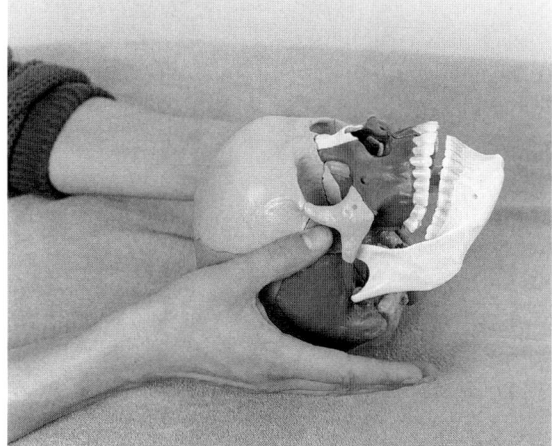

Keilbeinbewegung in Flexion

Fingerposition am Keilbein

tionen am Keilbein durchführen und es nicht isoliert behandeln!

Das Keilbein hat die zentralste Position der Schädelknochen. Alle wichtigen Schä-

delplatten und intrakranialen Strukturen sind direkt oder indirekt mit dem Keilbein verbunden und werden von seiner Lage und Bewegung beeinflußt.

Zusammen mit dem Hinterhauptsbein bildet das Keilbein die Schädelbasis. Dieses Gelenk wird Sphenobasilargelenk genannt und hat keine suturenartigen Verbindungen, sondern eine knorpelige Struktur. Es verknöchert erst im Alter von etwa 25 Jahren.

Die Definition von Flexion und Extension, hervorgerufen durch die Ausschüttung des Liquors im Schädel, bezieht sich auf das Keilbein und Hinterhauptsbein am Sphenobasilargelenk, vom Gesicht her gesehen:

- Wird Liquor gebildet, weiten sich diese beiden Schädelknochen. Sie beugen sich an der unteren/äußeren Schädelbasis zueinander hin (= Flexion, Flexionsbewegung).
- Wird mehr Liquor absorbiert, verringert sich der Liquordruck, Keil- und Hinterhauptsbein bewegen sich voneinander weg (= Extension, Extensionsbewegung).

Das Keilbein verläuft – ähnlich der Form eines Schmetterlings – horizontal quer durch den Schädel und ist mit seinen beiden großen Keilbeinflügeln im Bereich der Schläfen palpierbar.

Achtung: Keilbein und Schläfenbereich können sehr druckempfindlich sein! Deshalb gilt hier generell:

- Berührung erfolgt ohne Druck, sanfte Berührung genügt bereits.
- Korrekturen von Dysfunktionen des Keilbeins sollten nicht von Personen ohne Kurserfahrung ausgeführt werden.

Die Erfahrung hat gezeigt, daß das sanfte Berühren der beiden Keilbeinflügel und das folgende Einstimmen auf die subtile Bewegung in Flexion und Extension bereits eine ausgleichende und integrierende Wirkung auf das Keilbein hat.

Weil durch die hier gezeigte Freisetzung des Schädels (ohne Keilbein-Korrekturen) insgesamt mehr Raum für alle Anteile der Schädelstruktur entsteht, profitiert auch das

Keilbein in seiner zentralen Lage davon und hat die Möglichkeit, sich durch jede Behandlung besser ins Lot und in Bewegung zu bringen.

Folgen Sie der Bewegung des Keilbeins:

Sie legen Ihre beiden Hände mit nach oben geöffneten Handinnenflächen links und rechts vom Kopf des Patienten auf den Behandlungstisch. Gleiten Sie mit Ihren beiden kleinen Fingern seitwärts zur Mitte hin zum Hinterhauptsbein.

Ertasten Sie vorsichtig das Keilbein: Im Bereich der Schläfengegend, etwa auf Höhe der Augen, etwas unter den Augenbrauen, fühlt es sich relativ weich an. Das Keilbein liegt dort fast wie in einer kleinen Mulde und ist leicht von Muskeln und Bindegewebe überzogen. Legen Sie Ihre Daumen vorsichtig möglichst flächig am linken und rechten Keilbeinflügel auf. Vermeiden Sie dabei jeden Druck und entspannen Sie Ihre Finger, Hände, Armgelenke, Schultern und den Rumpf. Spüren Sie Ihr Becken, die Beine und Füße und erden Sie sich.

Nun folgen Sie der Bewegung des Keilbeins. Mit einer feinen Kippbewegung von Ihnen weg, zu den Füßen des Klienten hin, folgend Sie mit beiden Daumenflächen der Flexionsbewegung. Mit einer feinen Kippbewegung zu Ihnen hin, Richtung Kopfende des Klienten, folgen Sie der Extensionsbewegung. Eventuell spüren Sie mit Ihren kleinen Fingern am Hinterhauptsbein ebenfalls die Flexions- und Extensionsbewegung. Falls Ihre Hände zu klein sind oder der Kopf des Klienten zu groß ist, als daß Sie Ihre kleinen Finger ohne Anstrengung an das Hinterhauptsbein legen können, lassen Sie es. Richten Sie Ihre volle Aufmerksamkeit auf die Bewegungen, die Sie in Ihren Daumen palpieren.

Diese Bewegungen sind sehr subtil. Es fordert einiges an Palpationsübung, Zentriertheit und Geduld, um die Flexions- und Extensionsrichtung klar zu spüren. Nehmen

Sie diese Palpierstation einfach als weitere Möglichkeit, um ihr Spürbewußtsein zu schulen. Wenn Sie diese Kippbewegung zum Körper und zum Kopfende des Klienten hin eindeutig spüren, dann versuchen Sie während des Palpierens eine Idee davon zu bekommen, wo die Mitte und somit die Neutralposition ist. Sie führen keine Manipulation am Keilbein aus, sondern folgen mit leichter Berührung den Bewegungen. Ebenso erspüren Sie vielleicht, ob das Keilbein mehr in Flexionsbewegung oder mehr in Extensionsbewegung dreht, und merken sich dies. Falls Sie die Bewegung wahrnehmen können, nehmen Sie in der Neutralposition Ihre flach aufgelegten Daumen seitwärts weg.

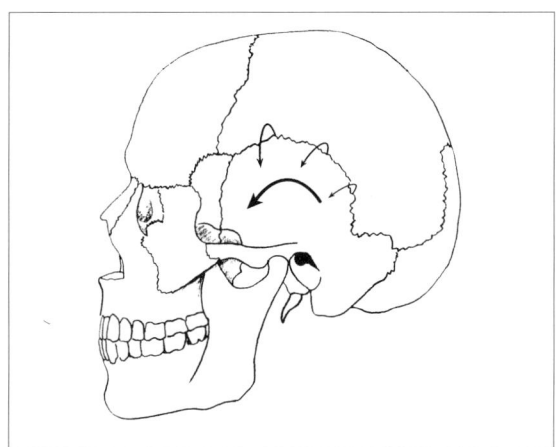

Bewegungsrichtung der Schläfenbeine in Flexion

Entspannung der paarigen Schläfenbeine (Ossa temporalia)

Position oben am Behandlungstisch (Kopfnähe):

Auch die beiden Schläfenbeine sind aufgrund ihrer Anatomie und Bewegungsphysiologie sehr interessant. So ragen die Schläfenbeine mit dem Gehörgang bis tief ins Schädelinnere in den Bereich der Schädelbasis, wo sie auf das Keilbein und Hinterhauptsbein treffen. Zudem ist an den Schläfenbeinen in Ohrennähe das Kiefergelenk (Temporomandibulargelenk, TMG) angebracht, das für die Bewegung des Unterkiefers und die Okklusion (den Biß) maßgeblich verantwortlich ist.

Die Schläfenbeine drehen sich durch die Weitung des Schädels in Flexionsphase gleichzeitig fußwärts und nach außen. In Extensionsbewegung bewegen sich die Schläfenbeine zum Kopfende und nach innen (vom Klienten aus gesehen).

Für die Freisetzung der paarigen Schläfenbeine werden hier drei Möglichkeiten ausführlich erklärt:

Finger-im-Ohr-Technik: Der Bewegung der beiden Schläfenbeine folgen

Position oben am Behandlungstisch (Kopfnähe):

Sie legen Ihre beiden Hände mit nach oben geöffneten Handinnenflächen links und rechts vom Kopf des Klienten auf den Behandlungstisch. Legen Sie Ihren linken Mittelfinger ins linke Ohr des Klienten und Ihren rechten Mittelfinger ins rechte Ohr. Achten Sie darauf, keinen Druck auszuüben, da die Mittelfinger im Ohr nur als Rotationsachse dienen. Ertasten Sie mit den Zeigefingern den Jochbeinbogen. Dieser Jochbeinbogen hat zwei Teile, die mit einer feinen Naht verbunden sind: Ein Teil dieses Jochbeinbogens gehört zum Schläfenbein, der andere Teil zum Jochbein. Daher ist es wichtig, daß Sie die Zeigefinger auf dem Teil des Jochbeins positionieren, der zum Schläfenbein

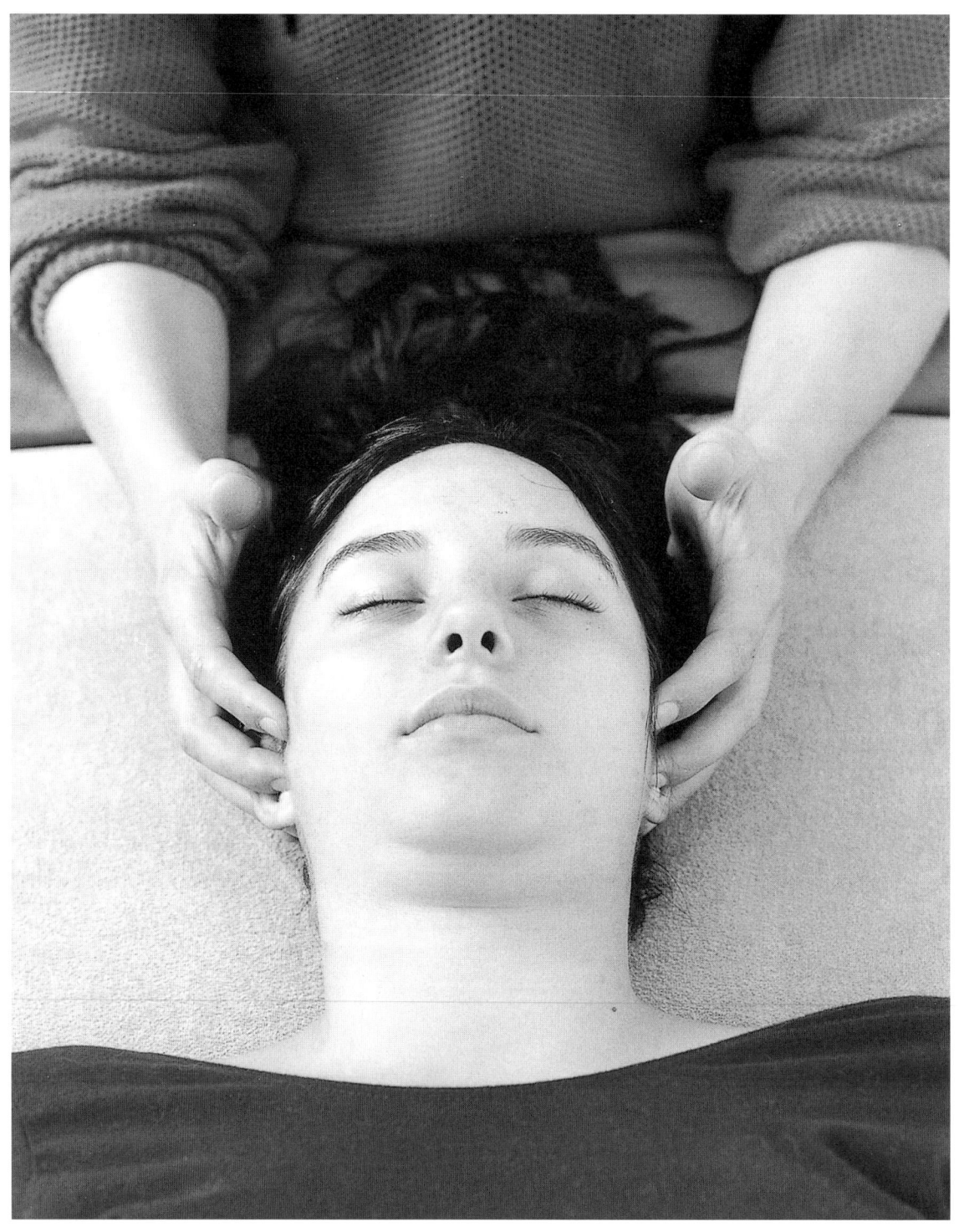

Fingerposition bei der Finger-im-Ohr-Technik

gehört, ca. zwei Zentimeter nahe dem Ohrkanal. Legen Sie Ihre Zeigefinger mit möglichst viel Fläche des vordersten Fingerglie-
des auf.

Die Ringfinger legen Sie hinter dem Ohr
bzw. den Ohrläppchen an den Warzenfortsatz. Lassen Sie alle Anspannungen in Ihren
Händen los und richten Sie dann die Aufmerksamkeit auf die Stelle, wo Ihre Zeige-
und Ringfinger dem Rhythmus der Schläfenbeine lauschen. Die Mittelfinger liegen
immer noch ohne Druck im Ohrkanal.

Palpieren Sie die Bewegungen der Schläfenbeine, denen Sie folgen. Ist die Kippbewegung fußwärts und nach außen in Flexion
größer als die entgegengesetze Bewegung
in der Extensionsphase zu Ihnen hin, zum
Kopfende? Falls Sie eine Bewegung
spüren: Wo liegt die Neutralposition? Wie

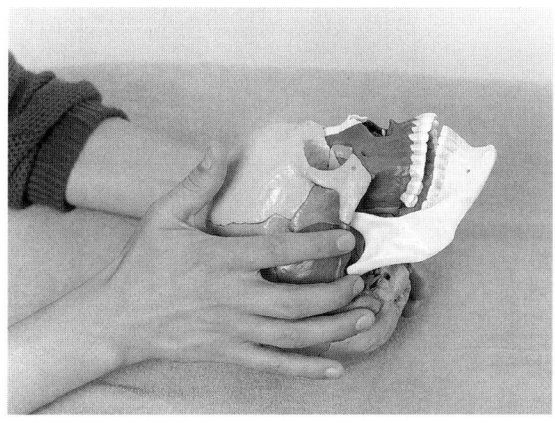

Fingerposition bei der Finger-im-Ohr-
Technik

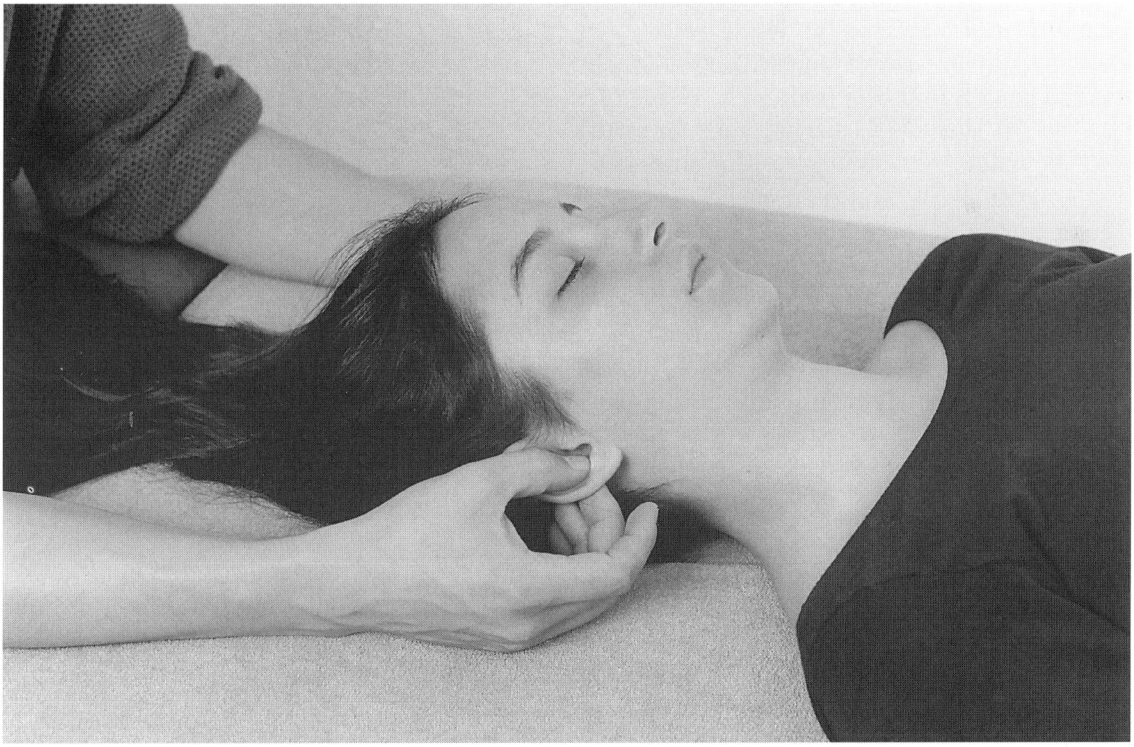

bewegt sich die linke Seite im Vergleich zur
rechten Seite, sind sie synchron oder verschieden?

![Fingerposition bei der Ohrzieh-Technik]

Fingerposition bei der Ohrzieh-Technik

Ohrzieh-Technik

Die Ohrmuschel und der Gehörgang sind über die Bindegewebe und die knöcherne Substanz der Schläfenbeine mit der harten Hirnhaut und somit auch mit dem gesamten intrakranialen Membramsystem verbunden. Das Kleinhirnzelt (Tentorium cerebelli) deckt das Kleinhirn wie ein Zelt und ist u. a. links und rechts an den beiden Schläfenbeinen befestigt.

Durch sanften Zug an der Ohrmuschel werden einerseits die Schläfenbeine, vor allem jedoch die harte Hirnhaut und das Kleinhirnzelt subtil gedehnt. Dabei ist es wiederum wichtig, die Dehnungsintensität äußerst fein bemessen zu halten, um das Gewebe nicht zu einer Kontraktion zu provozieren, sondern zur Entspannung einzuladen.

Sie legen ihre Daumen in die Mitte der Ohrmuschel (nicht in den Hörkanal!), Ihre Zeigefinger halten die Rückseite der Ohrmuschel, ohne zu drücken.

Entspannen und erden Sie sich. Dann geben Sie mit Ihren beiden Händen sehr sanften, beinahe gedachten, kontinuierlichen Zug (maximal ein Gramm!) vom Kopf weg. Als erstes sind Sie einfach offen für jede mögliche Bewegungsrichtung Ihrer linken und rechten Hand: Sie folgen in die freie Richtung, sowohl nach außen (lateral) als auch kopf- oder fußwärts (kranial/kaudal). Halten Sie bei Widerstand im gleichbleibenden sanften Ohrenzug inne und bewegen Sie die Ohrmuschel weiter in die neue offene Richtung, wenn diese sich zeigt. Dies kommt einem sanften »Freiwinden/Entflechten« gleich, bei dem immer die freie Bewegungsrichtung unterstützt wird.

Nachdem Sie die Ohren in ihren spontanen Freiwindungsbewegungen unterstützt haben, geben Sie eine klare Richtung an, um das Kleinhirnzelt etwas zu dehnen. Dazu geben Sie an beiden Ohrmuscheln gleichzeitig eine sanfte Dehnung entlang des Felsenbeins schräg zum Fußboden, mit leichter Tendenz zu Ihnen hin.

Danach lösen Sie den leichten Zug, halten die Ohrmuschel noch kurz und lassen sie dann los.

Entspannung am Warzenfortsatz (Processus mastoideus)

Der Warzenfortsatz liegt unmittelbar hinter dem Ohr und bildet den Abschluß des Schädelbeins nach unten (kaudal), etwa hinter den Ohrläppchen. Ertasten Sie diesen knöchernen Warzenfortsatz, der in der Folge Mastoid genannt wird.

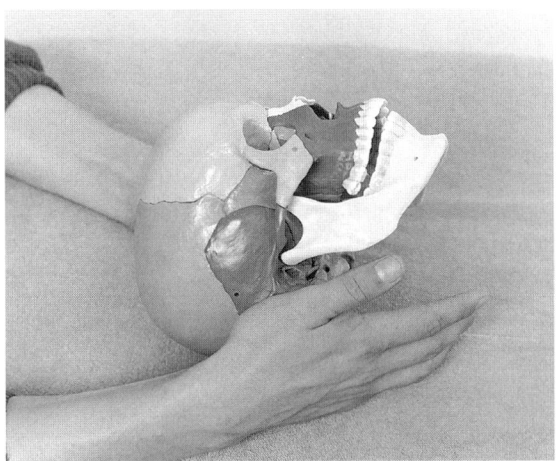

Position des Daumenballens am Mastoid

Ihr Hände legen Sie links und rechts seitwärts nahe von Schultern und Hals hin. Bringen Sie Ihre Finger unter den Hals in gekreuzte Stellung. Dazu drücken Sie Ihre Finger und Hände leicht in die weiche Unterlage. Bringen Sie beide Hände links und rechts der Wirbelsäule sorgfältig kopfwärts, bis Sie mit Ihren beiden Daumenballen zum Hinterhauptsbein gelangen. Positionieren Sie die Daumenballen etwas weiter seitwärts zum Ohr am Mastoid. Falls Sie auch

124

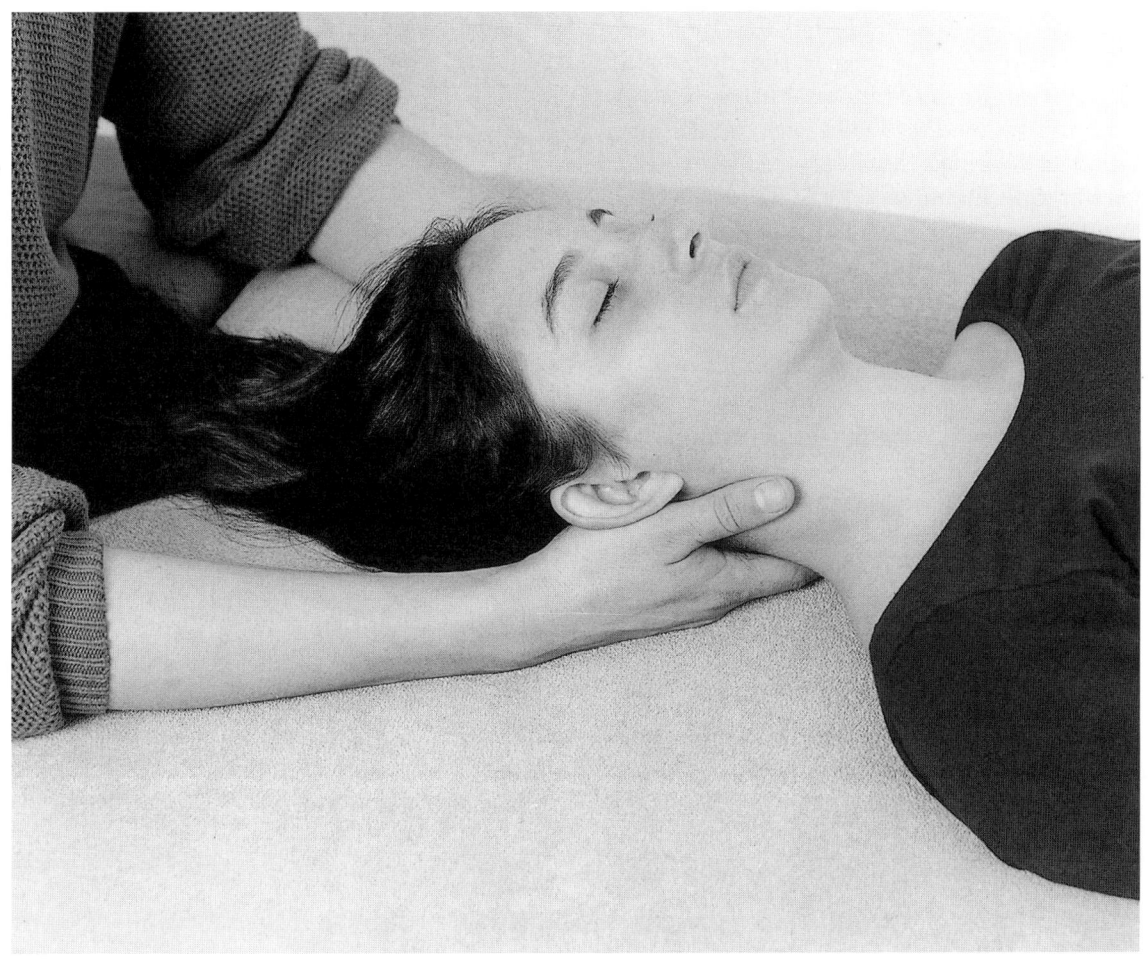

Position des Daumenballens am Mastoid

nach einiger Übung mit der Positionierung nicht richtig liegen, kann der Klient auch sachte seinen Kopf anheben, damit Sie Ihre Daumenballen richtig und bequem einrichten können. Drücken Sie Ihre Hände etwas in die weiche Unterlage, um den Kopf wieder möglichst waagrecht zu positionieren, und entspannen Sie Ihre Hände. Ihre Finger liegen leicht gekreuzt unter der Halsmuskulatur. Achten Sie darauf, keinen Druck zum Rumpf der liegenden Person hin auszuüben, sondern mit dieser Berührung des Daumenballens an den Mastoid-Knochen ganz feinen Zug zum Kopfende zu geben. Dies ist oft spannungslösend und unterstützend für die Halsmuskulatur und die -wirbelsäule.

Mit Ihren beiden Daumenballen ertasten Sie die knöcherne Substanz der Mastoide, als ob sie damit verschmelzen würden. Die Mastoide bewegen sich durch die Rotation der Schläfenbeine in Flexion nach innen (medial), in Extension nach außen (lateral). Palpieren Sie mit Ihren Daumenballen diese feine Bewegung. Ist sie gleichmäßig oder unterschiedlich?

Folgen Sie dieser Medial-Lateral-Bewegung einige Zyklen lang. Unterstützen Sie diese Bewegung bei einer nächsten Rotation nach innen (medial) leicht, um die Innenrotation der beiden Mastoide noch etwas zu verstärken. Damit fördern Sie die Bewegung der paarigen Schläfenbeine insgesamt und verhelfen diesen und der gesamten Region, inklusive der leicht gedehnten Schuppennaht, zu mehr Entspannung.

Folgende Positionen und Techniken können Sie im Anschluß an die Freisetzung der Schädelknochen in beliebiger Kombination anwenden:

• den Ruhepunkt induzieren
• den Duralschlauch entspannen
• die Schädeldach-Haltung.

7. Die Schädeldach-Haltung: »Dem Orchester des Schädels lauschen«

Vorbereitung

Lockern Sie Ihre Hände und Handgelenke, vielleicht schütteln Sie sie mitsamt allen Fingern und Fingergelenken ein wenig zum Boden hin aus. Spreizen Sie dann Ihre Hände mit allen Fingern und dehnen Sie diese ein wenig, ohne sie zu überspannen. Lassen Sie dann alle Anspannung wieder los, vielleicht möchten Sie die Hände nochmals lockern. Mit gelegentlichem Dehnen und Spreizen Ihrer Handmuskulatur oder einer ausgiebigen, wohligen Handmassage tun Sie sich selbst etwas Gutes und ermöglichen, daß sich Ihre Hände immer subtiler und ohne Anspannung an die Form des Kopfes anpassen.

Durchführung

Mit der Schädeldach-Haltung palpieren Sie gleichzeitig mit allen Fingern die unterschiedlichen Bewegungen der Schädelknochen:

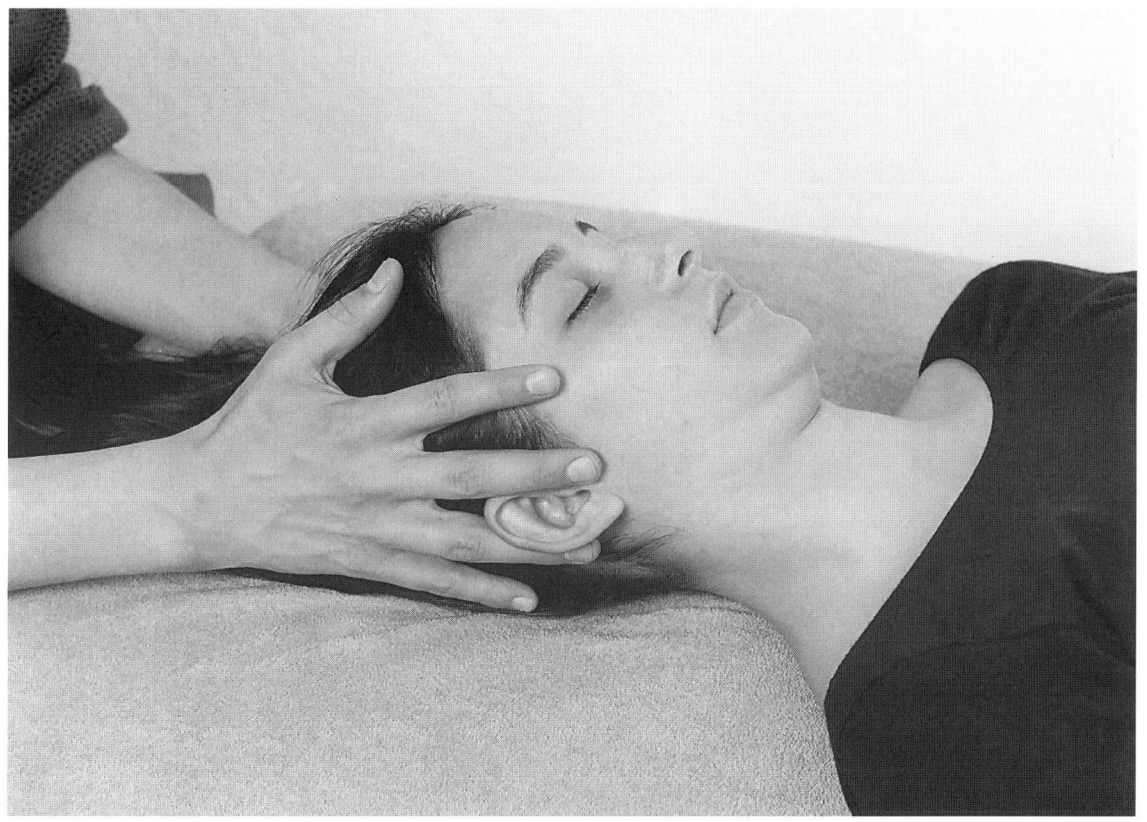

Fingerposition für Schädeldach-Haltung

127

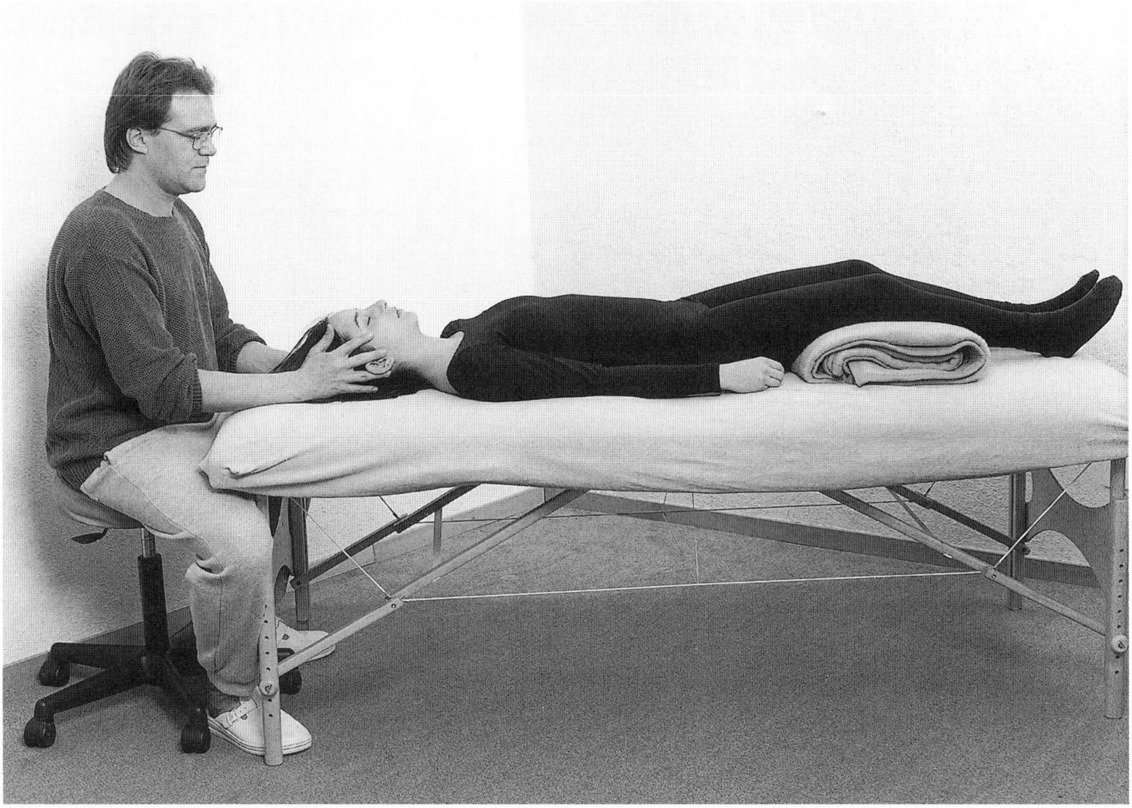

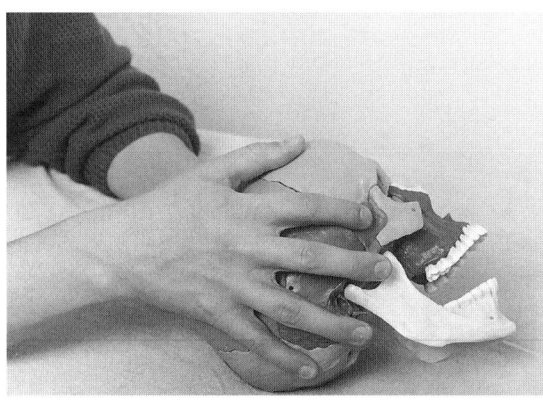

Schädeldach-Haltung

Ihre Hände sind am Kopfende des Behandlungstisches senkrecht aufgestellt. Spreizen Sie Ihre Finger, insbesondere Mittel- und Ringfinger. Bringen Sie Ihre beiden Hände so zum Kopf des Patienten, daß seine Ohren zwischen Mittel- und Ringfingern liegen; die Mittel- und Ringfinger können so die Bewegung des Schläfenbeins palpieren. Dabei liegt der Mittelfinger vor dem Ohr, der Ringfinger auf dem Mastoid. Ihre Zeigefinger legen Sie sanft auf die beiden großen Keilbeinflügel, wo Sie die feine Kippbewegung palpieren. Falls Ihre Zeigefinger zu weit ins Gesicht ragen, nehmen Sie beide Hände etwas zu Ihnen hin zurück. Ihre kleinen Finger können eventuell die Bewegung des Hinterhauptsbeins palpieren. Ist dies, je nach Hand- und Kopfgröße, nicht ohne Anstrengung möglich, lassen Sie Ihre kleinen Finger unbeteiligt. Ihre beiden Daumen legen Sie zur Mitte hin auf das Stirnbein; achten Sie darauf, nicht die nahegelegene Kronennaht zu berühren. Palpieren Sie die Bewegung des Stirnbeins. Stellen Sie sicher, daß Ihre Zeigefinger keinesfalls drücken, sondern sehr sanft auf dem Keilbein aufliegen.

Mit dieser Fingerstellung können Sie sich auf die unterschiedlichen Finger (und mit ihnen auf die entsprechenden Schädelknochen) konzentrieren und somit den unterschiedlichen Bewegungen folgen. Bleiben Sie in Ihren Fingern weiterhin flexibel und entspannt. So kann es sich ereignen, daß Sie, in Ihrer Aufmerksamkeit auf alle Finger, plötzlich die Bewegungen aller Schädelknochen miteinander palpieren können. Dann können Sie dem gesamten Zusammenspiel des Orchesters dieses Schädels lauschen.

Dies ist eine sehr umfassende Haltung, die sich für die liegende Person oft sehr wohltuend anfühlt.

8. Entspannung der Kiefergelenke: Temporomandibulargelenk-Entspannung

Wichtig: Manipulieren Sie keinesfalls am Unterkiefer, behandeln Sie ihn niemals isoliert!

Die Kiefergelenke leiden oft unter großer Anspannung oder sind eingeschränkt. Einige für die Bewegung des Unterkiefers zuständige Kaumuskeln gehören zu den stärksten Muskeln unseres Körpers, mit denen Artisten am Trapez ihr ganzes Körpergewicht festhalten.

Mit der Region der Kiefergelenke und des Unterkiefers werden Themen wie Nahrungsverwertung, Aggression, Kampf, Wut, »sich im Leben durchbeißen zu müssen«, aber auch Lachen und Lust angesprochen. Ist die Region des Unterkiefers entspannt, ist aus der Erfahrung der Biodynamik / Bioenergetik bereits der halbe Körper entspannt.

Die Lage der Schläfenbeine, an denen die Kiefergelenke angebracht sind, hat auf die Stellung des Unterkiefers und somit auch auf die Zahnstellung entscheidenden Einfluß.

Vor einer Behandlung der Kiefergelenke sollte immer eine Entspannung im Bereich von Brustkorbeinlaß, Zungenbein und der beiden Schläfenbeine vorausgehen.

Massage der Kaumuskulatur

Die Kaumuskulatur ragt mit dem großen Schläfenmuskel (Musculus temporalis) und der Schläfenfaszie weit hoch bis in die Bereiche von Stirn- und Scheitelbeinen. Seitwärts und unterhalb des Kiefergelenks verlaufen die starken Massetermuskeln und verschiedene Pterygoidmuskeln.

Ertasten Sie kurz gesichtswärts vor dem Hörkanal Ihre eigenen Kiefergelenke und

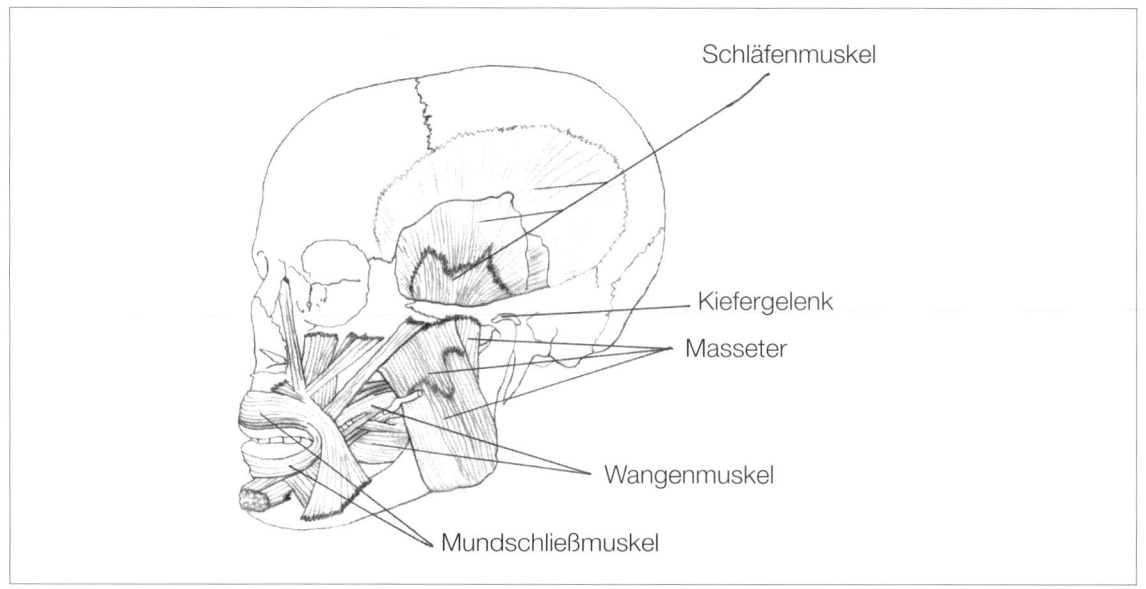

Kaumuskulatur (Schläfenmuskel, Massetermuskel, Wangenmuskel)

Ihre Kaumuskulatur mit leichten Kaubewegungen. Vielleicht spüren Sie Ihre eigene Spannung im Kiefergelenk, erlauben sich zu gähnen. Streichen Sie auf beiden Kopfseiten Ihre Unterkiefermuskulatur unterhalb des Kiefergelenks nach unten hin aus (siehe auch »Selbstbehandlung: Massage der Kaumuskulatur«).

Dann massieren Sie kreisend die Kaumuskulatur Ihres Klienten mit möglichst viel Fläche der vordersten Fingerglieder, ohne das Kiefergelenk selbst zu berühren. Das Druckempfinden ist gerade im Bereich der Kiefermuskulatur sehr individuell. Fragen Sie die liegende Person nach der richtigen Druckintensität. Massieren Sie oberhalb des Ohrkanals und Kiefergelenks den Schläfenmuskel nach oben zur Schädelwölbung hin, unterhalb des Ohrkanals und Kiefergelenks nach unten bis zum Unterkiefer hin. Nehmen Sie dann Ihre Hände weg und lassen Sie den Klienten nachspüren.

Entspannungstechnik am Unterkiefer

Sie sollte keinesfalls isoliert von allen vorangegangenen Behandlungstechniken ausgeführt werden. Die Berührung ist maximal ein Gramm leicht und gibt der betroffenen Gegend viel Zeit und Raum zum Loslassen. Wie in der Craniosacralen Behandlung üblich forcieren Sie auch hier gar nichts, sondern vermitteln Bindegewebe und Muskeln einfach die Einladung, weiter zu werden, sich entspannen zu dürfen.

Die Kompressions-Dekompressions-Technik erfolgt aufgrund der Indirekt-Direkt-Technik: Zuerst gelangen Sie leicht in den Bereich der (An-)Spannung, um die bisher gewohnte Zugrichtung anzuzeigen (= leichte Kompression). Danach gleiten Sie lang-

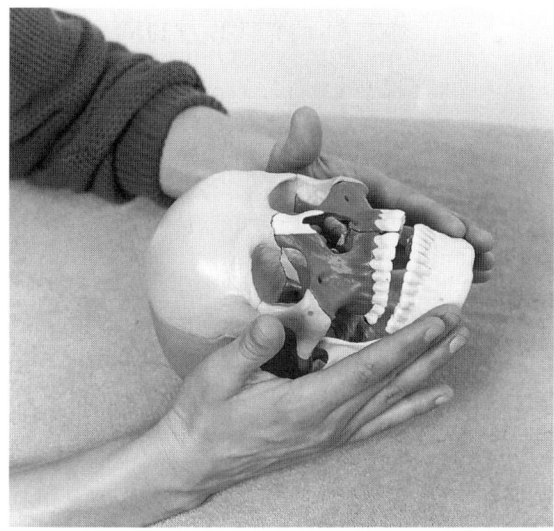

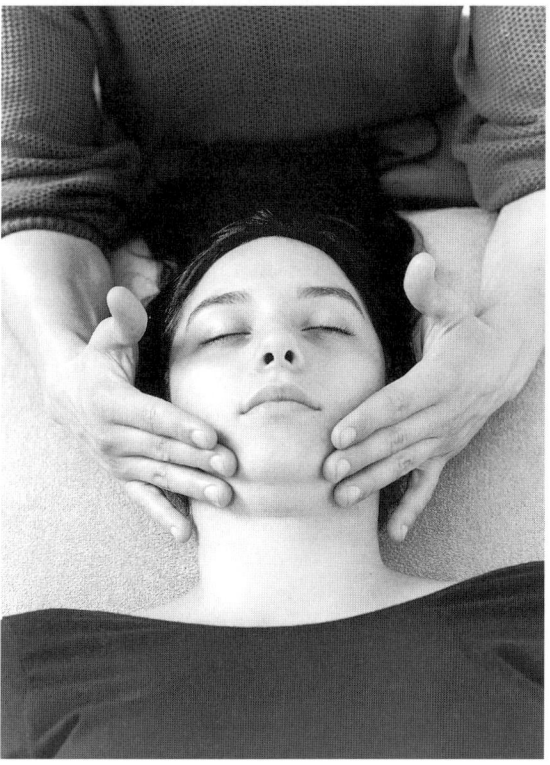

Fingerposition am Unterkiefer

sam in die Gegenrichtung (= Dekompression), um auch hier mit Sorgfalt und Geduld die Entspannung einzuladen. Sobald Sie

131

den geringsten Widerstand spüren, halten Sie inne und warten, bis sich das (Fest-)Halten auflöst.

Nach der sanften Massage der Kaumuskulatur stellen Sie Ihre beiden Hände seitwärts des Kopfes auf. Mit den Zeige-, Mittel- und Ringfingern ertasten Sie flächig und behutsam beide Unterkieferknochen (am Unterkieferast, -winkel und -körper). Verbinden Sie sich mit dem Unterkiefer, indem Sie ohne Drucksteigerung ungefähr im 45-Grad-Winkel zur Unterlage mit möglichst viel Fingerfläche über Haut und Bindegewebe mit den Knochen des Unterkiefers »verschmelzen«. Vergewissern Sie sich dabei, daß Sie mit Ihren Händen zum Kopf hin freien Raum lassen und den Kopf nicht mit Ihren Händen einengen.

Wenn Sie mit Ihren Fingerflächen die Unterkieferknochen gut spüren und dabei entspannt sind, komprimieren Sie für einige Momente sehr sanft, in beinahe nur gedachter Zugrichtung zum Kiefergelenk hin. Spüren Sie, ob eine Seite mehr hält als die andere? Nehmen Sie dies einfach wahr. Da-

nach nehmen Sie sich zwei bis vier Minuten Zeit für die in Gegenrichtung einsetzende, lange Dekompression. Diese wird wiederum mit gleichbleibendem, stetigem und sehr sanftem Zug ausgeführt und akzeptiert jeden Stopp von Gewebe oder Muskeln oder eine Einschränkung des Kiefergelenks. Sobald Sie den geringsten Widerstand spüren, halten Sie inne und warten, bis sich das Halten auflöst.

In dieser sanften Dekompression, wiederum mit möglichst viel Fingerfläche und im 45-Grad-Winkel, sind Sie auch offen für Bewegungsrichtungen zur Decke hin und zu den Füßen des Klienten. Spüren Sie während dieser Dekompression Unterschiede zwischen der linken und rechten Unterkieferseite? Hält eine Kiefergelenkseite mehr als die andere?

Halten Sie bei jedem »Stopp« des Gewebes, erlauben Sie der betroffenen Stelle zu entspannen, und dann fahren Sie weiter mit der Dekompressionsrichtung. Nehmen Sie Ihre Hände nach oben und zur Seite hin weg und lassen Sie den Klienten nachspüren.

9. Selbstbehandlung am Kopf

Ohrzieh-Technik

Die Ohrzieh-Technik (siehe unter »Kopfbehandlung: Entspannung der Schädelknochen und Hirnhäute«) können Sie an sich selbst anwenden, und zwar im Sitzen, Liegen oder im Stehen. Mit der Ohrzieh-Technik werden die Hirnhäute, die oft angespannt oder verklebt sind, gedehnt und flexibel gehalten. Ebenfalls wird das Kleinhirnzelt, die horizontale Ebene des intrakranialen Membramsystems, sowie dessen Berührungspunkte mit der Groß- und Kleinhirnsichel, die vertikale Ebene des intrakranialen Membransystems, entlastet, was auch auf den Blutabfluß im Gehirn positiven Einfluß hat und Druckgefühl verringern kann. Sie legen Ihre Zeigefinger unterhalb der Mitte in die Ohrmu-

scheln (nicht in den Hörkanal), Ihre Daumen halten die Rückseite der Ohrmuschel, ohne zu drücken. Geben Sie langsam sanften Zug nach außen hin. Gehen Sie weiter vor wie bereits beschrieben.

Massage der Kaumuskulatur

Die erwähnte Massage der Kaumuskulatur (siehe »Entspannung der Kiefergelenke: Massage der Kaumuskulatur«) können Sie auch an sich selbst ausführen. Damit entspannen Sie die betroffene Muskulatur und die Kiefergelenke. Gleichzeitig unterstützen Sie die natürliche Bewegung der beiden paarigen Schläfenbeine, die durch verspannte Kaumuskeln eingeschränkt wird.

10. Ergänzende Behandlungselemente

In Seitenlage den CS-Rhythmus unterstützen

Diese Behandlungsschritte können für sich stehen und zum Abschluß einer CS-Behandlung oder zur Integration nach starken physischen oder psychischen Prozessen eingesetzt werden:

Der Klient liegt in Seitenlage, vorzugsweise auf der linken Körperseite. Seine Halswirbelsäule wird z. B. durch ein kleines Hirsekissen, Handtuch oder eine nicht zu dicke Decke unter dem Kopf unterstützt. Klären Sie ab, ob der Klient sich wohler fühlt mit einem Polster oder Kissen zwischen den Knien und mit einer Decke zugedeckt.

Als Behandler befinden Sie sich hinter dem Klienten seitwärts am Behandlungstisch: Eine Hand legen Sie an das Hinterhauptsbein, die andere an das Kreuzbein. Ihre Hände verschmelzen mit diesen beiden Knochen, sind vorerst passiv und palpieren den CS-Rhythmus. Folgen Sie den CS-Bewegungen und verstärken Sie sie, indem die

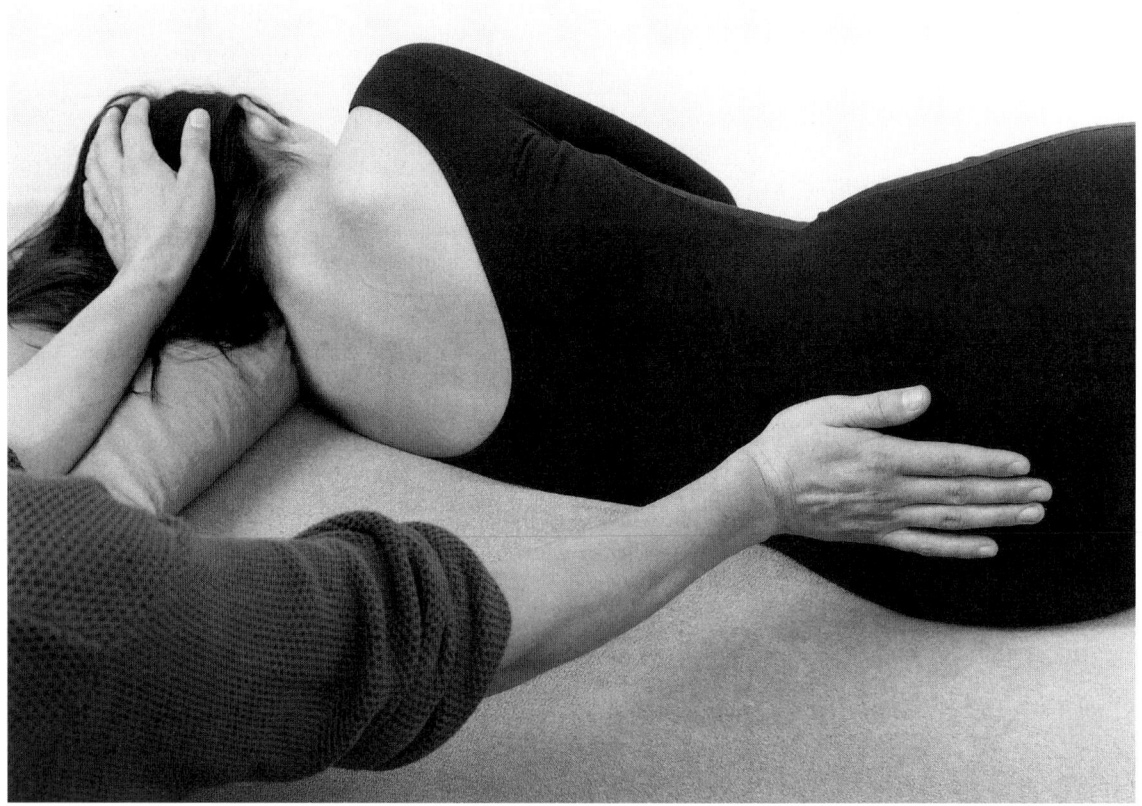

Handposition in Seitenlage

Hand am Kreuzbein dieses sanft zu den Füßen hin dehnt, die Hand am Hinterhauptsbein dieses sanft zum Kopfende hin dehnt. Sie üben dabei keinen Druck auf die Knochen aus. Sie unterstützen die CS-Bewegungen, indem Sie mit Ihren Händen dieser feinen Schaukelbewegung kopf- und fußwärts folgen, sie leicht verstärken und das CS-System damit sanft dehnen und weiten.

In Seitenlage den Energiefluß unterstützen und harmonisieren

Energetisch gesehen bleibt aufsteigende Energie oft im Nackenbereich stecken, absteigende Energie wird im Zwerchfell-/Magenbereich oder im Bauchnabelbereich auf-

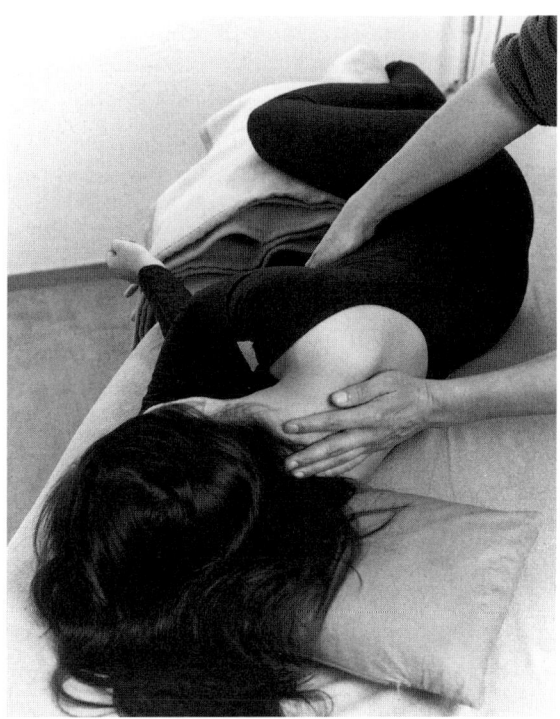

Handposition für den Energiefluß

gehalten. Die hier gezeigte Berührung entstammt der Biodynamik und wird allein oder im Anschluß an die vorhergehende Behandlungshilfe angewendet.

Vorzugsweise in linker Seitenlage wird der Kopf des Klienten mit einem kleinen Kissen oder Handtuch waagrecht gelagert. Sie stehen seitwärts am Behandlungstisch hinter dem Klienten.

Ihre kopfwärts zum Klienten gerichtete Hand legen Sie an seinen Nacken, die Hand, die fußwärts gerichtet ist, führen Sie über den Rumpf des Körpers und legen sie sanft und ohne Druck auf oder unter den Bauchnabel des Klienten.

Verweilen Sie zwei bis drei Minuten in dieser Position.

Den Duralschlauch entspannen

Der Duralschlauch ist die Fortsetzung der Hirnhäute. Er ist in freiem Zustand lediglich an drei Stellen befestigt: am Hinterhauptloch des Hinterhauptsbeins, im Bereich des 2. und 3. Halswirbels und im oberen Bereich des Kreuzbeins. In seinem übrigen Verlauf am Rückenmark sollte er sich flexibel und frei bewegen und den Körperbewegungen anpassen können. Mit folgender einfacher Technik befreien Sie den Duralschlauch von Verklebungen und leichten Verdrehungen. Diese Beeinträchtigungen können im gesamten Wirbelsäulenbereich bis hinunter zum Kreuzbein auftreten und werden oft verursacht durch Fehlhaltungen, Stürze, Streß und Traumata. Zur Vorbereitung dieser Behandlung sollten unbedingt die querverlaufenden Bindegewebeschichten gelöst werden, inklusive der Entspannung am oberen und unteren Ende der Wirbelsäule; damit wird der Duralschlauch bereits von der Peripherie her entspannt. Geschieht dies nicht, werden Sie auf Blocka- den des Duralschlauches stoßen, die die Entspannung des Duralschlauchs verhin- dern.

Erinnern Sie sich, daß der Duralschlauch aus der harten Rückenmarkshaut (Dura ma- ter spinalis) besteht und sich darunter die Spinnwebenhaut und die weiche Rücken- markshaut befindet, in denen der Liquor fluktuiert, welcher wiederum das Rücken- mark schützt und nährt.

Der freie, flexible Duralschlauch fördert den Liquorfluß und hat bessere Schutzqua- lität für das Rückenmark: Auch die Reini- gung und Versorgung der vielen Austritts- stellen der Rückenmarksnerven mit fri- schem Liquor wird verbessert.

Sie beginnen am oberen Ende der Wir- belsäule mit der Schalenhaltung oder am unteren Ende, indem Sie eine Hand unter das Kreuzbein des Klienten legen.

Sind Ihre Hände entspannt in der Scha- lenhaltung positioniert, so verlagern Sie langsam Ihr eigenes Körpergewicht etwas nach hinten. Dadurch geben Sie automa- tisch sanften Zug über das Hinterhauptsbein an den dort befestigten Duralschlauch, der minimal gedehnt wird. Spüren Sie dabei die Duralröhre hinunter, bis Sie auf eine Blocka- de, ein Halten stoßen, das sich oft wie ein Stopp anfühlt. Es gibt Personen, die die Stelle der Blockade spüren, andere sind sen- sorisch-visuell begabt und »sehen« die Blockade, mental geschulte Personen zählen die einzelnen Wirbelkörper hinunter und erhalten auf diese Weise Aufschluß über mögliche Blockaden. Halten Sie bei der Blockade inne, ohne den sanften Zug am Hinterhauptsbein zu verringern oder zu ver- stärken; dadurch wird die festhaltende Regi- on langsam und minimal eingeladen loszu-

lassen. Geschieht dies, spüren Sie mit gleichbleibendem Zug weiter den Dural- schlauch hinunter, bis Sie zur nächsten Ein- schränkung kommen, usw.

Läßt sich eine Einschränkung nicht auflö- sen, so nehmen Sie Ihre Hände unter dem Hinterhauptsbein weg und positionieren sich etwas seitwärts des Klienten. Legen Sie eine Hand quer unter das Hinterhauptsbein und die andere Hand an die betroffene Stel- le der Einschränkung. Geben Sie mit Ihrer Hand unter dem Hinterhauptsbein wieder- um sanften Zug zum Kopfende und begin- nen Sie mit der Hand an der Gegend der Blockade mit der Entspannung des Binde- gewebes kombiniert mit Fasziengleiten. Löst sich die Stelle, so positionieren Sie sich wieder am Kopfende des Klienten mittels Schalenhaltung oder am Kreuzbein.

Liegen Ihre Hände entspannt am Kreuz- bein, verlagern Sie Ihr Körpergewicht etwas fußwärts des Klienten und dehnen dadurch den Duralschlauch von unten hochwärts. Ih- re andere Hand können Sie dabei unterstüt- zend an die Stelle legen, wo der leichte Zug des Duralschlauchs gerade ankommt. Löst sich diese Stelle nicht, kombinieren Sie die Berührung der oberen Hand mit der Ent- spannung des Bindegewebes in Kombinati- on mit Fasziengleiten.

Zum Abschluß begeben Sie sich an die Seite des Behandlungstisches. Legen Sie ei- ne Hand quer unter das Hinterhauptsbein, die andere Hand quer unter das Kreuzbein. Ohne sich dabei zu sehr anstrengen zu müs- sen, bewegen Sie Ihre Arme und Hände auseinander und geben damit sanfte Deh- nung auf das obere und untere Ende der Wirbelsäule und somit auf den gesamten Bereich des Duralschlauchs. Eine Alternati- ve dazu ist die Behandlung in Seitenlage.

Schulter-Nacken-Entspannungsposition

Dieselbe Armbrücke wie bei der Becken-Bewußtseinsphase während der Iliosakralgelenk-Entspannung können Sie zur Entspannung von Schultern und Nacken praktizieren: Sie sind seitwärts am Behandlungstisch in Höhe des Kopfes des Klienten positioniert. Legen Sie die Hand, die dem Kopf des Klienten näher ist, unter den Rumpf, in der Mitte seines Rückens im Bereich der obersten Brustwirbel. Sie wird positioniert wie bei der Entspannung am Brustkorbeinlaß. Mit Ihrer freien Hand berühren sie die gegenüberliegende Schulter, so daß Sie gleichzeitig mit Ihrem Unterarm die Ihnen näherliegende Schulter berühren können. Somit bilden Hand und Unterarm eine Armbrücke an den Schultern. In der Folge spüren Sie sich über diese Berührung in das Bindegewebe dieser Region ein, ohne sich selbst oder Ihre eigenen Schultern dabei anspannen zu müssen. Die beiden Berührungspositionen an den Schultern bilden mit der untenliegenden Hand ein entspannendes, bewußtseinsförderndes dreidimensionales Empfinden, das mithilft, den Schulter-Nacken-Bereich loszulassen und zu entspannen.

Wurde zuvor der Beckenbereich entspannt, können Sie nach dieser Armbrücke an den Schultern eine doppelte Armbrücke anwenden: Dafür positionieren Sie sich seitwärts an der Rumpfmitte des Klienten.

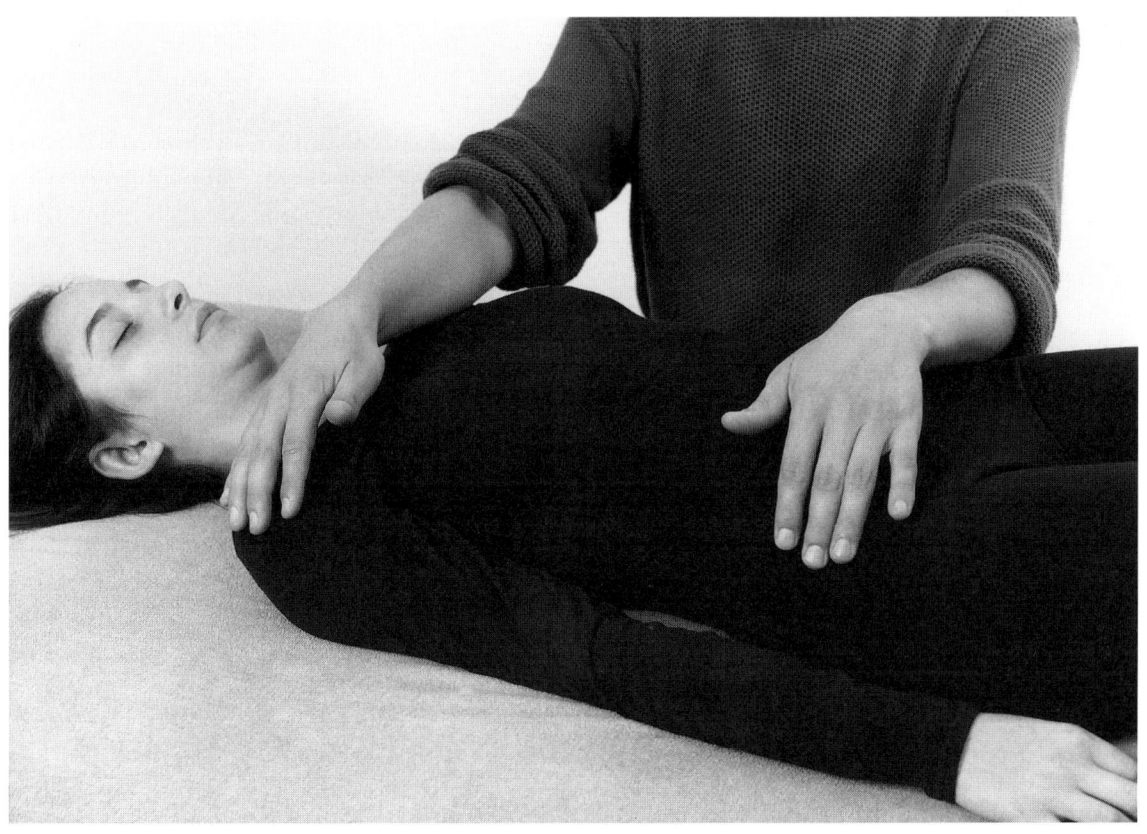

Doppelte Armbrücke an Schultern und Beckenkamm

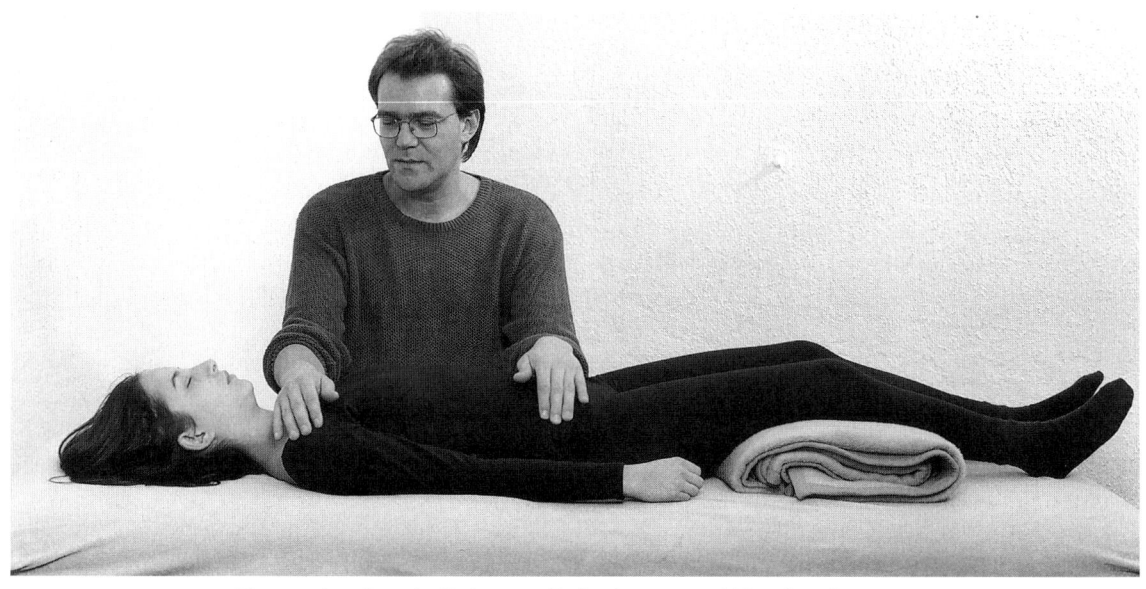

Doppelte Armbrücke an Schultern und Beckenkamm

Berühren Sie mit Hand und Unterarm des einen Armes die beiden Beckenkämme, gleichzeitig mit Hand und Unterarm des anderen Armes die beiden Schultern des Klienten.

Energie-Senden mit Fingern und Händen

Während der Behandlung vergewissern Sie sich immer wieder, daß Sie Ihre Hände und Finger locker halten. Zu stark gehaltene Gewebestrukturen lösen sich oft besser durch einfühlsame Berührung als durch mehr Druck.

Versuchen Sie als Experiment das bewußte »Energie-Senden« mit Ihren Händen oder Fingern. Diese Einstellung trägt dazu bei, daß sich Blockaden schneller lösen.

Alles im Universum hat eine Energieform, daher können auch bisher noch nicht meßbare energetische Vorgänge erfolgreich sein und wirken. Bereits die thermische Re-

aktion durch Ihr Handauflegen beim Palpieren des CS-Rhythmus unterstützt die Entspannung und Lösung von Blockaden. Sind Sie als Behandler mit Ihrer verstärkten Aufmerksamkeit bzw. Ihrem Bewußtsein konzentriert an einer Stelle und zudem selbst als Kanal für die heilende Kraft offen, so wird die Qualität der Berührung intensiviert, und stark haltende Gewebestrukturen lassen sich besser lösen.

Ihre Finger können Sie an Körper, Schädel und traumatisierten Körperstellen auflegen. Stellen Sie sich vor, daß Ihre vordersten Fingerglieder und Fingerspitzen lösende und heilende Energie aussenden, die das berührte Gewebe weitet und entspannt.

An Punkten besonderer Blockaden oder Traumata können Sie das Energie-Senden noch verstärken. Legen Sie eine Hand sanft auf die betroffene Stelle, den ausgestreckten Zeige- oder Mittelfinger der anderen Hand bringen Sie auf die diagonal gegenüberliegende Körperstelle. Mit dem ausgestreckten Finger senden Sie wiederum Energie durch das Gewebe zu Ihrer Hand an der gehalte-

138

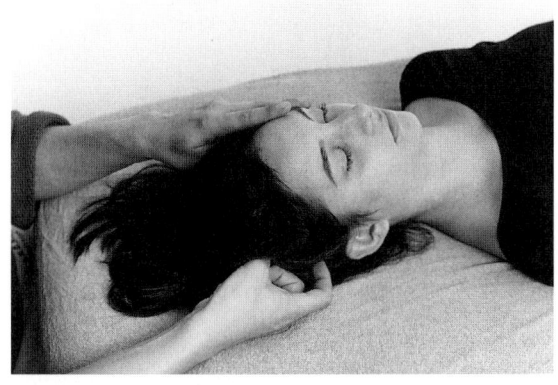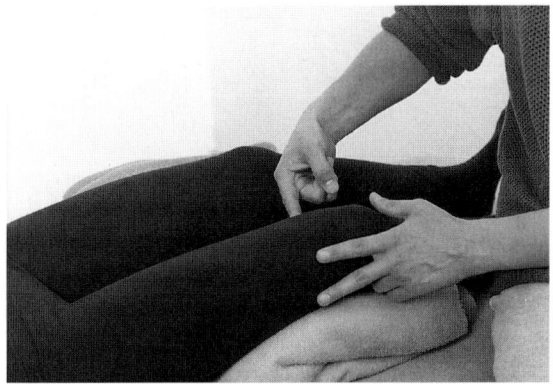

Energie-Senden an Kopf und Knie

nen Stelle, welche als Ziel- und Sammelpunkt für die lösende Energie dient.

Als weitere Möglichkeit legen Sie eine Hand an die gehaltene oder traumatisierte Stelle, Ihre andere Hand diagonal gegenüber. Sind beide Hände entspannt, so können Sie entspannende, lösende und heilende Energie von einer Hand zur anderen und von dieser wieder zurück schicken.

Die Schulterblätter entspannen

Position oben am Behandlungstisch (Kopfnähe):
Linke Hand unter dem linken, rechte Hand unter dem rechten Schulterblatt.

Auch an den beiden Schulterblättern sind wichtige Ansätze der Hals-, Nacken- und Schultermuskulatur befestigt oder verlaufen in deren Nähe. Um die Entspannung in dieser Region zu fördern, ist es vorteilhaft, mit beiden Handinnenflächen die Schulterblätter des Klienten in Rückenlage einige Minuten zu halten. Zusätzlich können Sie die Bewegungsvielfalt der beiden Schulterblätter erforschen. Dabei ist es gut, gelegentlich innezuhalten, um den betroffenen Muskeln, Sehnen, Bändern, Faszien und dem Schul-

terblatt die Möglichkeit des Loslassens in verschiedene Richtungen zu signalisieren.

Sie schieben dafür Ihre Hände von den Schultern herkommend in die weiche Unterlage und zu den Schulterblättern hin. Ihre Finger sind dabei in Richtung Schulterblatt ausgestreckt. Positionieren Sie Ihre Hand (Innenfläche nach oben geöffnet) unter die beiden Schulterblätter. Ihre linke Hand liegt nun unter dem linken Schulterblatt des Klienten, Ihre rechte Hand unter dem rechten Schulterblatt des Klienten. Entspannen Sie Ihre Finger, Hände, Arme und Schultern.

Nehmen Sie mit Ihrer Aufmerksamkeit und Ihrem mittlerweile entwickelten Spürbewußtsein die Befindlichkeit und den Unterschied der beiden Schulterblätter wahr. Stimmen Sie sich wieder auf die nächstmögliche Spannungsebene von Bindegewebe, Faszien oder Muskeln ein. Unterstützen Sie die Schulterblätter und deren unmittelbare Umgebung mit derselben Technik wie beim Lösen der querverlaufenden Bindegewebeschichten, indem Sie mit Ihren Händen dieselbe Spannungsebene übernehmen und wieder entspannen, oder durch leichtes Fasziengleiten. Verschieben Sie die beiden Schulterblätter andeutungsweise, indem Sie Ihren beiden Händen erlauben, millimeterweise der freien Richtung zu folgen. Wenn

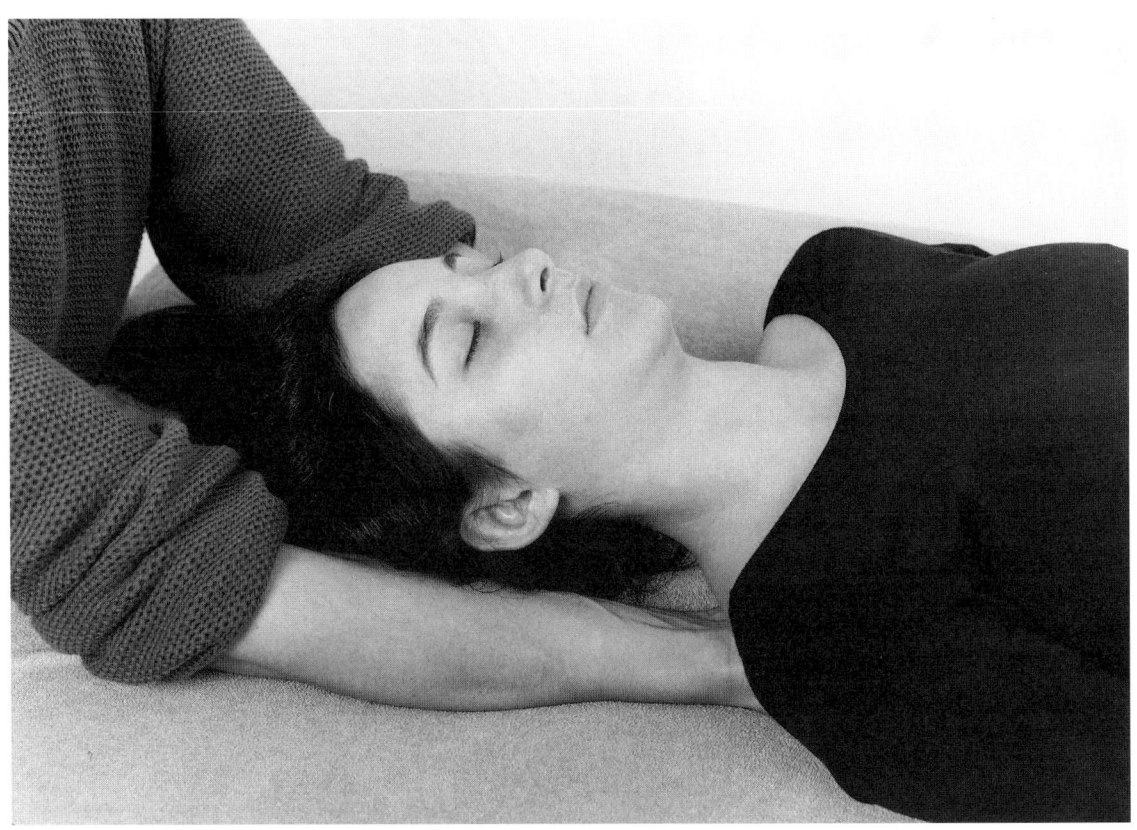

Hände unter dem Schulterblatt links und rechts positioniert

Ihre Hände in der freien Richtung gestoppt werden, halten Sie dort inne mit der Option, später vielleicht noch weiter in die freie Richtung zu folgen. Sie verschieben dann die beiden Schulterblätter in die eher eingeschränkte Richtung, wo Sie bei der nächsten spürbaren Einschränkung wieder innehalten mit der Option, später vielleicht noch weiter der eingeschränkten Richtung folgen zu können. Danach entspannen Sie Ihre beiden Hände wieder und halten die Schulterblätter in Ihren Händen. Spüren sie bereits, wie diese Zone sich zu entspannen beginnt?

Nun können Sie mit Ihren entspannten Händen die Schulterblätter anheben, wiederum in Zeitlupe und als Bewegung kaum wahrnehmbar. Sehr sanft heben Sie die bei-

den Schulterblätter zusammen ein wenig in Richtung Decke, warten und gehen zurück zur Ausgangsposition, warten und bringen die Schulterblätter in die andere Richtung noch mehr zum Tisch hin, indem Sie Ihre beiden Hände leicht in die weiche Unterlage drücken. Warten Sie auch hier einige Momente, damit diese Entspannung vom betroffenen Gewebe wahrgenommen werden kann. Falls Sie dabei spüren, in welcher Richtung die einzelnen Schulterblätter freier sind, können Sie die freie Richtung etwas verstärken und die Bewegung dann langsam in die eingeschränkte Richtung führen.

Als Ergänzung können Sie auch die beiden Schulterblätter abwechselnd sanft in die Höhe Richtung Decke und in die Tiefe Richtung Tisch bewegen (linkes Schulterblatt hoch durch Anheben der Hand, gleichzeitig rechtes Schulterblatt tief durch leichten Druck der Hände in die weiche Tischunterlage und umgekehrt). Machen Sie dabei immer wieder einige Momente Pause. Dies hilft Ihnen und dem Klienten nachzuspüren.

Während Ihre Hände die Schulterblätter einladen, schwerer zu werden und die muskuläre Spannung loszulassen, können Sie ab und zu mit Ihren beiden Händen sanft vibrieren. Dies unterstützt die Lockerung der Muskeln.

All diese verschiedenen Techniken werden sehr fein, fast nur andeutungsweise ausgeführt. Dadurch wird der betroffenen Gegend mit kleinen, aber unmittelbar integrierbaren Bewegungen der Impuls zu jener Entspannung gegeben, die sich nach der Behandlung an dieser Stelle fortsetzt. Mit etwas Übung können Sie die verschiedenen Methoden zum Freisetzen der Schulterblätter beliebig kombinieren.

Ausstreichen der Halsmuskulatur, des Kopfwendemuskels und des Trapeziusmuskels

Position oben am Behandlungstisch (Kopfnähe):

Ihre Hände liegen locker auf dem Behandlungstisch links und rechts vom Kopf des

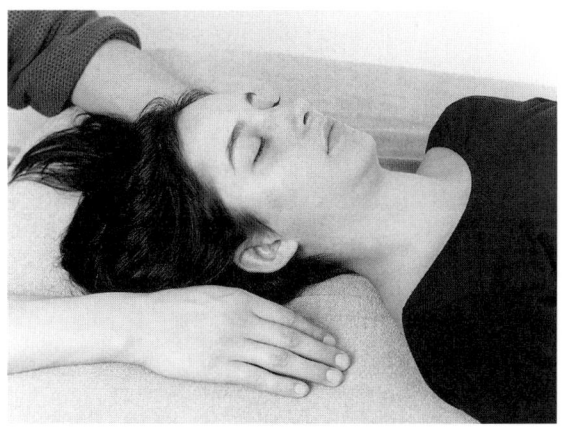
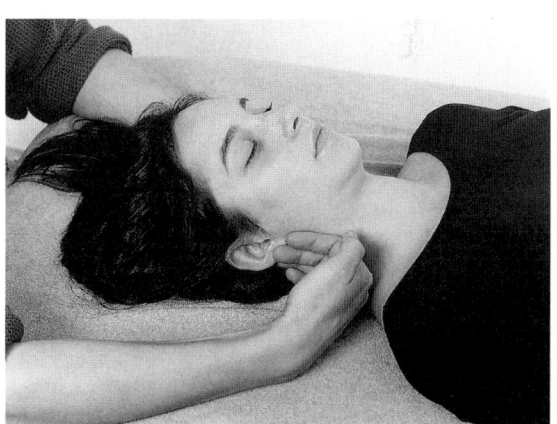
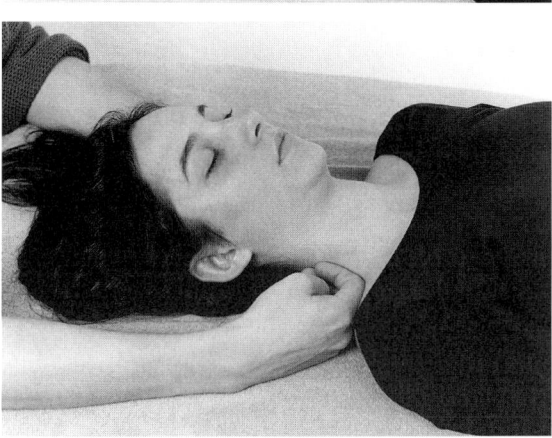
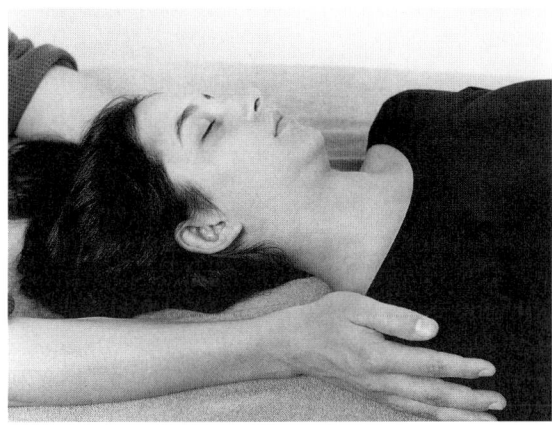

Ausstreichen der Hals-/Nackenmuskulatur

Klienten. Ihre Schultern dürfen nach unten fallen, und vielleicht sinkt auch Ihr Unterkiefer einige Millimeter nach unten. Sie wissen, daß es natürlich ist, sich zu entspannen. Sind Sie zentriert und entspannt, beginnen Sie mit dem sanften Ausstreichen der Halsmuskulatur, insbesondere des Trapeziusmuskels, über die Schultern zum Arm hin.

Dazu werden beide Handgelenke angewinkelt und mit der Fläche des Handrückens unterhalb der Warzenfortsätze am Kopfwendemuskel angelegt. Folgen Sie einigen Atemzügen des Klienten. Wenn Sie bereit sind, streichen Sie mit den beiden Fingerflächen auf der Muskulaturoberfläche sanft nach unten zum Nacken und von dort nach außen über die Schultern zum Oberarm hin aus. Achten Sie beim Ausstreichen darauf, daß Sie dies mit sehr wenig Druck tun. Dies ist also kein Druck in die Tiefe, sondern ein Dehnen und seitliches Ausstreichen. Vermeiden Sie dabei, an Knochen und Gelenken (insbesondere zum Schultergelenk hin) Zug oder Druck auszuüben. Ihre Absicht ist es, die Anspannung im Hals-Schulter-Bereich über das Schultergelenk auszustreichen und abzuleiten.

11. Kurzbehandlungsvorschläge

Die folgenden Vorschläge für eine Kurzbehandlung empfehlen sich selbstverständlich erst nach gewissenhafter Abklärung der Kontraindikationen. Voraussetzung für die Anwendung der einzelnen Behandlungsformen ist die Kenntnis der für die Craniosacral-Behandlung nötigen inneren Einstellung und die Geübtheit in den bisher vermittelten Techniken.

	Ausführungsdauer
Induzieren eines Ruhepunktes	ca. 5 – 10 min.
Ruhepunkt-Induktion und Seitenlage-Behandlung kombinieren	ca. 30 min.

Falls Sie für eine CS-Behandlung eine knappe Stunde zur Verfügung haben, eignen sich die folgenden Kurzbehandlungen. Halten Sie dabei die Reihenfolge ein:

Ganzkörpereinschätzung	ca. 5 – 10 min.
Entspannung am Rumpf und Hals	ca. 30 – 40 min.
Induzieren eines Ruhepunktes	ca. 5 – 10 min.
Diese Behandlungsteile dauern insgesamt:	ca. 50 – 60 min.

In der Folge können Sie unmittelbar anschließen:

Region der obersten Halswirbel (Atlas-Occiput-Gelenk) entspannen	ca. 15 – 20 min.
Region der untersten Lendenwirbel (Lumbosakral-Gelenk, L5/S1) entspannen	ca. 15 min.
Kreuzbein freisetzen	ca. 5 min.
Iliosakralgelenk-Entspannung fördern (Armbrücke)	ca. 5 min.
Kopf-, Schulter- und Nackenbereich in Schalenhaltung entspannen	ca. 5 min.

Alle im vorhergehenden Kapitel aufgeführten ergänzenden Behandlungselemente können einzeln oder kombiniert angewendet werden.

Zum Abschluß der Behandlung:

Ruhepunkt induziern	ca. 5 min.
Ganzkörpereinschätzung (Vergleich: vorher – nachher)	ca. 5 – 10 min.
die Füße halten, um zu »erden«	ca. 2 – 3 min.

(Die angegebene Ausführungsdauer kann variieren. Sie ist u. a. von der Erfahrung des Behandlers abhängig.)

12. Grundbehandlung für den Hausgebrauch

Gesunde Klienten

Die hier aufgeführte Craniosacral-Grundbehandlung unterstützt die Entspannung von »Körper-Geist-Seele« und wirkt integrierend auf verschiedene Selbstregulationsmechanismen des Körpers. Dadurch wird u. a. das Immunsystem gestärkt.

Diese CS-Grundbehandlung dient der allgemeinen Gesundheitsvorsorge; gleichzeitig ist sie eine (Körper-)Wahrnehmungs- und Bewußtseinsschulung für den Behandelnden wie auch für die behandelte Person.

Dabei ist zu beachten, daß Personen mit starken Beschwerden nicht behandelt werden. Sie gehören zur schulmedizinischen Abklärung in die therapeutische Praxis.

In Einzelfällen können, nach medizinischer Abklärung und in Absprache mit ausgebildeten CS-Therapeuten, auch Pflegebedürftige behandelt werden. Dafür wird der Besuch eines CS-Basiskurses dringend empfohlen.

Mit dieser Grundbehandlung werden Spannungen und Blockaden im Körper, z. B. in Bindegewebe, Muskeln und Gelenken, mit ca. ein bis drei Gramm leichter Berührung auf sehr sanfte Weise gelöst. Eine intensive Beschäftigung mit den Grundtechniken und der Einführung in diesem Buch wird vorausgesetzt.

Die Behandlungsdauer ist abhängig von der regelmäßigen Übung und der Erfahrung des Behandlers.

Beginnen Sie mit der Grundbehandlung erst, wenn Sie mit den vorangegangenen einfacheren Behandlungsvorschlägen einige Kurzbehandlungen durchgeführt und dabei positive Rückmeldungen erhalten haben.

Wie für die Craniosacral-Grundbehandlung üblich, liegen die Hände sehr sanft auf. Sie manipulieren nicht, sondern laden die natürliche Entspannung ein.

Beenden Sie die Behandlung mit der Ohrzieh-Technik, der Schalenhaltung und/oder induzieren Sie einen Ruhepunkt. Ertasten Sie an den Palpierstationen den CS-Rhythmus und gehen Sie zum Schluß zu den Füßen des Klienten, um diese zu »erden«.

Falls der Klient möchte, kann er zum Abschluß in Seitenlage ruhen und nachspüren.

Sind Sie nach regelmäßigem Üben mit dem Palpieren des CS-Rhythmus und dem Behandlungsablauf vertraut, werden Sie für die Ganzkörpereinschätzung mittels Palpierstationen nur noch wenige Minuten brauchen und haben in der Folge für die Entspannung am Rumpf und an den Schädelknochen mehr Zeit.

Der Klient setzt sich nach der Behandlung seitwärts auf, um den Rücken zu schonen. Mit einigen langsamen Schritten um den Behandlungstisch kann der Klient sein neues Körpergefühl im Stehen wahrnehmen.

Halten Sie den Klienten dazu an, in der Folge viel Wasser zu trinken. Einige tiefe Atemzüge können ihn noch schneller in die Alltagsrealität zurückholen.

Ganzkörpereinschätzung:

Palpation des Craniosacralen Rhythmus an folgenden Palpationsstationen:	**Entspannung durch:**
Füße	evtl. Ruhepunkt induzieren
Knie, evtl. Oberschenkel	evtl. Fasziengleiten am Oberschenkel
Darmbeinkämme, Becken	evtl. Fasziengleiten am Übergang Becken/Bauch
Rippenbogen	evtl. Fasziengleiten
Schultern	evtl. Schulterblätter entspannen
Kopf/Schädel	evtl. Ruhepunkt induzieren

Entspannung von Bindegewebeschichten an:	
Beckenbereich	evtl. Fasziengleiten am Übergang Becken/Bauch
Rippenbogen	evtl. Fasziengleiten
Brustkorbeingang	evtl. Fasziengleiten
Zungenbein	

Entspannung weiterer Körperregionen:	
Hinterhauptsbein/Atlas-Occiput-Gelenk	mit verschiedenen Entspannungsphasen evtl. Ruhepunkt induzieren
Lumbosakralgelenk (L5/S1)	mit verschiedenen Varianten
Kreuzbein	evtl. Ruhepunkt induzieren
Iliosakral-Gelenk	mit Bewußtseins- und Entspannungsphase

Die folgenden Techniken zur Entspannung sind mit maximal ein bis drei Gramm sehr sanft, Begriffe wie »Anheben« oder »Kompression« sind eher eine gedachte, subtile Einladung zur Entspannung und keine Manipulation.
Beginnen Sie mit der Schalenhaltung und induzieren Sie einen Ruhepunkt.

Kopfbehandlung zur Unterstützung des CS-Rhythmus zur Mobilisierung der Schädelknochen und des intrakranialen Membransystems

Unterstützen des CS-Rhythmus an:	Entspannung durch:
Stirnbein	Anheben
Scheitelbeine	Kompression in Extension
	Anheben kranial
Keilbein	Kippbewegungen folgen
	(kein Druck, keine Manipulation)
Schläfenbeine	Finger-im-Ohr-Technik
	Ohrzieh-Technik
	Kompression am Mastoid
Kaumuskulatur	Massieren: oberhalb des Ohrkanals nach oben, unterhalb des Kiefergelenks nach unten
Unterkiefer	Kompression
	Dekompression

Zum Abschluß der Behandlung:
Ruhepunkt induzieren
Ganzkörpereinschätzung (Vergleich: vorher – nachher)
die Füße halten, um zu »erden«

III.
Erfahrungen aus der Praxis

1. Üben und Erleben

Das kontinuierliche Üben der beschriebenen Techniken aus einer respektvollen Grundhaltung heraus ist wichtig. Regelmäßiges Üben verhilft Ihnen zu mehr Achtsamkeit auf die Qualitäten des CS-Rhythmus und Ganzkörperzusammenhänge, vor allem auch zur nötigen Sicherheit im Behandlungsablauf. Und Sie werden sehen, daß Sie sich zunehmend von Ihrer Intuition leiten lassen und freier werden in der Gestaltung des Behandlungsablaufs, ohne dabei die Grundtechnik und die Vorsicht zu vernachlässigen.

Haben Sie Ihre Hände immer exakt positioniert, vergewissern Sie sich, daß Sie selbst eine bequeme Körperhaltung einnehmen, in der Sie einige Minuten ruhen können. Entspannen Sie Ihren Körper, indem Sie sich erden. Vielleicht spüren Sie Ihre eigenen Punkte der Spannung, nehmen sie wahr, ohne etwas zu verändern, und beschließen, sie über das Becken und die Beine und Füße nach unten abzuleiten. Sie können Ihre Schultern gänzlich fallen lassen und auch die Arme und Hände noch mehr loslassen. Erlauben Sie sich, in diesen natürlichen Zustand der Entspannung, der Stille und des Nichtstuns einzutreten. Dies hat nichts mit Träumerei oder geistiger Abwesenheit zu tun, sondern mit wacher Präsenz und einer erhöhten Aufmerksamkeit. Die Botschaften des Körpers sind es, die den Sitzungsverlauf mitbestimmen und uns auf das innere Heilpotential aufmerksam machen.

Aus einem Raum der Stille heraus können Sie die verschiedenen, feinsten Bewegungen im Körper an sich und anderen besser erspüren. Hier wird die Craniosacral-Behandlung zur Bewußtseinsschulung für den Ausübenden wie für den Empfangenden. Sie erfordert eine möglichst offene Grundhaltung und eine wertfreie Wahrnehmung während der Behandlung. Selbstreflektion kann auch hier nicht schaden und ist für die Qualität Ihrer Sitzung besonders wertvoll. Manchmal palpieren Sie und fragen sich: »Ist das nun der Pulsschlag des Klienten oder mein eigener, den ich jetzt so stark in meiner Hand spüre?«

2. Beispiele aus der Praxis

Marlene stürzte während einer Bergwanderung auf ihr linkes Knie. In der Folge hatte sie stechende Schmerzen in der rechten Hüfte. Die vom Arzt verschriebenen Medikamente linderten den Schmerz nur für einige Stunden.

Im Becken- und Kreuzbeinbereich war der CS-Rhythmus sehr schwach und stockend palpierbar. Durch die CS-Behandlung lösten sich die durch den Kniesturz in den Rumpf weitergeleiteten Spannungen wie in einer Kettenreaktion: Die Blockade im Becken verschwand, und in der Folge entspannte sich das Gewebe bis hoch zu Brustbein und Schultern. Nach der zweiten Behandlung verschwand auch der links gelegentlich auftauchende Wadenkrampf vollends.

Hans ist erfolgreicher Unternehmer. Aufgund der starken beruflichen Belastung hatte er zeitweise das Gefühl, »innerlich gleichzeitig leer und voll« zu sein. Zudem quälte er sich seit Monaten mit einer chronischen Gastritis und Verstopfung, bedingt durch die vielen Geschäftsessen, wie er vermutete. Obwohl Hans die Augen während der ganzen Sitzung nicht schließen wollte, empfand er nach der Entspannung des Rumpfes, des oberen und unteren Endes der Wirbelsäule und der Ruhepunkt-Induktion eine merkliche Gelöstheit. Im Magen- und Darmbereich gab es glucksende Geräusche. Infolge dieser ersten Behandlung hatte Hans Durchfall und schlief die folgenden Nächte durch. In den nächsten zwei Sitzungen erlangte er das Gefühl, innerlich zentriert zu sein, seine Mitte wiedergefunden zu haben. Zu Beginn der vierten Sitzung schloß er nach kurzer Zeit die Augen und genoß die Behandlung, die wiederum von

langanhaltenden, lauten Verdauungsgeräuschen begleitet wurde – besonders, nachdem sich das obere und untere Ende der Wirbelsäule (Atlas-Occiput- und Lumbosakralgelenk) noch mehr entspannt hatte: Die chronischen Magenbeschwerden waren verschwunden. Die CS-Behandlung löste den diffusen Druck in der Speiseröhre und harmonisierte sein Zentralnervensystem. Sie verhalf ihm, zusammen mit einer Nahrungsumstellung, zu einem beschwerdefreien Leben und Arbeiten und erholsamer Nachtruhe.

Simona, eine sechzehnjährige junge Frau, klagte über starke Rücken- und Nackenprobleme durch die streßreiche Schulzeit. Zusätzlich hatte sie öfters Blasenentzündungen und starke Menstruationsbeschwerden. Der CS-Rhythmus war im gesamten Rumpfbereich eingeschränkt, vor allem an den Schultern. Nach zwei CS-Grundbehandlungen hatte sich der Gesamttonus ihres Bewegungsapparates stark verbessert, die Rücken-Nacken-Verspannung verschwand – nicht zuletzt auch deshalb, weil Simona durch die beiden CS-Behandlungen eine andere Einstellung zu ihrem Lernstreß gewinnen konnte. Die Blasenentzündungen tauchen nur noch sehr selten auf, die Menstruationsbeschwerden sind auf ein erträgliches Minimum abgeflacht.

Nach nur einer Grundbehandlung an einer Frau verschwand eine vier Zentimeter große diagnostizierte Zyste im Gebärmutterbereich. Die Zyste hätte bei gleichbleibender Größe einige Wochen später operativ entfernt werden müssem.

Bereits die erste CS-Behandlung war für Christine, eine vitale Frau mit selten auftauchenden Rückenproblemen ohne pathologischen Befund, ein Schlüsselerlebnis. Während der CS-Rhythmus erspürt wurde, erlebte sie das Einkehren einer angenehmen Ruhe. Die Entspannung der querverlaufenden Bindegewebeschichten im Becken-Bauch-Bereich empfand sie als ein lösendes Weiterwerden in alle Richtungen. Bei der Handposition am Rippenbogen und somit am Zwerchfell verlangsamte sich der Atemrhythmus. Die am Rippenbogen aufgelegte Hand berührte ohne Druck. Nach kurzer Zeit fing die Solarplexusgegend von Christine an, leicht zu vibrieren. Auf die Frage, was momentan geschehe, kam die knappe Antwort: »Ich weiß es nicht genau – ich sehe nichts.« Ihre Augen waren etwas zugekniffen, und das linke Augenlid begann unregelmäßig zu zucken. Die wiederholte Frage ergab dieselbe Antwort wie beim ersten Mal. Der Bereich des Rippenbogens zwischen den Händen wurde zunehmend wärmer und schließlich heiß. Die Behandlung wurde ohne weitere Techniken, einzig durch Präsenz, weitere zehn Minuten am Rippenbogen fortgesetzt. Dann kam ein großes Aufatmen von Christine, und sie schlief eine Weile. Unterdessen fuhr ich mit der Behandlung fort. In dem Moment, als die Induktion des Ruhepunktes am Kopf beendet war, atmete Christine einige Male tiefer und war dann hellwach. Sie konnte sich genau daran erinnern, wie ihr vor einigen Jahren in den Ferien eine Zeltstange kräftig an ihr linkes Augenlid geschlagen war. Alle noch zu Sitzungsbeginn wahrgenommenen Spannungen waren verschwunden.

Das dumpfe Gefühl in der Lendenwirbelsäule zu Sitzungsbeginn, an den Stellen, wo Christine gelegentlich Rückenschmerzen verspürte, meldete sich in der Zeit bis zur nächsten Sitzung in an- und abschwellender Form. Seit der zweiten Behandlung ist Christine beschwerdefrei und macht gelegentlich eine CS-Sitzung, um in ihrem Alltag und bei der Arbeit besser zurechtzukommen.

3. Antworten und Tips

Einige immer wieder in Kursen und beim Üben auftretende Fragen (F) sind hier mit ihren Antworten (A) aufgelistet.

F: Was ist, wenn ich den CS-Rhythmus nicht oder nur zeitweise spüre?

A1: Vergewissern Sie sich, daß Sie sich mit der richtigen Einstellung und Vorbereitung am Behandlungstisch eingerichtet haben und auch innerlich eingestimmt sind. Schon ein kleines Unbehagen für den Behandler, wie z. B. die falsche Sitzhöhe, kann das lockere Palpieren erschweren.

A2: Vielleicht hat das CS-System momentan einen Ruhepunkt oder einen plötzlichen Stopp. Palpieren Sie entspannt weiter. Während des Ruhepunktes geschehen im Körper oft feine Neujustierungen von Knochen, Gelenken, Muskeln und Bindegewebe. Diese können Sie palpieren. Lauschen Sie rezeptiv weiter, um der Bewegung des wiedereinsetzenden CS-Rhythmus nach dem Ruhepunkt zu folgen.

A3: Seien Sie nicht zu sehr darauf fixiert, den CS-Rhythmus spüren zu wollen. Bereits eine übersteigerte Erwartung kann verhindern, daß Sie den Rhythmus fühlen. Lauschen Sie in einer möglichst aufmerksam-passiven oder meditativen Haltung, so ist es dem subtilen Ebbe-Flut-Rhythmus eher möglich, sich Ihnen mitzuteilen. Manchmal ist der Rhythmus erst dann spürbar, wenn der Übende es aufgegeben hat, ihn spüren zu wollen.

A4: Es ist wie das Umschalten der Wahrnehmung über Ihre Hände auf einer inneren Skala. Nach einiger Schulung der Hände, kombiniert mit der klaren Absicht, fühlt sich der minimale Bewegungsimpuls – im Mikrometerbereich – manchmal wie eine große, langsame Bewegung an.

A5: Auch wenn Sie den CS-Rhythmus nicht spüren, wird dieser trotzdem durch die palpierende Präsenz unterstützt und oft ausgeglichener.

A6: Manchmal kann Ihnen auch schon die Vorstellung weiterhelfen, wie sich der CS-Rhythmus bewegen würde, wenn Sie ihn spürten.

A7: Vielleicht ist der CS-Rhythmus an der palpierenden Körperstelle oder bei diesem Klienten insgesamt nicht oder nur sehr schwach wahrnehmbar. Meist ist er stärker, nachdem Sie einen Ruhepunkt induziert haben.

A8: Wie ist Ihre Berührung? Haben Sie möglichst viel Finger-/Handfläche aufgelegt und Ihren Berührungsdruck nochmals um die Hälfte verringert? Falls Sie andere manuelle Therapien kennen und deren Druckstärke gewohnt sind, ist Ihr Behandlungsdruck für Craniosacrale Körpertherapie eventuell (gewohnheitsmäßig) zu stark. Je leichter die Berührung, um so besser spüren Sie die CS-Bewegungen.

F: Was ist, wenn ich den CS-Rhythmus bei der Ruhepunkt-Induktion nicht spüre?

A: Ist vor der Ruhepunkt-Induktion kein CS-Rhythmus spürbar, beginnen Sie trotzdem, den Ruhepunkt zu induzieren. Dies geschieht durch Halten in Extension, indem Sie die Ruhepunktstelle etwas in Extensionsposition bringen und dort halten. Befindet sich das CS-System in Flexionsposition, wird es vermutlich drei bis zehn Sekunden dauern, bis die Extensionsbewegung einsetzt und das CS-System sich von der Flexionsposition in die Extensionsposition bewegt. Dort übernimmt dann Ihr Halten in Extension diese Bewegung und führt nach einer Weile zum Ruhepunkt.

F: Was ist, wenn der Klient während der Sitzung einschläft?

A1: Behandeln Sie behutsam weiter. Dies ist ein Zeichen, daß es ihm gut geht, er entspannt ist und Ihnen vertraut. Die CS-Behandlung wirkt trotzdem! Oft wird dabei die Hirnaktivität auf tiefenentspanndende Frequenz »hinuntergefahren«, und der Körper ruht in seinem Zentrum. Überfordernde Belastungen des Alltags können abgestreift oder relativiert werden. Meist erwacht der Klient zentriert und erfrischt, wie nach einer Pause.

A2: Kommt der Klient zur CS-Behandlung zur Auflösung von Symptomen oder Krankheiten, so empfiehlt es sich, ihn nach einigen »schlafenden Sitzungen« aufzufordern, aktiver die Sitzungen mitzuverfolgen. Dabei hilft der Miteinbezug der Gesprächsführung.

F: Was ist, wenn der Klient die Augen offen hat?

A: Er kann die Augen offenhalten. Allerdings profitiert er von der CS-Behandlung mehr, wenn er seine Augen schließt und seine Aufmerksamkeit nach innen richtet. Vielleicht ist er erst nach einigen Sitzungen dafür bereit. Schlagen Sie ihm vor, die Augen zu schließen und seine Körperempfindungen wahrzunehmen, auch da, wo Ihre Hände gerade aufliegen.

F: Wird während der Behandlung gesprochen?

A: Es gibt ganz stille Sitzungen und solche, in denen gelegentlich verbale Kommunikation stattfindet. Beides ist sinnvoll und hat seine Berechtigung. Es ist sinnvoll, ab und zu nach der Befindlichkeit des Klienten zu fragen – auch um Rückmeldung über die Auflagestärke der Hände zu erhalten und das Gewicht anzupassen. Stellen Sie immer Fragen, die sich nicht mit »ja« oder »nein«

beantworten lassen. Gespräche während der Behandlung verhelfen dem Klienten oft zur vertieften Bewußtwerdung. Was auf tieferen Ebenen wahrgenommen wird, kann durch das Aussprechen mehr verankert und danach in der Alltagsrealität klarer wieder aufgegriffen werden. Genauso kraftvoll kann aber auch das tiefe Verständnis auf nonverbaler Ebene sein.

F: Was ist, wenn der Klient dauernd redet?

A: Hören Sie aufmerksam eine Weile zu und achten Sie dabei auf wichtige Schlüsselworte, bei denen Sie die Brücke zur körperlichen Ebene herstellen können und den Klienten konkreter auf seinen Körper aufmerksam machen. Nach einer Weile können Sie ihm vorschlagen, seine Körperempfindungen von innen wahrzunehmen und dem »inneren Heiler« Aufmerksamkeit zu schenken.

F: Muß die Reihenfolge des Behandlungsablaufs eingehalten werden?

A: Es ist häufig empfehlenswert, die Reihenfolge der Behandlungsschritte einzuhalten. Nachdem Sie mit der Grundbehandlung vertraut sind, können Sie Ihre Hände am Rumpf intuitiv etwas differenzierter positionieren. Falls Sie eine Behandlungsposition ausgelassen haben, können Sie diese nach Abschluß der aktuellen Position nachholen. Vor allem, wenn Sie vertiefte therapeutische Erfahrungen gesammelt haben, wissen Sie, wann welche Abweichungen und Abkürzungen sinnvoll sind.

F: Was geschieht, wenn ich unter meinen Händen starke Hitzeauslösung wahrnehme, ein starkes Pulsieren, Pochen und Kribbeln?

A: Es ist wünschenswert, daß unter der Hand soviel passiert. Bleiben Sie mit Ihren Händen an dieser Stelle. Achten Sie darauf, ob sich der Atemrhythmus des Klienten verändert. Fragen Sie, wie sich diese Körperstelle anfühlt. Mit großer Wahrscheinlichkeit handelt es sich dabei um einen »Therapeutischen Puls«. Dieser hat nichts mit dem Herzschlag oder dem CS-Rhythmus zu tun, sondern zeigt an, daß das Gewebe unter Ihren Händen arbeitet und eventuell gehaltene Energie freigesetzt wird.

F: Warum berichtet der Klient über zuviel Druck, ohne daß ich Druck ausübe?

A1: Meist ist der Druck zu stark und die Intensität der Behandleraufmerksamkeit auch. Und manchmal ist es eben das Wiedererleben von älterem Druck, z. B. »Geburtsdruck«.

A2: Vielleicht ist Ihre Berührung noch zu intensiv. Dies kann am eigentlichen physikalischen Druck liegen (ein bis drei Gramm genügen) oder daran, daß Sie als Behandler von Ihrer inneren Einstellung her unbewußt zuviel erreichen möchten, was sich energetisch als Überdosis für den Klienten auswirkt.

A3: Klären Sie ab, ob der Klient besser gelagert werden kann.

A4: Es ist möglich, daß bestimmte Stellen an Körper und Kopf zur Zeit nicht berührt werden möchten (z. B. als Selbstschutz, weil ein starker Prozeß abläuft, nicht der richtige Zeitpunkt ist oder eine neuralgische Empfindung vorliegt). Dies akzeptieren Sie in jedem Fall und gehen einen Behandlungsschritt weiter.

F: Gehe ich gleich bei Sitzungsbeginn an Körperstellen, die besonders beeinträchtigt sind?

A: Nicht unbedingt. Vielleicht sind Sie gerade an einer Stelle am Körper, die auch mit anderen Körperpartien korrespondiert. Lassen Sie sich nicht von zeitweise auftretenden und wieder verschwindenden, manchmal auch stetig wechselnden Symptomen

von Ort zu Ort scheuchen. Fahren Sie mit der Behandlung fort und ermuntern Sie den Klienten, von innen mit den Symptomen und ihren Körperstellen Kontakt aufzunehmen und eventuell mit ihnen in Dialog zu treten. Falls sich diese Punkte nach dem ersten Teil der Sitzung nicht verändern, ist gezielte Behandlung möglich. Wird im letzten Drittel der Sitzung integrierend behandelt, so lösen sich Symptome oft so schnell auf, wie sie gekommen sind.

F: Sind sogenannte Erstverschlimmerungen oder Symptomverstärkungen während und nach der CS-Behandlung die Regel?

A1: Dies ist nicht generell der Fall. Es kann jedoch zum Heilungsprozeß gehören, daß der Körper durch die CS-Behandlung festgefahrene, chronische Dysfunktionen verstärkt und akut werden läßt. Damit bringt er statisch gehaltenes Unwohlsein wieder in Fluß, denn er ist oft erst wieder aus einer Art akutem Stadium heraus fähig, die tieferen Ursachen wahrzunehmen. Durch die ausgleichende, selbstregulationsfördernde CS-Behandlung werden in der Folge die Ursachen, Symptome oder Dysfunktionen gelöst und Traumata aus dem Zellgedächtnis entlassen.

A2: Der Klient sollte im Gespräch vor Sitzungsbeginn darüber aufgeklärt werden, daß Sie als Behandler alles daran setzen, vorsichtig und mit bestem Wissen und Können zu arbeiten. Der Sitzungsverlauf wie auch eine Behandlungsserie von sechs bis zwölf Sitzungen können begleitet sein von verstärkten Symptomen. Diese werden in der Regel während oder nach der Behandlung schwächer. Es ist aber auch möglich, daß Symptome eine Weile andauern oder »wandern«.

F: Soll ich meine Hände wegnehmen, wenn der Klient meldet, daß Symptome stärker werden?

A1: Fragen Sie ihn, ob Sie Ihre Hände an dieser Stelle lassen oder wegnehmen sollen.

A2: Vergewissern Sie sich, daß die Symptome nicht durch Ihr Berührungsgewicht hervorgerufen werden. Solange die Symptome nicht sehr stark oder schmerzhaft sind, sondern zum energetischen Prozeß gehören, ist es in der Regel sinnvoll, die Hände an derselben Stelle zu belassen.

A3: Bleiben Sie mit Ihren Händen an dieser Stelle. Lenken Sie durch die Gesprächsführung die Aufmerksamkeit auf die betroffene Körperregion. Regen Sie den Klienten dazu an, die Empfindungen zu beschreiben und ihre Ursachen und Hintergründe zu erforschen.

A4: Wenn zu starke Symptome oder Schmerzen auftreten, legen Sie Ihre Hände auf eine benachbarte oder weiter entfernte Körperstelle, die sich gut anfühlt. Damit ermöglichen Sie es dem Klienten, das Körperbewußtsein zu erweitern und sich nicht auf die gerade arbeitende Körperstelle zu fixieren. Sie unterstützen damit auch, daß sich die Energien im Körper besser verteilen.

A5: Induzieren Sie einen Ruhepunkt!

F: Was geschieht bei einer Fehlbehandlung?

A1: Fehlbehandlungen sind bei gewissenhafter Ausübung und bei maximal einem bis drei Gramm Berührungsgewicht ohne Manipulation äußerst selten möglich, es sei denn, jemand behandelt fahrlässig. Aus Unerfahrenheit, Selbstüberschätzung oder mit zuviel oder manipulierendem Druck zu behandeln, kann relativ schnell zu einer Fehlbehandlung führen.

A2: Bei einer außergewöhnlichen Reaktion ist es angezeigt, Ruhepunkte zu induzieren. Sutherland, der Begründer der Cranialen Osteopathie, nannte die Induktion von Ruhepunkten auch »Technik der Vergebung«.

A3: Haben Sie einen Grundkurs in Craniosacraler Behandlung besucht? Üben Sie regelmäßig mit Lernenden in Ihrer Umgebung. Besuchen Sie ein Übungs- und Vertiefungswochenende oder eine Supervision für Ihre Ausbildungsstufe. Nehmen Sie Einzelsitzungen bei einem fortgeschrittenen CS-Schüler oder bei einem ausgebildeten CS-Therapeuten.

F: Was kann ich tun, wenn sich in die Grundbehandlung zuviel Routine eingeschlichen hat?

A: Mit dieser Frage haben Sie den ersten Schritt zur Veränderung getan. Ihr Forschergeist ist gefragt! Kontrollieren Sie Ihre vielleicht zu schnell gefaßte Ganzkörpereinschätzung und Ihre Empfindungen. Variieren Sie vermehrt mit den weiteren Behandlungstechniken im Sinne der gezielteren Unterstützung des Klienten.

F: Wie regelmäßig sollen die CS-Behandlungen erfolgen?

A: Dies ist von Klient zu Klient verschieden und läßt sich nicht generell festlegen. Es hat sich gezeigt, daß die ersten drei bis vier Sitzungen im Abstand von jeweils ein bis zwei Wochen erfolgen sollten (außer bei starken Traumata). Dies fördert die allgemeine Unterstützung des CS-Systems. Danach können weitere Behandlungen auch im Rhythmus von zwei bis drei Wochen stattfinden.

Wichtige Tips aus der Praxis:
• *Für den Behandler: die Zeit richtig einteilen*
Die Behandlungszeit von einer bis eineinhalb Stunden vergeht während der Behandlung oft relativ schnell. Achten Sie darauf, sich die Zeit rechtzeitig einzuteilen und die letzten zehn Minuten zum Abrunden der Sitzung zur Verfügung zu haben.

154

• *Für den Behandler: die Behandlungsseite wechseln*

Falls Sie mehr als eine CS-Behandlung durchführen, wechseln Sie für die folgende Sitzung bei den Positionen seitwärts am Tisch die Behandlungsseite. Damit bleiben Sie selbst flexibel, auf beiden Seiten des Behandlungstisches behandeln zu können. Gleichzeitig beugen Sie einseitigen Haltungsmustern vor.

• *Für den Klienten: Zeit haben nach der Sitzung*

Die oft eintretende tiefe Entspannung sollte der Klient nach der Sitzung noch etwas genießen können. Klienten reagieren sehr unterschiedlich auf eine Sitzung. In jedem Fall sollte zur Entschlackung viel Wasser, z. B. energetisiertes Wasser ohne Kohlensäure, getrunken werden. Bevor Sie sich wieder in den Straßenverkehr begeben, ist es wichtig, einige Schritte zu tun (z. B. in einer Grünzone, einem Park), um sich keinesfalls in »Halbtrance« zu befinden und sich und andere nicht zu gefährden.

IV.
Das Erwachen des inneren Heilers: Die Integration von Körper, Geist und Seele

Es ist nicht nur Tun und Technik. Es ist vor allem auch die offene und aufmerksame Haltung des Therapeuten, die ihn zu den Einschränkungen des Klienten führt. So wird der geschulte Therapeut über den Körper des Klienten durch die Sitzung begleitet. Die Entspannung des Klienten auf körperlicher, emotionaler und seelischer Ebene unterstützt die Weisheit des Körpers und aktiviert die inneren Heilkräfte.

Wir lernen im Verlauf der CS-Behandlung, immer vorsichtiger und weniger zu beurteilen. Anstatt zu werten, wird der Körper in seinem Loslassen und Entspannen unterstützt.

1. Empfindungen und Gefühle während der Sitzung

Liegt der Klient gut gelagert in ruhiger Umgebung auf dem Behandlungstisch und vertraut Ihnen als Behandler, kann er während der Craniosacral-Sitzung meist passiv sein und sich die Erlaubnis geben, nichts tun zu müssen.

Nach 15 bis 20 Minuten wird der Parasympathikus die Entspannung vertiefen. Meist verlangsamt sich die Hirnfrequenz auf eine Schwingung wie bei der Meditation, dem Beten, der Kontemplation oder dem entspannten Wachzustand kurz vor dem Einschlafen.

In dieser Entspannung ist es dem Klienten möglich, die Empfindungen auf körperlicher, energetischer, emotionaler und geistiger Ebene klarer und intensiver wahrzunehmen. Oft wird von Klienten berichtet, die sich in Tiefenentspannung befinden, gleichzeitig jedoch hellwach und bewußt sind. Diese Ebene bietet dem Klienten die Möglichkeit, seine Aufmerksamkeit gezielt auf die Botschaften des Körpers zu richten und wahrzunehmen, was in diesem Moment ist.

Die körperlichen Empfindungen können sehr vielseitig und unterschiedlich sein. Es kann wahrgenommen werden: Wärme oder Kälte, Leichtigkeit oder Schwere, Entspannung oder Anspannung, Weite oder Enge, Wachheit oder Müdigkeit, Impulsivität oder Lethargie, Ganzheit oder Abgetrenntheit, Intensität oder Dumpfheit, Symptomverstärkung oder Symptomreduzierung, Lust oder Schmerz, Losgelöstheit oder Druck, körperliche Stärke oder Schwäche usw.

Die emotionalen Empfindungen können von ebenso breiter Palette sein, wie sie uns von der Geburt bis zum Tod begegnen: Freude oder Leid, Glückseligkeit oder Depression, Zufriedenheit oder Unzufriedenheit, Vertrauen oder Zweifel, Geborgenheit oder Verlorensein, Liebe oder Haß, Präsenz oder Abwesenheit, Zuversicht oder Resignation, Zentriertheit oder Zerstreutheit, emotionale Stärke oder Schwäche usw.

Die energetischen Empfindungen können sich sehr unterschiedlich zeigen, z. B. durch: Fließen, Strömen, wellenartige Empfindungen, Prickeln, Vibrieren, Zucken, Entladen usw.

Die geistigen Wahrnehmungen können der Bewußtwerdung und als Quelle für wichtige Erkenntnisse dienen. Sie können aufgrund der körperlichen, emotionalen und energetischen Empfindungen angeregt werden. Manchmal werden sie durch die Sinneseindrücke oder in Tiefenentspannung angeregt, und sind für den spirituellen/persönlichen Weg inspirierend und wertvoll.

Sind diese verschiedenen Wahrnehmungs-ebenen miteinander verbunden, so beein-flussen sie einander. Das Empfinden von Wachheit oder Müdigkeit beispielsweise läßt sich, je nach Situation, neben der kör-perlichen Ebene auch auf die emotionale, energetische oder geistige Ebene übertra-gen.

Durch die innere Weisheit erfahren wir, was gut für uns ist. Über unseren entspann-ten Körper haben wir angenehmen Zugang zu den emotionalen, energetischen, geisti-gen, ja sogar sinnlichen und übersinnlichen Wahrnehmungen und Ebenen.

Oft tauchen während einer CS-Sitzung Erinnerungen an längst vergessene Situatio-nen oder Gefühle auf. Dies ist ein Wahrneh-men von freudigen Ereignissen oder von un-erledigten oder verdrängten Themen. Je nach innerer Bereitschaft kann ein Thema aus der Distanz betrachtet und abgeschlos-sen werden.

Es kommt vor, daß die Sinnesreize ver-stärkt werden. So kann es zu Geschmacks-empfindungen oder zum Erleben von Gerüchen kommen, die von Erinnerungen oder Bildern begleitet sein und die Empfin-dungen verstärken können. Dabei sind alle Geruchsabstufungen möglich, von Narkose-mitteln (Erinnerung an Spitalaufenthalt) bis hin zu Großmutters frischgebackenem Ku-chen oder Lebkuchen, Glühwein und Zimt-geschmack zur Winterzeit.

Während der Craniosacral-Behandlung kann sich das Zeitempfinden verändern. Dies geschieht oft parallel zur differenzier-ten Wahrnehmung. Die chronologische Zeit-ebene wird verlassen, das Zeitempfinden auf emotionaler Ebene ist anders. Oft wird beim Eintreten in pures Bewußtsein von Empfin-dungen der Zeitlosigkeit berichtet.

Die empfundene Ruhe und Entspannung während einer Behandlung wirkt oft wie ein langer, erfrischender Schlaf. Der Mensch und sein Organismus zentrieren und balan-cieren sich. Die Wahrnehmung der ver-schiedenen Ebenen wirkt integrierend auf Körper, Geist und Seele. Es ist wie ein Bad in der eigenen, inneren Quelle.

Der Behandler kann mit behutsamen Re-den dazu beitragen, den Zugang zu diesen Ebenen zu erleichtern. Dies soll respektvoll und ohne Beeinflussung geschehen. Wenn es um das Lösen von Problemen geht, kann die Kontaktaufnahme mit dem inneren Hei-ler vorgeschlagen werden. Aber es ist auch in Ordnung, während der gesamten Be-handlung sehr wenig zu sprechen.

Es gibt Menschen, die sich komplett ent-spannen und ihren Körper »verlassen«. Sie wandern mit ihrem Bewußtsein wie Scha-manen zwischen Alltagsrealität, Trance und transpersonalen Ebenen. Dabei gehen Sie auf eine Art innere Visionssuche, die hilft, die Zukunft positiv zu gestalten oder Hinter-gründe von Krankheiten aufzuschlüsseln.

2. Wie der Klient die Behandlung unterstützen kann

Der Klient entscheidet, ob er die Behandlung von innen unterstützen möchte.

Es ist jedoch ebenso legitim, einzuschlafen oder passiv im Zentrum zu ruhen.

Der Klient kann die CS-Behandlung von innen unterstützen, indem er beispielsweise:
– seine Aufmerksamkeit dorthin lenkt, wo die Hände des Behandlers gerade aufliegen;
– seine Aufmerksamkeit dorthin lenkt, wo sich Empfindungen im Körper bemerkbar machen;
– mit der Aufmerksamkeit von innen sanft in diese Stelle atmet;
– insgesamt etwas vertiefter atmet und damit den Körper energetisiert;
– bei Symptomen oder Schmerzen damit experimentiert, sie mit Hilfe der Vorstellung und gleichzeitig über den leicht geöffneten Mund und beide Füße auszuatmen.

Jeder Position des Therapeuten am Körper kann der Klient nachhorchen: Wie empfindet er die betreffende Stelle nun? Hat sich etwas verändert?

3. Zellgedächtnis, therapeutischer Puls und abgekapselte Energie

Das Zellgedächtnis

In der Craniosacral-Körpertherapie wird davon ausgegangen, daß alle Zellen eine Art Gedächtnis besitzen. Der Organismus reagiert auf physische und psychische Sondersituationen. Beeinträchtigungen der Zellen können entstehen durch äußere physische Einwirkungen wie z. B. Verletzungen, Prellungen, Stürze, Schnitte, Operationen, Überdehnung von Körperteilen, Beeinträchtigungen des Bewegungsapparats.

Nimmt man an, daß psychische Ereignisse wie beispielsweise ein Schreck oder Schock auch im Körper seine Spuren hinterlassen (in Muskeln, Zwerchfell und Atem, Augen, Hormonausschüttung), so kann man davon ausgehen, daß sich extreme oder permanente psychische Belastungen bis auf die Körper- und Zellebene auswirken.

Wird das natürliche Leben der Zelle beeinträchtigt, so wird die Zelle versuchen, sich durch Abkapselung zu schützen. Schlage ich beispielsweise meinen Kopf schmerzhaft und massiv an, so werden die Zellen des betroffenen Gewebes mit Rückzug und Abkapselung reagieren. Dieser Selbstschutz hilft der Zelle, für einen erneuten, ähnlichen Angriff gewappnet zu sein. Das Zellgedächtnis speichert somit die Informationen des Schmerzes und der Ausweich- und Schutzreaktion als Einschränkung.

Der therapeutische Puls

Liegen Ihre Hände während der CS-Behandlung an einer Körperstelle, unter der das Gewebe stark festhält, irritiert oder traumatisiert ist, meldet sich oft ein »therapeutischer Puls«. Dieser ist nicht zu verwechseln mit dem Puls des Herzschlages oder dem CS-Rhythmus. Der therapeutische Puls äußert sich an diesen Stellen unter Ihren Händen sehr unterschiedlich, beispielsweise durch:

- schnelles Pochen
- Kribbeln
- feines Stechen
- starke Wärmefreisetzung
- außerordentliche Kälte
- das Gefühl, in die Tiefe des Körpers hineingezogen zu werden
- das Gefühl, vom Körper abgestoßen zu werden
- ein Loch oder eine Irritation in der Aura
- dumpfes Gefühl
- schnellere Atmung
- Schweiß.

Spüren Sie an einer Körperstelle den therapeutischen Puls, so bleiben Sie mit Ihren Händen an dieser Stelle! Fragen Sie den Klienten, was er an dieser Stelle spürt. Achten Sie auch auf die Qualitäten des CS-Rhythmus an dieser Handposition und ob eventuell ein Ruhepunkt einsetzt. Der therapeutische Puls kann sich oft an Punkten erhöhter Aufmerksamkeit oder an energetischen Zysten zeigen.

Nehmen Sie Ihre Hände erst wieder weg, wenn der therapeutische Puls abgeklungen ist.

Der Punkt erhöhter Aufmerksamkeit

Eine Stelle oder Region im Körper mit geringfügigen Einschränkungen kann vom Behandler wahrgenommen und als »Punkt erhöhter Aufmerksamkeit« eingeschätzt werden. Der Körper antwortet auf energetische Dysbalance oft auch mit Veränderung auf physischer Ebene, beispielsweise mit verklebtem oder stark haltendem Bindegewebe. Punkte erhöhter Aufmerksamkeit sind nicht stark traumatisiert und lösen sich oft bereits durch ein- bis zweiminütiges Handauflegen an dieser Stelle.

Punkte erhöhter Aufmerksamkeit entstehen auch kompensatorisch aufgrund von energetischen Zysten an anderen Orten.

Abgekapselte Energie (energetische Zyste)

Stark irritierte und traumatisierte Zellen können sich als sogenannte »abgekapselte Energie« oder »energetische Zyste« manifestieren. Abgekapselte Energiepunkte entstehen beispielsweise bei Operationen oder Unfällen. Stark traumatisierte Körperstellen halten den damals entstandenen Schmerz fest und wirken wie ein »Störsender« im Gewebe.

Energetische Zysten sind nicht zu verwechseln mit herkömmlichen Zysten (durch eine Kapsel abgeschlossene Geschwulst mit dünn- oder dickflüssigem Inhalt).

Sie behandeln die Punkte erhöhter Aufmerksamkeit und Energiezysten mit klarem Fokus auf diese Körperstelle, mit Ihrer Intuition und Techniken wie:

– Bindegewebeentspannung
– Fasziengleiten
– Energie-Senden über Hände und Finger
– Gesprächsführung und Prozeßarbeit
– Fließ- und Entwicklungsbewegungen an dieser Stelle (Freiwinden).
– Induktion von Ruhepunkten.

4. Freiwinden (Unwinding)

Vom CS-Therapeuten unterstütztes Freiwinden fördert spontane Fließ- und Entwicklungsbewegungen (engl. *unwinding*). Diese wirken auf den Bewegungsapparat wie ein Entwickeln, ein Freiwinden von gehaltener Unfreiheit und Traumata im Körper.

Dabei wird besonders der Bereich der Extremitäten (Beine, Arme) und die Halsmuskulatur behandelt (Beispiele: Hand- oder Fußgelenk, Finger oder Zehen, Ellbogen oder Knie, Schulter- oder Hüftgelenk). Auch der Rumpfbereich, insbesondere Duralschlauch und Wirbelsäule, kann durch Freiwinden von Blockaden freigesetzt werden.

Nehmen Sie als anschauliches Beispiel einen Meter Frischhalte- oder Klarsichtfolie. Diese legen Sie dreimal zusammen, so daß die verschiedenen Folienschichten aneinanderkleben. Dies ist ein gutes Beispiel für die Funktion von Gewebe, Muskeln, Faszien und Bändern, die alle miteinander verbunden sind. Simulieren Sie eine Verdrehung des Bewegungsapparates, indem Sie nun die zusammengelegte Klarsichtfolie mehrmals drehen, ohne ein Zurückdrehen zu erlauben. Lassen Sie die stark verdrehte Folie auf einer Seite los, wird anschaulich, was bei den Entwicklungsbewegungen geschieht: Das vom Trauma betroffene, zusammengezogene, gestauchte oder verdrehte Gebiet wird durch Unterstützen der natürlichen Entwicklungsbewegung gelöst.

Stellen Sie sich vor, der Körper wird durch einen Unfall gequetscht oder, wie im Falle eines Klienten, durch die Luft geschleudert, der Bewegungsapparat verdreht und gestaucht. Der Klient wird in diesem Fall (nach Abklingen der akuten Schmerzen und in Absprache mit dem Arzt) mittels Freiwinden unterstützt.

Das Freiwinden mittels Fließ- und Entwicklungsbewegungen wird beim Klienten bei der Behandlung von Symptomen jeglicher Art, bei energetischen Zysten nach Traumata wie Unfällen, Operationen oder schweren Dysfunktionen angewendet.

Zuvor sollte das querverlaufende Bindegewebe ausgiebig behandelt werden. Es gilt, die Entspannung bereits peripher zu begünstigen. Dies beeinflußt auch die Stelle des Symptoms und dessen Ursprung, welche dann mittels Unterstützen der Freinwindungsbewegung behandelt wird. Dabei wird darauf geachtet, wenn möglich auch benachbarte Zonen miteinzubeziehen und nicht »nur« am Symptompunkt zu arbeiten. Mit großer Sicherheit sind auch benachbarte Zonen von den Auswirkungen betroffen oder geben Hinweise auf weitere Halte- und Verbindungspunkte im Körper, die mitbehandelt werden sollten.

Beispielsweise wird ein Bein oder Arm vorsichtig und leicht angehoben, gehalten und unterstützt. Der CS-Therapeut manipuliert dabei nicht. Der Klient braucht so keinerlei Anstrengung aufzubringen, er kann die Behandlung mit bewußtem Atmen und dem verstärkten Spürbewußtsein mitunterstützen und darf sonst völlig passiv bleiben. Der CS-Therapeut spürt sich in das Gewebe ein und folgt mit dem Bein oder Arm langsam in die freie Richtung. Stößt er auf eine Barriere, einen Stopp oder ein Halten des Gewebes, hält er an dieser Stelle inne und wartet, bis das traumatisierte Gewebe sich vom Trauma entladen möchte und einen neuen Bewegungsimpuls setzt, dem der Therapeut weiter folgt. Gibt es keine Freiwindungsbewegungen mehr, wird der betroffene Körperteil in dieser Position für einige Minuten gelagert oder wieder in die Ausgangsstellung zurückgebracht.

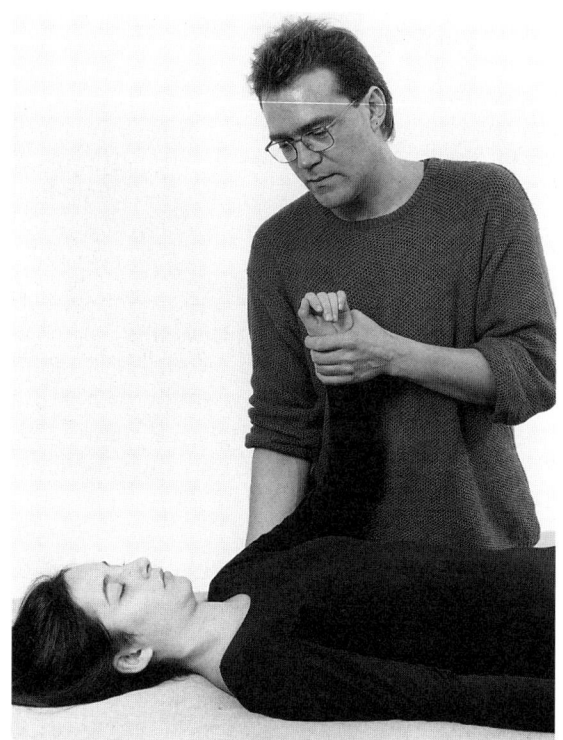

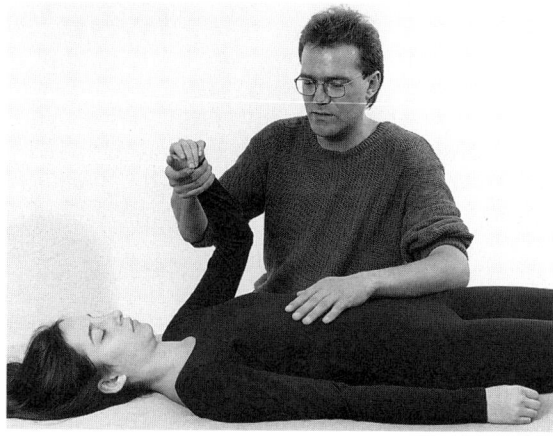

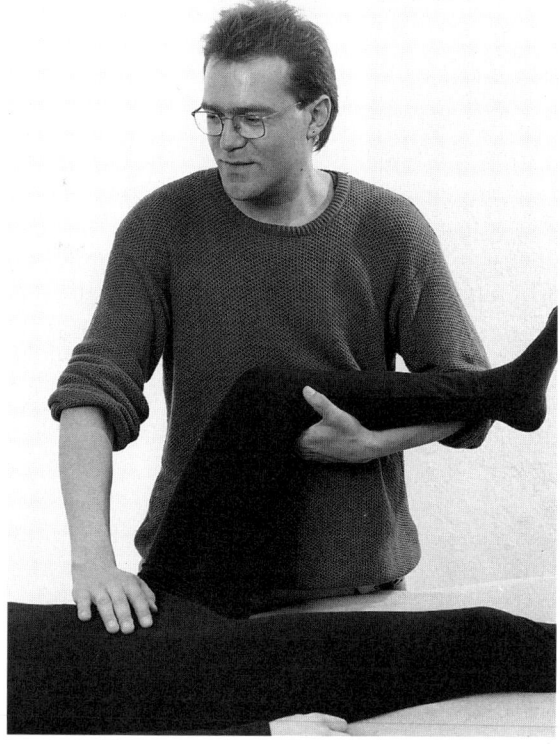

Freiwinden an Arm und Bein

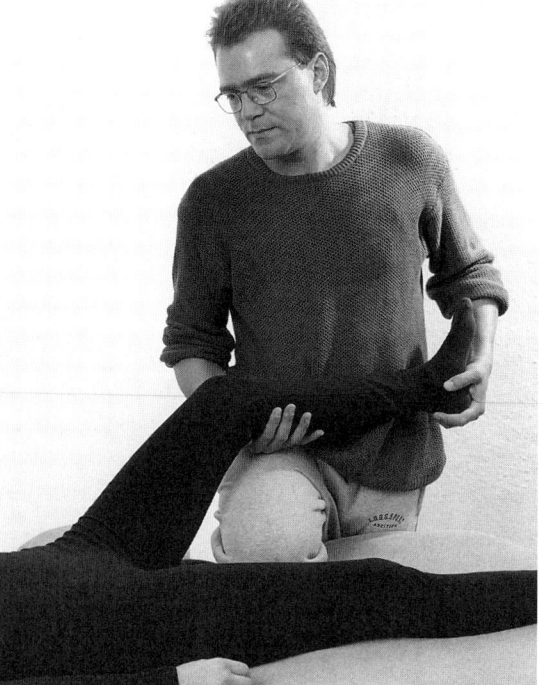

Beim Freiwinden, dem Entwickeln der traumatisierten Region, sind oft langsame, spiralförmige Fließ- und Entwicklungsbewegungen zu beobachten. Faszinierend ist die Analogie, daß wir diese Spiralform ebenfalls im Mikro- und Makrokosmos antreffen:

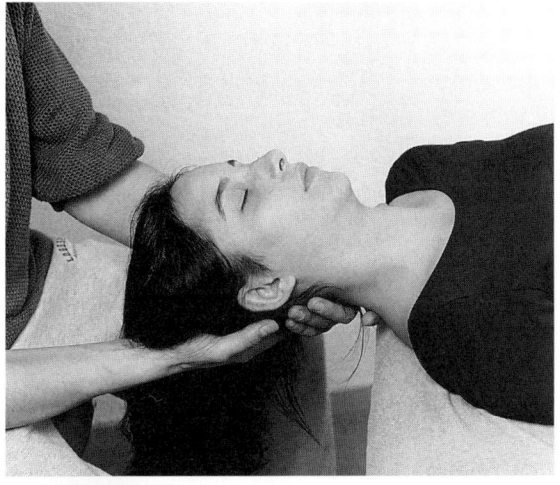

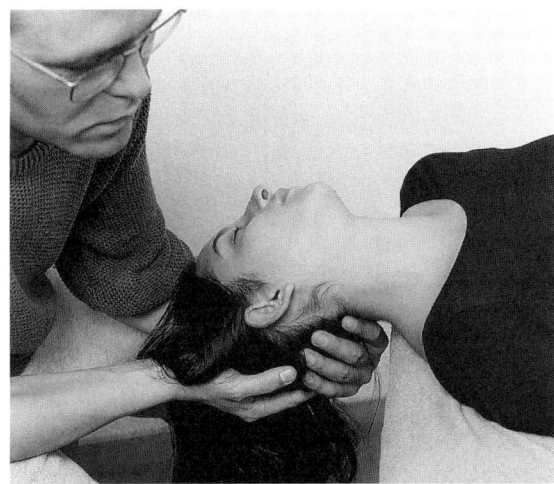

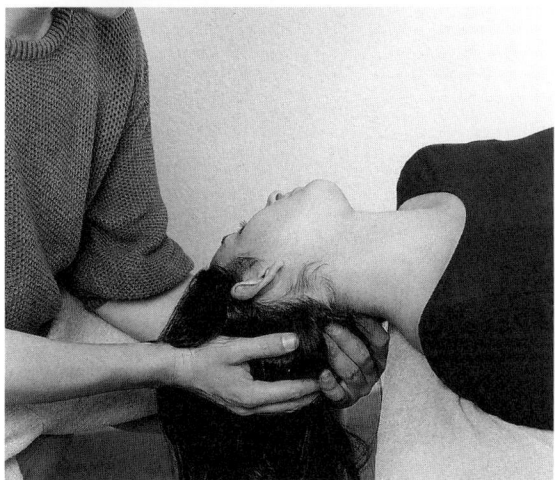

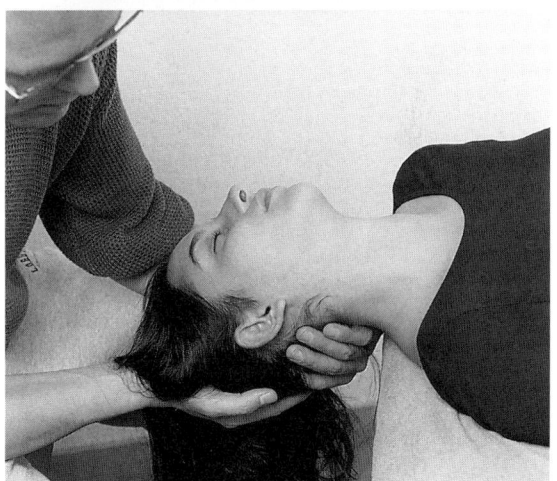

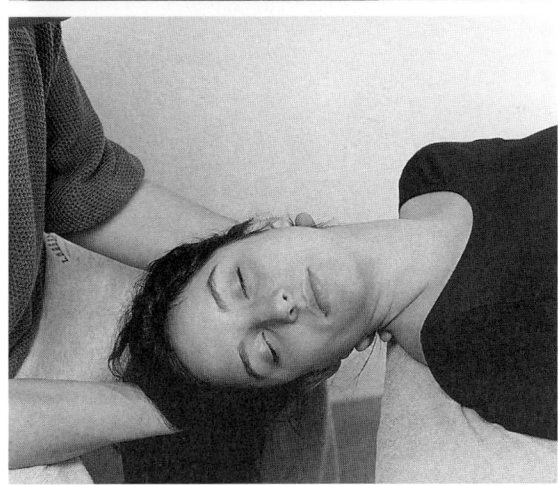

Freiwinden an Hals und Kopf

Während der Geburt beispielsweise helfen diese leichten Spiralbewegungen dem Baby durch den Geburtskanal.

Falls der Körper bei den Fließ- und Entwicklungsbewegungen über längere Zeit in ständig wiederkehrenden Bewegungsmustern gefangen ist, wird vom Therapeuten ein Stillhalten vorgeschlagen, worauf sich eine neue Richtung ergibt. Dies ist der einzige Fall, bei dem der Therapeut nicht gänzlich unterstützend folgt, sondern Raum für den darunterliegenden Impuls gibt.

Besonders bei Verspannungen im Schulter-Nacken-Halsmuskulatur-Bereich haben

CS-Therapeuten gute Behandlungsresultate mit Unterstützung der Freiwindungsbewegungen an Hals und Kopf erzielt (nur für erfahrene Therapeuten). Diese oft stark gehaltene Region muß dabei für einige Minuten gar nichts tun und kann gänzlich loslassen.

Mit der körperlichen Verarbeitung eines Traumas wird auch die emotionale Ebene berührt. Es geschieht oft, daß die Situation, die zum Trauma führte, auf körperlicher, emotionaler und mentaler Ebene noch einmal bewußt erlebt wird. Dies läßt den Klienten zeitweise alle Einzelheiten wie in Zeitlupe beobachten, die alte Verletzung aus einer nun sicheren Distanz nachvollziehen und damit verarbeiten.

Der CS-Therapeut weist den Klienten bei zu starker Identifizierung mit dem Schmerz darauf hin, daß er das Trauma überstanden hat und es jetzt über die Wahrnehmung und das Geschehenlassen auflösen kann.

Im Anschluß an die Freiwindungsbewegungen wird meist ein Ruhepunkt gesetzt.

5. Behandlung mit mehreren Personen (Multiple hands-on)

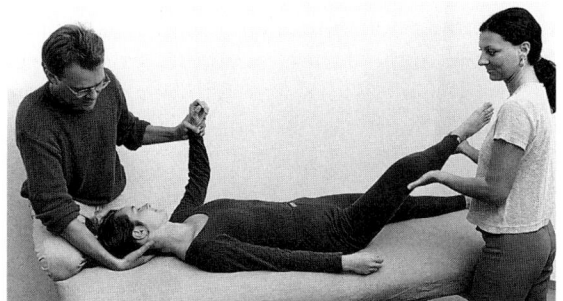 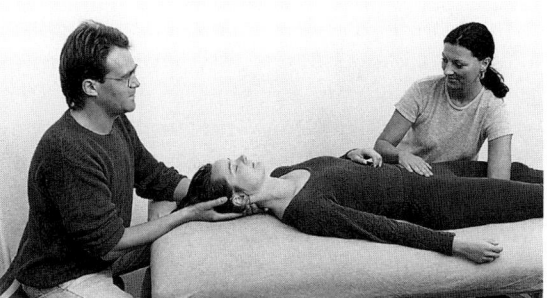

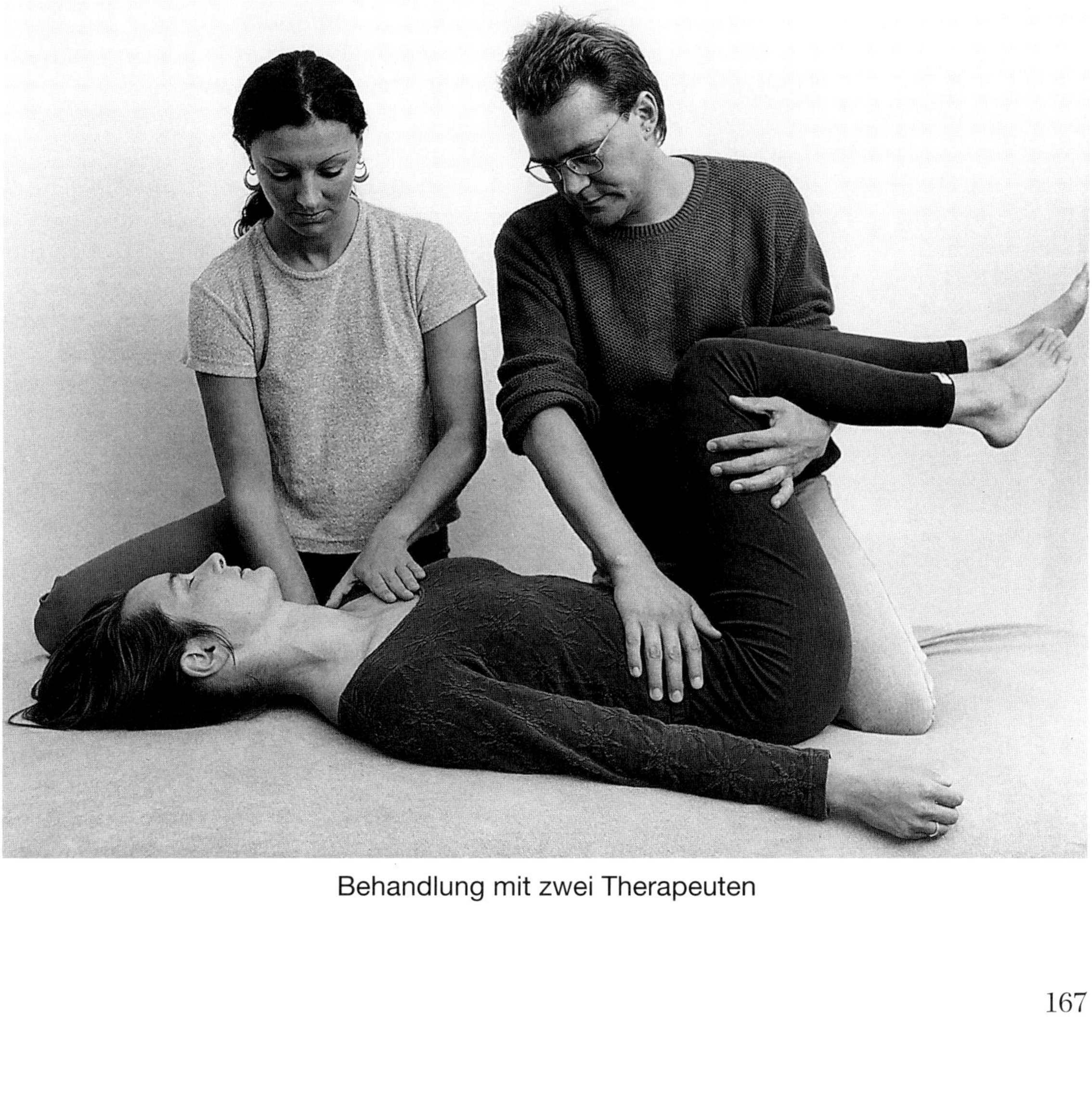

Behandlung mit zwei Therapeuten

«Multiple-hands-on»-Sitzungen sind Behandlungen mit zwei oder mehreren Therapeuten.

Dadurch wird die Behandlung intensiviert. Ein Therapeut übernimmt die Teamleitung und schlägt den Co-Therapeuten nach ihrer Ganzkörpereinschätzung den Behandlungsplatz am Körper vor. So sitzt beispielsweise der Teamleiter am Kopf, der zweite Therapeut am Kreuzbein oder an den Füßen, ein dritter Therapeut an der Stelle des Körpers, die sich während der Ganzkörpereinschätzung besonders bemerkbar machte. Der Teamleiter übernimmt die Gesprächsführung, entscheidet über den Verlauf der Prozeßbegleitung und rundet die Behandlung rechtzeitig ab.

Sind mehr als zwei Hände am Körper des Klienten aufgelegt, ist es dem vielleicht überkritischen Verstand des Klienten nicht mehr möglich, sämtliche behandelnden Hände der Therapeuten zu kontrollieren. Das ermöglicht ein tieferes Loslassen.

Die CS-Therapeuten stimmen sich auf die Qualitäten des CS-Rhythmus und den therapeutischen Puls ein. Nehmen sie den spontanen Impuls von Fließ- und Entwicklungsbewegungen wahr, so unterstützen sie sie. Gerade für die Auflösung von tiefliegenden Blockaden und Traumata sind diese Entwicklungs- und Freiwindungsbewegungen wertvoll.

Durch die Unterstützung dieses spontanen, sorgfältigen Entwickelns durch mehrere Therapeuten hat der Körper des Klienten noch mehr Gelegenheit, alle ihm physiologisch möglichen Bewegungen auszuführen, ohne ein Körperteil halten zu müssen, und sich bis auf Zellebene aus dem traumatischen Körperempfinden zu befreien. Dies kann manchmal sehr heftig oder dramatisch ablaufen. Die Therapeuten gehen dabei sehr behutsam vor und forcieren nichts: Sie unterstützen lediglich die Körperbewegungen an den Beinen, Armen, im Hals- und Kopfbereich und am ganzen Rumpf.

Zum Abschluß der Sitzung wird ein Ruhepunkt induziert.

6. Intention und Gedankenkraft

Intention

Für das Wort »Intention« gibt es zwei unterschiedliche Bedeutungen: Die gebräuchliche Verwendung für Intention ist »die Anspannung geistiger und psychischer Kräfte auf ein Ziel hin«; überraschenderweise wird Intention aber auch als medizinischer Begriff mit »Wundheilung, Tendenz des Organismus zur Wundheilung« definiert.

Wie nahe wir damit der Craniosacral-Körpertherapie kommen: Mit der CS-Behandlung wird die Wundheilung unterstützt und verbessert, aber auch im übertragenen Sinne werden mit dieser sanften Körpertherapie viele physisch-psychische Wunden geheilt.

Craniosacral unterscheidet sich von den anderen manuellen Therapieformen durch die Grundintention, als Therapeut nicht unbedingt etwas tun zu müssen. Die in der Regel nicht-eingreifende CS-Behandlung geht davon aus, daß der Klient die Antworten für die Lösung von Blockaden bereits besitzt; deshalb braucht der Behandler den Klienten nicht zu »therapieren« und schon gar nicht zu manipulieren. Mit der Palpation des CS-Rhythmus stimmt sich der Behandler auf den Urpuls des Körpers ein. Durch die Ganzkörpereinschätzung und durch sanftes Ertasten und Lösen von Blockaden gelangen Behandler und Klient zu einem tiefen Verständnis. Der Therapeut läßt sich in der Folge immer mehr von Signalen und der Weisheit des Körpers leiten.

Unser Körper besitzt die Intelligenz und die Kraft, sich selbst zu heilen. Diese Weisheit wird der »innere Arzt« oder der »innere Heiler« genannt: Sein inneres Bestreben ist ausgerichtet auf Ganzheit, Harmonie, Wachstum und ekstastischen Lebensfluß.

Der CS-Therapeut nimmt über seine Intention und Intuition Kontakt mit dem inneren Heiler auf; Dialog, Vorstellungskraft und innere Bilder sind ihm dabei behilflich. Nicht der Therapeut heilt, sondern der Klient heilt sich über die Aktivierung seiner Selbstheilungskräfte.

Die Craniosacral-Methode ist ein Zweig der Osteopathie und kann relativ technisch, für den Klienten gewinnbringend ausgeführt werden. Ist der CS-Therapeut zudem präsent und aufmerksam, mit der Gesprächsführung und Prozeßbegleitung vertraut und behandelt er auch intuitiv, können zusätzliche Ebenen berührt werden.

Die Heilung von körperlichen Symptomen wird besonders begünstigt, wenn auch die mit dem Symptom verbundenen Empfindungen erfahren und verarbeitet werden. Dies geschieht in der CS-Behandlung besonders durch inneres Wahrnehmen und Loslassen auf körperlicher, geistiger und seelischer Ebene.

Je offener und weiter der Horizont des Therapeuten ist, um so besser vermag dieser verschiedenste verbale und nonverbale Botschaften wahrzunehmen. Dabei werden die Impulse unterstützt, die auf den Klienten aufbauend und wachstumsfördernd wirken. Dazu gehört auch der Miteinbezug von Schattenseiten, die während der Sitzung wahrgenommen werden können. Sie werden nicht verstärkt, sondern dem Klienten wird Raum gegeben, seiner inneren Wahrheit entsprechend positive Lösungsansätze zu finden. Dabei ist alles möglich, und alles darf sein – sofern keine Gewalt angewendet wird und die ethischen Grundsätze eingehalten werden.

Sind Lebenseinstellung und Glaubenssystem des Therapeuten tendenziell eng umrissen, wird er vorwiegend Ereignisse und Situationen in diesem ihm bekannten Bereich erfassen, erfahren und zulassen können. Etwas ihm Unbekanntes wird er eher negieren oder von sich weisen.

Hat der Therapeut selbst schon viel an sich gearbeitet und seine Horizonte erweitert, kann er die Klienten aufgrund seines tiefen Verständnisses auf ihrem Weg noch mehr unterstützen. Dank offener, klarer Intention, kombiniert mit erhöhter Aufmerksamkeit, mit seiner Gedankenkraft und seiner Intuition, wird der erfahrene Therapeut an die richtige Stelle im Körper geführt. Zudem kann er eine Art »dreidimensionales Körperspüren« schulen. Die Körperstellen unter oder zwischen den Händen werden dabei räumlich wahrgenommen. Es gibt Personen, die diesen Raum spüren. Manchmal wird berichtet, sie »sähen« diesen Raum oder erlebten eine Kombination von »Fühlen und Sehen« gleichzeitig.

Gedankenkraft

Oft ist es bei Behandlungen vorteilhaft, wenn das Denken in den Hintergrund tritt. Ein andauernder Strom von eigenen Gedanken vermindert die Aufmerksamkeit des Behandelnden. Therapeut und Klient dürfen bewußt die Gedanken einladen, während der Behandlungszeit zu ruhen. Dadurch vermag der Therapeut sich aufmerksam und intuitiv auf das Hier und Jetzt mit dem Klienten einzustimmen, und dieser kann tiefes Verständnis und wertvolle Informationen über sich gewinnen.

Auch Gedanken sind Energie. Hirnfrequenzen sind meßbar. Ist der Therapeut in sich ruhend in meditativem und aufmerksamen Zustand, so senkt sich seine Hirn- und Herzfrequenz ebenso wie der Atemrhythmus, und der Paraysmpathikus des Zentralnervensystems schaltet Nerven- und Muskelsystem auf Entspannung.

Verbindet sich die Gedankenkraft mit klarer Intention und Intuition, so bildet sie zusammen eine sehr effektive Kraft für die Behandlung; dabei können klare Gedanken und Absichten wesentlich dazu beitragen, daß sich Blockaden lösen. Sie richten damit Ihren mentalen Fokus auf die betroffene Stelle, was wie eine energetische Intensivierung wirkt.

Sammeln Sie Ihre Gedanken immer wieder und fokussieren Sie sie behandlungsrelevant. Dies hat eine völlig andere Wirkung, als wenn Sie an Ihren nächsten Kinobesuch oder an die Steuererklärung denken!

7. Intuition

Je mehr Sie mit der Grundbehandlung und den weiteren Behandlungshilfen vertraut sind, desto weniger werden Sie darüber nachdenken müssen, was der nächste Schritt ist. Dadurch erhalten Sie die nötige Sicherheit, um Ihre Wahrnehmung noch mehr zu erweitern. Engen Sie Ihren Wahrnehmungsbereich ein, ist dies weder für Sie noch für den Klienten vorteilhaft.

Haben Sie während der Behandlung die Eingebung, beispielsweise Ihre Hand am querverlaufenden Bindegewebe zusätzlich zur gelernten Handposition etwas weiter in einer Richtung aufzulegen, so tun Sie dies. Ohne Intuition, ein ahnendes Erfassen oder das spontane Erkennen einer Situation wird die Behandlung zur rein technischen Instandsetzung.

Vertrauen Sie Ihrer Intuition! Gleichzeitig ist es aber wichtig, daß Sie dabei nicht »abheben«. Vergewissern Sie sich, möglicherweise durch die Rücksprache mit dem Klienten, ob eine intuitiv eingenommene Handposition sich auch wirklich gut anfühlt. Intention und Intuition gehen bei einer CS-Behandlung meist Hand in Hand.

8. Gesprächsführung II:
Dialog, Vorstellungskraft und innere Bilder

Bevor Sie dem Klienten eine Frage stellen, fragen Sie sich selbst, was diese Frage mit Ihnen zu tun hat und ob und wozu sie dem Klienten nützt.

Falls eine Pattsituation in irgendeiner Form entstanden ist oder der Klient in seinem Prozeß an einen Punkt ohne Ausweg gelangt ist, sind Vorschläge mittels konjunktiver Fragen hilfreich wie z. B.: »Was wäre, wenn ...?« oder »Wie wäre es, wenn ...?«.

Oft ist es sinnvoll, dem Klienten die Kontaktaufnahme mit dem inneren Heiler, dem inneren Arzt, der weisen Frau (in ihr) oder dem Schamanen (in ihm) vorzuschlagen, z. B.: »Wenn es eine innere Instanz in Ihnen gäbe, die genau wüßte, was gut für Sie ist, wie würden Sie diese am ehesten nennen?«, »Wie wäre es, wenn Sie versuchen würden, mit dem inneren Heiler Kontakt aufzunehmen?«, »Falls Ihr innerer Heiler einen Namen hat oder ein bestimmtes Aussehen, möchten Sie ihn beschreiben?«, »Was würde er Ihnen sagen, falls er sprechen könnte?« oder »Was würde er Ihnen aufschreiben, wenn er schreiben könnte?«

Die Gesprächsführung sollte lösungsorientiert und ohne Ihre persönlichen Impulse gehalten werden. Seien Sie phantasievoll und hören Sie vor allem genau zu, um mit den Klienten die Schlüsselworte herauszuarbeiten.

Sie haben die Möglichkeit, Antworten des Klienten aufzunehmen und als Satz zu wiederholen. Sie können im Anschluß eine neue Frage hinzufügen (z. B. »Wie ist das für Sie?«). Nach der Kontaktaufnahme mit dem inneren Heiler kann dieser beispielsweise den Zustand von Körperstellen und Organen abhorchen und vielleicht wichtige Hinweise geben.

Diese Informationen können etwas verstärkt und dadurch wie mit einem Anker gesichert werden. Finden Sie zusammen mit dem Klienten für ihn sinnvolle und stimmige Umsetzungsmöglichkeiten für den Alltag. Vielleicht schlagen Sie ihm vor, diese als Test vor seinem inneren Auge auszuprobieren, um zu erfahren, wie sich dies anfühlt.

Durch Reize werden neue Leitbahnen in unserem Nervensystem gesetzt: Wenn Sie sich ein opulentes Abendessen vorstellen, kann bereits schon die Vorstellung Ihren Appetit anregen und vermehrt Speichel- und Magensäfte produzieren.

9. Nach der Behandlung wirkt die Sitzung weiter

Nach einer CS-Behandlung sind die Reaktionen sehr unterschiedlich: Es gibt Klienten, die sich sehr klar und wach fühlen, andere wiederum fühlen sich angenehm müde wie seit Jahren nicht mehr. Einige sind äußerst vital und euphorisch, andere angenehm entspannt und zentriert, ohne daß sie etwas aus der Ruhe bringen könnte.

Es ist wichtig, daß Klienten nach der CS-Behandlung auf sich achtgeben. Manchmal sind Personen nach einer Sitzung gefühlsmäßig sehr offen und verletzlich. Dann ist es wichtig, daß sie sich für eine Weile den geeigneten Rückzugsraum verschaffen. Nach der Behandlung soll sich der Klient vergewissern, ob er sich wieder in der Alltagsrealität eingefunden hat – bevor er sich in den Straßenverkehr begibt. In jedem Fall sollte nach der Sitzung viel frisches Wasser getrunken werden.

Durch die CS-Behandlung erhalten zentrale Körpersysteme wichtige Impulse zur Balance, die nach der eigentlichen Sitzung weiterwirken. Dies kann einige Stunden bis mehrere Tage dauern, in einzelnen Fällen auch zwei bis drei Wochen.

In der Regel werden die Behandlung und ihre Auswirkungen sehr positiv wahrgenommen. Die Klienten berichten oft von besserem Schlaf, angenehmem Körpergefühl, größerer Gelassenheit und mehr Lebensfreude. Andere Klienten spüren nach einigen Sitzungen wieder besser, was für ihren Körper und ihr inneres Wachstum gut oder weniger gut ist. So kommt es vor, daß dadurch Ersatzbefriedigungen wahrgenommen werden oder wie von selbst wegfallen. Oft werden körperliche Probleme erst dann gelöst, wenn auch im Lebensalltag eingeschliffene Gewohnheiten verändert oder abgelegt werden.

10. Erstverschlimmerung und Symptomverstärkung

Ein erfahrener CS-Therapeut weiß, daß er mit seiner Behandlung nichts herausfordern und erzwingen darf. Der Körper des Klienten signalisiert ihm die festgehaltenen Stellen. Mit seiner Berührung werden Blockaden nicht machtvoll durchbrochen, sondern sanft zum Schmelzen gebracht. Eine sogenannte Erstverschlimmerung durch Fehlbehandlung ist somit praktisch ausgeschlossen.

Es ist jedoch möglich, daß sich auch unangenehme Empfindungen bemerkbar machen. Darüber sollte der Klient informiert werden, um in diesem Fall nicht überrascht »aus allen Wolken zu fallen«. Es erscheint paradox: Einerseits möchte der Behandelte durch die CS-Behandlung eine Verbesserung erfahren, andererseits kann diese zuerst Verunsicherung und Unbehagen mit sich bringen. Für diese Prozesse muß der Klient für seinen Teil die Verantwortung übernehmen.

Vielleicht hilft dabei die Auffassung, daß Veränderungen alter Muster und Strukturen eine Umbruchphase mit sich bringen. Gleichzeitig kann eine Unsicherheit, von körperlichem Unbehagen und emotionalen Hochs und Tiefs begleitet, der Anfang einer Neuorientierung sein.

Entspannt sich beispielsweise ein über Jahre hinweg angespannter Körper, kann dies zu muskelkaterähnlichem Empfinden führen. Spürt diese Person ihren angespannten Bewegungsapparat nach der Sitzung mehr, kann sich dies begreiflicherweise auch unbequem und einengend anfühlen. Die Anspannung wurde nicht durch die CS-Behandlung ausgelöst oder provoziert, sondern sie war bereits da und wurde durch die Behandlung erfahrbar gemacht. Eine ungesunde Lebenshaltung muß zuerst bewußt gemacht und manchmal in ihren Grundfesten erschüttert werden, damit Loslassen und notwendige Veränderung möglich wird. Bis der Körper sich auf eine gesündere und angenehmere Lebensweise neu einstellt, braucht er Zeit. Ein Miteinbeziehen und Verständnis der emotionalen Ebene kann dabei helfen. Manchmal muß der emotionale Anteil aufgearbeitet werden, damit der Körper dieses Menschen bereit ist, auch die körperlichen Symptome aufzuarbeiten. Dies kann sich transformierend, ja beinahe wie eine Entpuppung anfühlen.

11. Beispiele aus der Praxis

Eine vierzigjährige Frau, Mutter und Teilzeitangestellte kam wegen Blasenproblemen und zeitweisen Lähmungen im linken Arm mit psychosomatischem Hintergrund zur CS-Behandlung.

Mit neun Jahren hatte sie einen Reitunfall, im gleichen Jahr einen Unfall auf einer Rolltreppe; die Kniescheibenoperationen waren sehr schmerzhaft. Nachdem ich den CS-Rhythmus an ihr palpierte, auf Punkte der Aufmerksamkeit achtete und zum Schluß der Ganzkörpereinschätzung ihren Kopf hielt, hatte ich ein klares Bild vom Spannungszustand in ihrem Körper: Die gesamte linke Seite hatte einen starken Hypertonus, auch der Kopf hatte eindeutige Tendenz, nach links zu drehen. Der gesamte Nackenbereich war festgehalten. Oberhalb des linken Beckenkammes nahm ich in meinen Händen eine leicht stechende Stelle wahr und vermutete eine energetische Zyste. Während der Entspannung von querverlaufendem Bindegewebe, beginnend am Rippenbogen / Zwerchfell, meldete sich bei ihr auch die Stelle oberhalb des linken Beckenkamms.

Durch vorsichtige Freiwindungs- und Entflechtungsbewegungen des linken Beines und Miteinbeziehen der Region der energetischen Zyste lösten sich (innerhalb der folgenden zwanzig Minuten) unterschiedlich tief liegende Anspannungen.

Zum Schluß der Sitzung fühlte sie sich angenehm entspannt und »ganz«. Sie empfand nach langer Zeit wieder alle Körperteile als zu ihr gehörig. Ihr Rückgrat fühlte sie enorm gestärkt und gekräftigt. Die Klientin suchte in der Folge eine CS-Therapeutin auf, um mit einer Frau die psychosomatischen Hintergründe der Blasen- und Bauchprobleme zu verarbeiten.

Roman, ein Masseur, den ich vor Jahren in einem Fortbildungskurs kennenlernte, wollte praktisch erfahren, wie die CS-Behandlung wirkt. Er hatte in einem Artikel davon gelesen und versprach sich Linderung für seine Nackenprobleme und die latente Anspannung in der Brustwirbelsäule. Aufgrund Romans eingeschränktem CS-Rhythmus an Becken und Kreuzbein blieb ich relativ lange mit einer Hand unter seinem Kreuzbein.

Bereits nach den ersten fünf Minuten spürte der Klient seine Beine und Füße besser und empfand allgemeine Erleichterung. Ich behandelte das Bindegewebe im Becken-Bauch-Bereich, wandte die Entspannung für die Iliosakralgelenke an und rundete mit einem Ruhepunkt am Kreuzbein und der L5/S1-Dekompression am Becken ab. Da in der Folge sein Solarplexus stark zu vibrieren begann, legte ich intuitiv eine Hand unter den Nacken, die andere im Bereich des Solarplexus auf. Die bereits wahrgenommene Hitzeentwicklung steigerte sich noch mehr, die Atmung beschleunigte sich, Schweißperlen rannen von seinem Gesicht.

In der Gesprächsführung stellte sich heraus, daß er aufgrund eines erlebten Auffahrunfalls einen gewohnheitsmäßigen Reflex entwickelt hatte: Sobald ein Auto sich von hinten auf zwei Meter näherte, überkam Roman ein mittlerweile unbewußter Schreck, der ihn im Nacken-, Solarplexus- und Beckenbereich erstarren ließ.

Nach Abschluß der Kopfbehandlung beruhigte sich der Klient, der mit Beginn der Freiwindungsbewegungen an allen Extremitäten sowie Hals und Kopf wieder zum normalen Atemrhythmus zurückkehrte und zum Schluß der Sitzung immer wieder erschöpft und tief ausatmete.

175

Roman rief mich eine Woche später an und bedankte sich für die Behandlung. Er fühlte sich noch einige Tage sehr müde, nach dem vierten Tag spürte er mehr Energie als je zuvor. Seine Ängste, von einem Auto von hinten angefahren zu werden, sind seither verschwunden.

12. Geführte Meditation zur Steigerung des Liquorflusses im Körper

Bewußtsein findet physiologisch im Kopf, im Bereich von Thalamus und Hypothalamus statt. Alle Hirnbereiche werden ständig in nährender Hirnflüssigkeit, dem Liquor, gebadet. Der Liquor wird in vier Gehirnkammern produziert und rhythmisch weitergeleitet; am Hinterkopf, nahe dem Stammhirn, wird der klare Liquor über drei Öffnungen ausgestoßen und zirkuliert dadurch im gesamten Gehirnbereich.

An den Schädelknochen verlaufen die Hirnhäute. Die äußerste, die harte Hirnhaut, schützt das Gehirn. In der nächsten, dem Gehirn zugewandten Hirnhaut fließt der Liquor. Er nährt das Gehirn, auf dem die weiche Hirnhaut aufliegt, welche sich seinen Einstülpungen anpaßt. An der harten Hirnhaut, besonders in der Mitte des Schädeldaches, sind kleine Zotten, die den verbrauchten Liquor über venöse Blutleiter abfließen lassen.

Unsere Wirbelsäule trägt und stützt uns durch den Alltag. Entlang dem Rückenmark und sogar in seinem tiefsten Zentrum, dem Zentralkanal, fließt die nährende Hirn- und Rückenmarkflüssigkeit, der Liquor. Er umspült alle Nervenenden, die am Rückenmark austreten und in Gewebe, Muskeln und Organe münden.

Sie haben sich sitzend oder liegend bequem an einem ruhigen, sicheren Ort eingerichtet und können Ihre Augen schließen. Falls Sie sich noch etwas angespannt fühlen, verstärken Sie die Anspannung kurz im ganzen Körper – Ihre Extremitäten und der ganze Rumpf werden für etwa drei Sekunden angespannt und dann komplett losgelassen. Machen Sie ein paar tiefe Atemzüge. Positionieren Sie sich noch einmal opimal, um die nächsten fünfzehn Minuten ungestört verweilen zu können. Mit dieser Reise in Ihr Gehirn und Ihre Wirbelsäule werden Sie angeregt, Ihre Aufmerksamkeit auf Ihren Körper zu richten. Auch wenn Sie die vorgeschlagenen Stellen oder Bewegungen nicht spüren können, wird Ihr Körperbewußtsein dadurch geschult. Vielleicht hilft Ihnen die geführte Meditation ganz einfach, sich zu sammeln.

Lassen sie die Atembewegung wie eine Welle durch Ihren Körper strömen. Atmen Sie etwas tiefer ein und aus, vom Bauch hoch zum Brustkorb. Erlauben Sie sich, über den leicht geöffneten Mund auszuatmen, dazu darf Ihr Unterkiefer langsam etwas nach unten sinken. Es gibt nun eine Zeitlang nichts mehr für Sie zu tun. Sie können Ihre Aufmerksamkeit ganz nach innen richten, in das Zentrum Ihres Körpers.

Lenken Sie Ihre Aufmerksamkeit zum Zentrum Ihres Kopfes. Hier liegt die dritte Hirnkammer, eine Art Schatzkammer des Bewußtseins. Von ihr aus wandern Sie ein Stück hoch und nehmen nun Ihre beiden Gehirnhälften links und rechts wahr. In jeder dieser Gehirnhälften liegt eine Hirnkammer, Seitenventrikel genannt. Versuchen Sie Ihre beiden Seitenventrikel zu lokalisieren, die sich horizontal im Gehirn befinden. Folgen Sie den beiden Verbindungen von den Seitenventrikeln aus zum Zentrum des Gehirns, zur dritten Hirnkammer.

Von hier aus folgen Sie der Verbindung, die leicht schräg hinunterführt, Richtung Hinterkopf, zum vierten Hirnventrikel. Vielleicht können Sie, während Sie Ihren ge-

177

samten Kopf wahrnehmen, Ihre Aufmerksamkeit nun auf alle vier Hirnventrikel richten, die miteinander verbunden sind und in deren Wänden die Adergeflechte frischen Liquor produzieren.

Versuchen Sie, Ihre Schädelknochen von außen, dann von innen wahrzunehmen.

Stellen Sie sich nun die Hirnhäute vor, in denen sich der Liquor, das Gehirnwasser, leicht rythmisch bewegt. Sein spezifisches Gewicht läßt Ihr Gehirn wie ein Pudding im Hirnwasser schwimmen.

Lenken Sie nun Ihre Aufmerksamkeit auf alle erwähnten Strukturen: Ihre Hirnkammern, die miteinander verbunden sind, die an der Schädelinnenseite befestigten Hirnhäute, das Hirnwasser und dann Ihr gesamtes Gehirn mit all diesen Strukturen. All diese Orte werden immerfort von frischem Liquor umspült und pulsieren mit langsamen Ebbe-Flut-Bewegungen im ganzen Kopf und Körper.

Nehmen Sie nun die um Ihr Rückenmark aufliegenden Rückenmarkhäute (die Fortsetzung der Hirnhäute) vom Hinterhauptsbein bis hin zur Spitze des Kreuzbeines im unteren Beckenbereich wahr. Im gesamten Bereich fließt andauernd schützende und nährende Rückenmarkflüssigkeit, der Liquor cerebrospinalis.

Richten Sie nun Ihre Aufmerksamkeit auf das Zentrum Ihres Rückenmarks. Auch hier, im zentralen Rückenmarkskanal, fließt immerfort Liquor. Stellen Sie sich vor, wie alle erwähnten Gebiete fortwährend von frischem Liquor gebadet werden und sich leicht rhythmisch im CS-Rhythmus bewegen.

Versuchen Sie nun, Ihr ganzes CS-System wahrzunehmen, vom Schädel bis zum Kreuzbein, und dann zu spüren, wie dort überall der Liquor, die Hirn- und Rückenmarkflüssigkeit, fließt und damit das ganze CS-System in langsame, feine Bewegungen versetzt, wie diese sanfte Bewegung sich subtil auf den ganzen Körper bis in jede Zelle überträgt.

Falls Sie Körperstellen eingeschränkt wahrnehmen, gehen Sie mit Ihrer Aufmerksamkeit dorthin und bitten den Atem- und Craniosacral-Rhythmus, mit ihrer Bewegung die Blockade aufzuweichen und aufzulösen. Atmen Sie das Gefühl der Blockade in Ihrer Vorstellung über Ihren Mund und über Ihre Füße aus. Durch verminderte oder aufgehobene Blockaden wird der Liquor besser im ganzen CS-System verteilt.

Auch wenn Sie nach einer Weile Ihre Augen wieder öffnen, sich etwas strecken, vielleicht gähnen und sich dann langsam wieder bewegen, wissen Sie, daß die Liquorflüssigkeit immerfort produziert wird und im gesamten CS-System fließt.

13. Selbstbehandlung zur Entspannung des Craniosacralen Systems

Lockerung des Gewebes um Kreuzbein und Iliosakralgelenk (liegend):

Legen Sie sich bequem auf eine Körperseite. Ihren Kopf legen Sie auf ein Kissen oder auf Ihren Arm. Ihre freie Hand positionieren Sie oberhalb Ihrer Gesäßfalte und ertasten Ihr Kreuzbein. Sie massieren sanft die Muskeln am Kreuzbein. Ertasten Sie auch hier das Gewebe mit langsamen Kreisen und angemessenem Druck. In diesem Bereich können Sie auch Ihre Fingerspitzen in die Tiefe gleiten lassen. Spüren Sie den Widerstand der Muskeln, wirken Sie mit leichter Vibration (die aus Ihrer Schulter kommt) auf diese Zone ein.

Wird diese Position unangenehm, wechseln Sie die Körperseite und setzen mit Ihrer anderen Hand die Massage am Kreuzbein fort.

Diese Lockerung kann in Rückenlage auch in der Badewanne ausgeführt werden.

Entspannung des Beckenbereichs:

Sie liegen bequem und gut gelagert in Rückenlage, die Arme liegen seitwärts am Körper. Sie können die Iliosakralgelenk-Entspannung auch teilweise an sich selbst ausüben. Ertasten Sie Ihren Beckenkamm rechts und links.

Legen Sie Ihre linke Hand an den linken Beckenkamm, Ihre rechte Hand an den rechten Beckenkamm. Geben Sie mit beiden Händen sanften Zug gleichzeitig nach innen und oben und halten Sie diese Position für ca. eine Minute, ohne dabei Ihre Arme und Schultern zu sehr anzuspannen. Dies dehnt die Iliosakralgelenke sanft.

Diese Selbstbehandlungstechnik kann auch in der Badewanne ausgeführt werden.

Bindegewebe-Entspannung (liegend, sitzend):

Sie können sich jederzeit mit einer oder beiden Händen in Ihr eigenes Bindegewebe einfühlen. Dies geht am besten liegend an der Körpervorderseite, überall dort, wo Sie mit Ihren Händen bequem und ohne Anstrengung hinkommen. Sie entspannen Ihren Körper und spüren sich mit Ihren Händen in Ihr Bindegewebe ein (wie bei den Entspannungen des Bindegewebes am Klienten). Die sanfte Fasziengleittechnik und das Hinatmen von innen an die betroffene Stelle hilft mit, Anspannungen im Gewebe zu lösen. Sie können mit Ihren Händen in die Tiefe spüren und sich in dreidimensionalem Körperempfinden schulen.

Lassen Sie Ihre Hände am Körper und drehen Sie sich auf den Bauch, so hilft Ihnen Ihr eigenes Körpergewicht bei dieser Selbstbehandlung.

V.
Erweiterte Behandlung:
Für Therapeuten

1. Grundbehandlung für CS-Therapeuten

Vor der hier aufgeführten Grundbehandlung für CS-Therapeuten sollten Sie abklären, ob Sie aufgrund Ihrer Qualifikation Personen mit Beschwerden behandeln dürfen und ob diese eine Überweisung brauchen.

Bei der hier aufgeführten Grundbehandlung für CS-Therapeuten wird davon ausgegangen, daß der CS-Rhythmus am Keilbein und an den paarigen Schläfenbeinen sicher palpiert werden kann. Der CS-Therapeut sollte erspüren können, wo in der Bewegungsphysiologie die Neutralposition liegt. Voraussetzung ist, daß der Behandler bereits Fachkurse besucht hat.

Wie bereits erwähnt, ist die Berührung am Keilbein sehr subtil. Das Keilbein (Os sphenoidale) hat die zentralste Position aller Schädelknochen. Es verläuft quer durch den Schädel und ist an seinen beiden großen Keilbeinflügeln (im Bereich der Schläfe) ertastbar. Seine Bewegungen, hervorgerufen durch den CS-Rhythmus, bestimmen maßgeblich alle weiteren CS-Bewegungen der Schädelknochen.

Beginnen Sie mit der Grundbehandlung für Therapeuten erst, wenn Sie mit der vorangegangenen Grundbehandlung für den Hausgebrauch an gesunden Personen genügend Erfahrung gesammelt und positive Rückmeldungen erhalten haben.

Ergänzende Techniken

Keilbein: Kompression – Dekompression

Neutralposition: Sie folgen mit beiden Daumen der Kippbewegung des Keilbeins und palpieren gleichzeitig mit Ihren beiden kleinen Fingern am Hinterhauptsbein die Bewegung des CS-Rhythmus.

Kompression: In Neutralposition des Keilbeins halten Sie das Keilbein und geben wenige Sekunden eine sanfte, beinahe nur gedachte Kompression (maximal 0,5 Gramm!) zum Tisch hin.

Ihre feine Kompression am Keilbein wirkt auf das Sphenobasilargelenk, das das Keilbein mit dem Hinterhauptsbein verbindet.

Dekompression: Unmittelbar nach der kurzen Kompression folgt eine lange Dekompression in der Gegenrichtung in Richtung Decke. Diese Dekompression geschieht mit einem Zug von unter einem Gramm sehr sachte, kontinuierlich während ca. einer Minute. Spüren Sie, ob eine Seite des Keilbeins mehr hält oder freier ist als die andere?

Dem CS-Rhythmus folgen: Nach der Dekompression folgen Sie wieder der Flexions- und Extensionsbewegung:

Hat sich diese verändert? Wenn ja, inwiefern? Ist der CS-Rhythmus ausgeglichener? Ist die Bewegung des Keilbeins in Flexion und Extension etwa gleich weit?

Nehmen Sie Ihre Daumen (und kleinen Finger) in der Neutralstellung weg.

Schläfenbeine: Flexions-Extensionsverstärkung mit Finger-im-Ohr-Technik

Nach einiger Übung können Sie die Kippbewegungen des CS-Rhythmus an den Schläfenbeinen unterstützen, indem Sie die Bewegungen an deren äußersten Rotationspunkten sanft »anstoßen« (in voller Flexion und in voller Extension). Dafür verwenden

Sie jeweils Zeige- und Ringfinger, mit denen Sie die Bewegungsrichtung am Schluß der Rotationsbewegung ein wenig verlängern. Dies unterstützt Flexibilität und Beweglichkeit der Schläfenbeine, die Flexions- und Extensionsbewegungen werden größer und oft ausgeglichener.

Alternativ dazu können Sie die CS-Bewegungen der Schläfenbeine auch verbessern, indem Sie Bewegungen von der Neutralposition ausgehend in die jeweilige Rotationsbewegung sanft verstärken. So behindern Sie den CS-Rhythmus nicht, was bei der Verstärkung der Rotationsbewegung in voller Flexion oder Extension geschehen könnte.

Warzenfortsätze: Verstärkung der Innen-Außen-Bewegung durch Kompression links und rechts

Ihre Daumenballen liegen wie bei der ursprünglich gelernten, sanften Kompression dicht hinter dem Ohr und palpieren den CS-Rhythmus an den beiden Warzenfortsätzen. Folgen Sie dieser Medial-Lateral-Bewegung einige Zyklen lang. Nach der bereits ausgeführten, gleichmäßigen medialen Kompression (zur Mitte des Kopfes, während der Innenrotation) palpieren Sie die Bewegungen der beiden Warzenfortsätze erneut. Sind Innen- und Außenrotation links und rechts gleichmäßig? Verstärken Sie diese Bewegungen bei der nächsten Rotation der Warzenfortsätze zur Kopfmitte (medial) leicht: Zuerst geben Sie während der Innenrotation sanfte Kompression mit Ihrem Daumenballen auf der einen Seite (die andere Seite bleibt unbeteiligt), um die Innenrotation auf dieser Seite zu verstärken. Am innersten Punkt der Innenrotation geben Sie zusätzlich kurze Kompression zur Mitte hin und lassen den Warzenfortsatz wieder in Außenrotation drehen. Danach erfolgt dieselbe einseitige Kompression auf der gegenüberliegenden Seite auf gleiche Weise.

Zum Abschluß geben Sie, wie zu Beginn der Warzenfortsatz/Mastoid-Technik, mit beiden Daumenballen gleichzeitig Kompression zur Kopfmitte hin. Komprimieren Sie kurz die beiden Warzenfortsätze am tiefsten Innenrotationspunkt gleichmäßig mit beiden Daumenballen. Lassen Sie jetzt von allem Druck ab. Palpieren Sie die Bewegungen der beiden Warzenfortsätze. Wie ist Ihr Bewegungsradius jetzt? Hat sich die Innen- und Außenrotation verändert? Wenn ja, inwiefern? Sind die linke und rechte Seite ausgeglichener?

Wie in der Craniosacral-Behandlung üblich, liegen die Hände sehr sanft auf. Sie manipulieren nicht, sondern laden die natürliche Entspannung ein.

Genereller Behandlungsablauf

1. Ganzkörpereinschätzung

2. Entspannung von Bindewebeschichten: Rumpf, Zungenbein, Atlas-Hinterhauptsbein, Lumbosakralbereich, Kreuzbein, Iliosakralgelenke

3. Kopfbehandlung, Unterstützung des CS-Rhythmus: Mobilisierung der Schädelknochen und des intrakranialen Membransystems
Die folgenden Techniken zur Entspannung sind sehr sanft (1–3 Gramm Berührungsgewicht). Begriffe wie »Anheben« oder »Kompression« sind eher eine gedachte, subtile Einladung zur Entspannung, keine Manipulation beispielsweise im physiotherapeutischen Sinn. Beginnen Sie mit der Schalenhaltung oder induzieren Sie einen Ruhepunkt.

CS-Rhythmus unterstützen an:

4. Stirnbein	Anheben
5. Scheitelbeine	durch sanfte Kompression in Extension
	Anheben zum Kopfende hin kranial
6. Keilbein	Kippbewegungen folgen:
	– Wo ist die Neutralposition?
	– mehr Flexion oder Extension?
	sanfte Kompression in Neutralposition (kurz, zum Tisch hin)
	sanfte Dekompression in Neutralposition (länger, zur Decke hin)
	Kippbewegungen folgen: Vergleich vorher/nachher
7. Schläfenbeine	Finger-im Ohr-Technik, Kippbewegung:
	– Wo ist die Neutralposition?
	– mehr Flexion oder Extension?
	– Flexions-Extensionsbewegung übertreiben/verstärken
	Ohrzieh-Technik
	Innenrotation der beiden Mastoide durch sanfte Kompression medial unterstützen und leicht verstärken, medial
	sanfte Kompression an den Mastoiden, abwechselnd links und rechts
8. Kausmuskulatur	Massieren: seitlich des Ohrkanals hoch, unterhalb des Kiefergelenks nach unten
9. Unterkiefer	sanfte Kompression (kurz, zum Ohr/Kiefergelenk hin)
	sanfte Dekompression (länger, 45°-Richtung, schrägt zu Decke/Tisch)

Beenden Sie die Behandlung mit der Ohrzieh-Technik und der Schalenhaltung und induzieren Sie in jedem Fall einen Ruhepunkt. Ertasten Sie an den Palpierstationen den CS-Rhythmus nach Ihrer Behandlung. Hat der CS-Rhythmus sich verändert? Wenn ja, wie und an welchen Körperstellen? Gehen Sie zum Schluß zu den Füßen des Klienten, um ihn zu »erden«.

Falls der Klient möchte, kann er zum Abschluß in Seitenlage ruhen und noch nachspüren (Lagerung des Kopfes beachten!).

2. Erweiterte Behandlungstechniken

Fehlstellungen und Korrekturen des Keilbeins

Das Keilbein bildet zusammen mit dem Hinterhauptsbein die »Schlüsselknochen« der Schädelbasis. Sie sind über das Sphenobasilargelenk miteinander verbunden. Das Keilbein als zentraler Schädelknochen im Kopf muß oft Fehlstellungen von anderen Schädelteilen kompensieren. Die möglichen Fehlstellungen des Keilbeins sind meist minimal, können jedoch das Wohlbefinden bereits enorm verringern und beispielsweise zu Kopfschmerzen oder Seh- und Lernstörungen führen. Die Bewegung des Keilbeins wird vorwiegend durch den Liquordruck des dritten Hirnventrikels ausgelöst.

Korrigieren Sie Fehlstellungen erst, wenn Sie den CS-Rhythmus am Keilbein gut palpieren können. Die CS-Bewegung des Hinterhauptsbeins wird mit beiden kleinen Fingern palpiert. Erspüren Sie die Einschränkungen. Die Keilbein-Dysfunktionen werden in der Regel mit der Indirekt-Direkt-Technik und in Neutralposition korrigiert. Die Korrekturen sind sehr fein und eher angedeutet als mit Druck ausgeübt!

Das Hinterhauptsbein wir dabei mit beiden kleinen Fingern stabilisiert: Dies ist ja der Schädelknochen, mit dem das Keilbein an der Sphenobasilarbasis zusammenfindet. Das Hinterhauptsbein ist zum Keilbein oft gegenläufig verdreht.

Sie palpieren ca. drei bis sechs Sekunden mit maximal einem Gramm Berührungsgewicht, während die Korrektur mit etwa einem bis höchstens zwei Gramm sanfter Berührung ausgeführt wird und so lange dauert, bis sie abgeschlossen ist. Manchmal lassen sich Bewegungseinschränkungen und Fehlstellungen jedoch nicht in einer Sitzung lösen.

Nach jeder Korrektur sollte sich das Keilbein für ein bis zwei Zyklen in Flexions-Extensionsbewegung bewegen oder in der Neutralposition entspannen, bevor Sie mit der nächsten Korrektur beginnen. Folgen Sie zum Abschluß der CS-Bewegung des Keilbeins und achten Sie darauf, daß die Bewegungen klar und möglichst ausgeglichen sind. Nehmen Sie die Hände in Neutralposition weg.

Dysfunktionen werden verursacht durch ein Schädeltrauma, beispielsweise durch einen Sturz oder Aufprall, oder als kompensatorische Maßnahme, aufgrund von Einschränkungen im Körper, ausgelöst.

Dysfunktionen des Keilbeins sind:
- Kompression (Lösetechnik siehe Seite 182)
- Flexionsläsion
- Extensionsläsion
- Waagrechte Fehlstellung (*torsion*)
- Seitneigung (*sidebending*)
- Seitwärtszug (*lateral strain*)
- Senkrechtzug (*vertical strain*)

Flexions- oder Extensionsläsion

Wir sprechen von einer Flexionsläsion, wenn sich das Keilbein überwiegend in die Flexionsrichtung bewegt (kaudal, zu den Füßen des Klienten hin) und kaum in die Extensionsrichtung (kranial, zum Kopf hin). Bei der Extensionsläsion bewegt sich das Keilbein vorwiegend in Extension, jedoch kaum in Flexion. Flexions- oder Extensionsläsionen haben oft kompensatorische Ursache. Die Läsionsmuster palpieren Sie automatisch, wenn Sie der Bewegung des Keilbeins folgen. Das Hinterhauptsbein wird mit beiden kleinen Fingern stabilisiert.

Zur Korrektur folgen Sie der Flexions-Extensionsbewegung. Die freiere Richtung verstärken Sie am Schluß der Bewegungsrichtung für einen Moment. Dann folgen Sie dem Keilbein zurück zum Neutralpunkt und in die eingeschränkte Richtung. Halten Sie das Keilbein am eingeschränkten Punkt einige Momente. Gleichzeitig laden Sie das Keilbein ein, sich etwas mehr in die eingeschränkte Richtung zu bewegen. Dazu übertreiben Sie diese Richtungsbewegung sanft. Folgen Sie danach wieder der Flexions-Extensionsbewegung: Dabei testen Sie, ob sie sich bereits ausgeglichen hat. Ist die Läsion noch vorhanden, führen Sie mehrmals hintereinander die erwähnte Korrekturbewegung aus.

Alternativ dazu können Sie die CS-Bewegungen des Keilbeins auch verbessern, indem Sie die Bewegungen von der Neutralposition ausgehend in die jeweilige Bewegungsrichtung sanft verstärken. So behindern Sie den CS-Rhythmus nicht, was bei der Verstärkung der Bewegungsrichtung in voller Flexion oder Extension geschehen könnte.

Waagrechte Fehlstellung (Torsion)

Wir sprechen von einer waagrechten Fehlstellung oder Dysbalance, wenn das Keilbein nicht mehr waagrecht liegt. In diesem Fall ist es im oder gegen den Uhrzeigersinn verdreht. Im Gesicht des Klienten von vorn betrachtet, liegt ein Seitenflügel des Keilbeins leicht höher, der andere liegt tiefer. Die waagrechte Dysbalance wird nach dem hochstehenden Keilbeinflügel benannt; diese Dysfunktion hat oft kompensatorische Ursache.

Eine waagrechte Fehlstellung palpieren Sie in Neutral- oder Extensionsposition, in-

dem Sie Ihre Daumen kurz auf der einen Seite nach unten, auf der anderen Seite nach oben bringen und sofort in die umgekehrte Richtung wechseln; achten Sie dabei auf den Widerstand. Das Hinterhauptsbein wird mit beiden kleinen Fingern stabilisiert.

Zur Korrektur beginnen Sie mit der Indirekt-Direkt-Technik in Neutralposition. Dabei wird zuerst die freie Richtung andeutungsweise und kurz verstärkt. Ihre Daumen bringen einen Keilbeinflügel nach unten (tischwärts) und gleichzeitig den anderen Keilbeinflügel nach oben (zur Decke hin). Unmittelbar danach wird die umgekehrte Zugrichtung vorgeschlagen und etwas länger ausgeübt.

Seitneigung (Sidebending)

Wir sprechen von der Seitneigung, wenn das Keilbein seitwärts verdreht ist; dabei tendiert der eine Keilbeinflügel mehr zu den Gesichtsknochen hin, weg vom Hinterhauptsbein. Dafür ragt der andere Keilbeinflügel weiter Richtung Hinterhauptsbein. Diese Dysfunktion hat oft kompensatorische Ursache.

Eine Seitneigung erkennen Sie in Neutralposition. Die Korrektur nehmen Sie mit etwa einem, höchstens zwei Gramm Berührungsdruck vor. Das Hinterhauptsbein wird mit beiden kleinen Fingern stabilisiert.

Zur Korrektur beginnen Sie mit der Indirekt-Direkt-Technik. Dabei wird zuerst die freie Richtung andeutungsweise und kurz verstärkt: Ihre Daumen führen einen Keilbeinflügel nach vorn gesichtswärts, den anderen zum Scheitelbein hin. Unmittelbar danach wird die umgekehrte Zugrichtung vorgeschlagen. Diese wird etwas länger ausgeübt und sanft übertrieben.

Seitwärtszug (Lateral strain)

Der Seitwärtszug verschiebt das gesamte Keilbein tendenziell zu einer Seite; dies übt Spannung auf das Sphenobasilargelenk aus. Ursache des Seitwärtszugs kann ein Trauma, z. B. ein Schlag auf eine Kopfseite, sein. Wir sprechen von linkem oder rechtem Seitwärtszug, benannt nach der Richtung, in welche sich das Keilbein seitwärts verschoben hat.

Palpieren Sie in Neutralposition durch angedeuteten Seitwärtsdruck auf der einen Seite, danach auf der anderen. Stellen Sie eine Tendenz zu einer der beiden Seiten oder eine auffällig freie Richtung fest? Dies weist auf einen Seitwärtszug in diese Richtung hin.

Zur Korrektur beginnen Sie mit der Indirekt-Direkt-Technik. Das Hinterhauptsbein wird dazu mit den beiden kleinen Fingern stabilisiert. Es wird zuerst die freie Richtungsbewegung des Keilbeins andeutungsweise und kurz verstärkt: Ihre Daumen leiten einen Keilbeinflügel seitwärts, den anderen in Richtung Kopfmitte hin. Unmittelbar danach wird die umgekehrte Zugrichtung vorgeschlagen. Diese wird etwas länger ausgeübt und dabei leicht übertrieben. Nachdem sich das Gewebe gelöst hat, begleiten Sie das Keilbein wieder in Neutralposition und folgen den Flexions-Extensionsbewegungen.

Senkrechtzug (Vertical strain)

Der Senkrechtzug (Vertical strain) verschiebt das Keilbein im Verhältnis zum Hinterhauptsbein am Sphenobasilargelenk nach oben (superior) oder nach unten (inferior). Ursache des Senkrechtzuges ist meist ein Schädeltrauma, z. B. durch die Geburt oder durch einen Schlag auf Stirn oder Hinterkopf. Die Stirn kann dabei tendenziell mehr vorstehen (Zug des Keilbeins nach oben) oder tiefer bzw. leicht zurückversetzt sein (Zug des Keilbeins nach unten). Dabei sind die Großhirnsichel und das Kleinhirnzelt unter starker Spannung.

Palpieren Sie die Flexions- und Extensionsbewegung. Senken sich die Keilbeinflügel zu den Augen und nach unten hin, besteht ein Senkrechtzug des Keilbeinkörpers nach oben. Heben sich die Keilbeinflügel leicht, besteht ein Senkrechtzug des Keilbeinkörpers nach unten. Das Hinterhauptsbein wird mit beiden kleinen Fingern stabilisiert.

Zur Korrektur wenden Sie die Indirekt-Direkt-Technik an. Das Hinterhauptsbein wird dazu mit den beiden kleinen Fingern stabilisiert. Sie begleiten die großen Keilbeinflügel in die freie Richtung und übertreiben diese Bewegung kurz. Danach bringen Sie die Keilbeinflügel in die eingeschränkte Richtung und übertreiben diese Bewegung sehr sanft. Nachdem sich das Gewebe gelöst hat, begleiten Sie das Keilbein wieder in Neutralposition und folgen den Flexions-Extensionsbewegungen.

Sind die Korrekturen mit der Indirekt-Direkt-Behandlungsmethode nicht effizient, können sanft direkte Korrekturen angewendet werden.

Fehlstellungen und Korrekturen der Gesichtsknochen (Jochbein, Nasenbein)

Die Gesichtsknochen stehen in komplexer Verbindung zueinander. Sie formen unser Gesicht und dienen auch als Pufferzone für Keilbein und Gehirn, beispielsweise bei einem Frontalaufprall. Sie sind nicht direkt mit den Hirnhäuten verbunden, sondern bewegen sich durch die Bewegung des Keil-

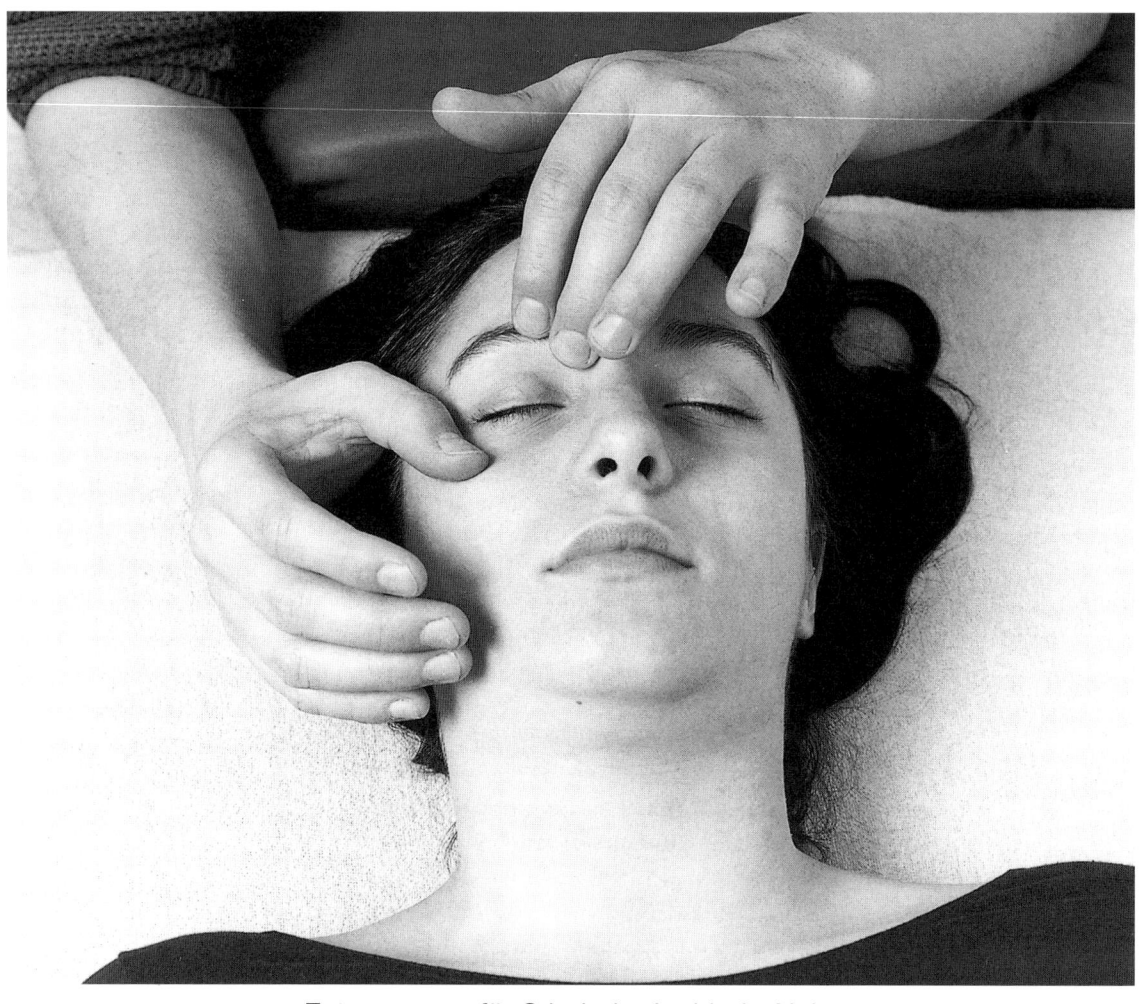

Entspannung für Stirnbein-Jochbein-Naht

beins im CS-Rhythmus. Bei Beschwerden im Bereich der Gesichtsknochen sind manchmal Traumata oder Entzündungen die Ursache; Verschiebungen der Gesichtsknochen können die freie Bewegung der Schädelknochen behindern.

Bei Sehstörungen, Druck im Augenbereich oder Kopfschmerzen im Stirnlappenbereich können folgende Separationstechniken entspannend wirken und zur Linderung beitragen. Jede Separationstechnik kann ca. zwei bis drei Minuten angewendet werden.

Diese sanfte Dehnung erstreckt sich bis in die Tiefe der Augenhöhlen. Fragen Sie dabei immer den Klienten nach seinem Empfinden.

Entspannung des Jochbeins

Das Jochbein steht u. a. über den Jochbeinbogen mit dem Schläfenbein in Kontakt. Eine weitere wichtige Verbindung bildet das Jochbein nach oben, wo es den unteren Teil der Augenhöhlen bildet und an das Stirn-

188

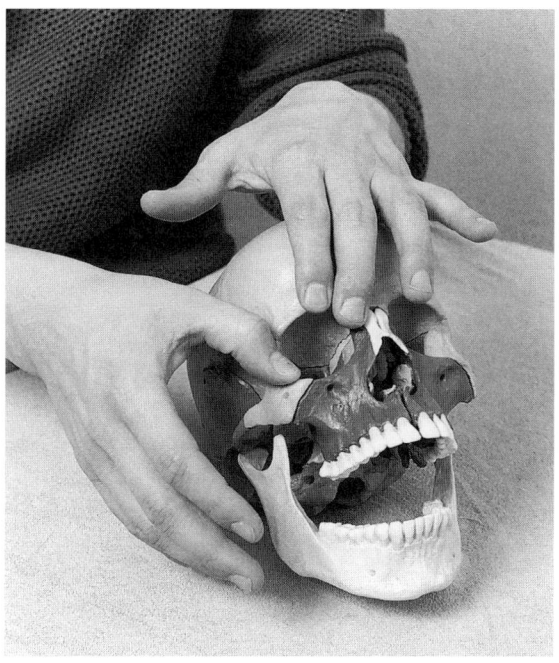

Entspannung für Stirnbein-Jochbein-Naht

gerglieder von Zeige- und Mittelfinger berühren die Augenbrauen und drehen sich leicht und vorsichtig in Richtung der Augen, um den knöchernen Rand des Stirnbeines zu ertasten. Der andere Arm wird mit dem abgestützten Ellbogen seitwärts so am Kopf auf Augenhöhe positioniert, daß Ihr Daumen bequem den unteren Augenrand (desselben Auges) berühren kann. Ihr Daumen ertastet sanft den knöchernen Rand des Jochbeines. Die Daumenspitze schaut dabei in Richtung Nase und liegt einen Zentimeter von der Mitte der Augenunterseite nach außen. Die Berührung des Daumens ist nicht spitz, sondern flächig. Um den Daumen nicht nur auf dem Jochbein aufzulegen, sondern auch an dessen oberem Rand, winkeln Sie die Daumenfläche leicht zum Auge hin an. Das Auge wird weder von den Fingern am Stirnbeinrand noch von den Daumen am Jochbeinrand berührt.

Während Ihr Daumen am Jochbeinrand das Jochbein stabilisiert, geben Ihre Zeige- und Mittelfinger der anderen Hand sanfte Dehnung am Stirnbeinrand in Richtung Kopfende und zur Decke hin.

Entspannung der Nasenbeine

Die beiden Nasenbeine berühren hauptsächlich den Oberkiefer und an ihrem oberen Teil das Stirnbein. Die folgende Separationstechnik entspannt die Suturen zwischen Nasenbeinen, Stirnbein, Oberkiefer, Tränenbein und Siebbein.

Palpieren Sie mit Daumen und Zeigefinger Ihre Nasenbeine.

Positionieren Sie sich auf Kopfhöhe des Klienten, seitwärts am Behandlungstisch oder am Kopfende. Um nicht zu zittern, legen Sie die Ellenbogen beider Arme auf den Behandlungstisch. Ein Arm wird vom Kopfende in Richtung Stirnbein gebracht, ohne den Kopf des Klienten zu berühren. Die

bein angrenzt. Das Stirnbein sollte zuvor wie bereits erwähnt behandelt worden sein.

Zur Vorbereitung palpieren Sie mit Ihren Fingern an sich selbst Ihre beiden paarigen Jochbeine im oberen Wangenbereich. Die Bewegungen des CS-Rhythmus sind hier von verschiedenen Schädelknochen geprägt und erschweren einen klar palpierbaren Rhythmus. Am Kopf des Klienten sitzend palpieren Sie mit Ihren Fingern die beiden paarigen Jochbeine des Klienten. Spüren Sie den CS-Rhythmus? Liegen die Jochbeine unterschiedlich hoch?

Positionieren Sie sich seitwärts am oberen Ende des Behandlungstischs. Um nicht zu zittern, legen Sie die Ellbogen beider Arme auf den Behandlungstisch. Zuerst wird eine Seite um das Auge herum behandelt, danach die andere.

Ein Arm wird vom Kopfende in Richtung Stirnbein positioniert, ohne den Kopf des Klienten zu berühren. Die vordersten Fin-

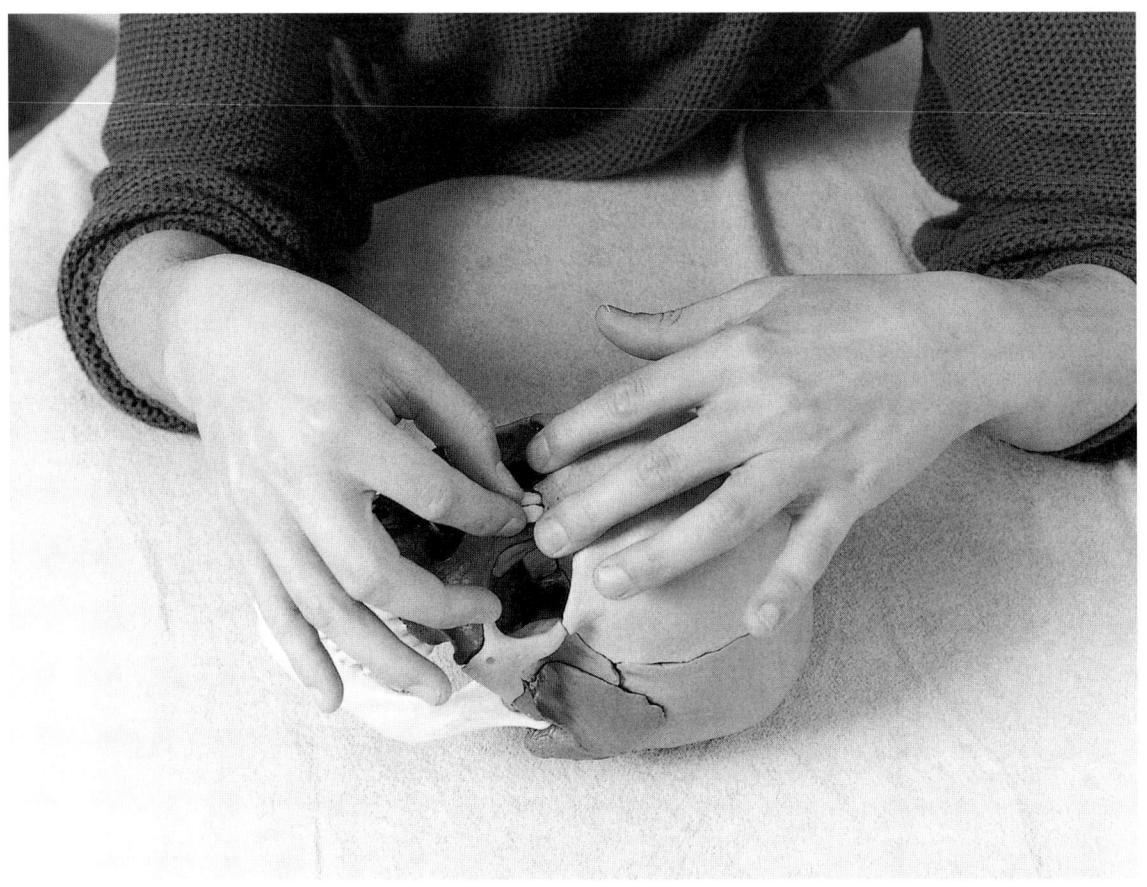

Entspannung für Nasenbein, Oberkiefer und Stirnbein

Fingerspitzen von Zeige- und Mittelfinger berühren die oberen Augeninnenhöhlen links und rechts am Stirnbein. Mit Daumen und Zeigefinger der anderen, seitwärts platzierten Hand ertasten Sie sanft die beiden Nasenbeine. Mit sanftem, gleichmäßigem Zug beider Hände voneinander weg separieren Sie die Nasenbein-Stirnbein-Naht. Die optimale Zugrichtung mit beiden Händen ist etwa ein 45-Grad-Winkel: Zeige- und Mittelfinger am Stirnbein dehnen nach oben und kopfwärts, während gleichzeitig Daumen und Zeigefinger die Nasenbeine nach oben und zum Rumpf der liegenden Person hin anheben.

Für Brillenträger ist diese Separationstechnik eine wohltuende Selbstbehandlungsmethode.

Behandlung im Mund

Vor der Mundarbeit palpieren Sie zuerst die Schädelknochen und korrigieren die Fehlstellung des Keilbeins.

Der Mund ist ein sehr intimer und empfindlicher Bereich. Ist aufgrund der zu Beginn vom Klienten gemeldeten Beschwerden eine CS-Mundarbeit empfehlenswert, sollte der Therapeut diese Möglichkeit an-

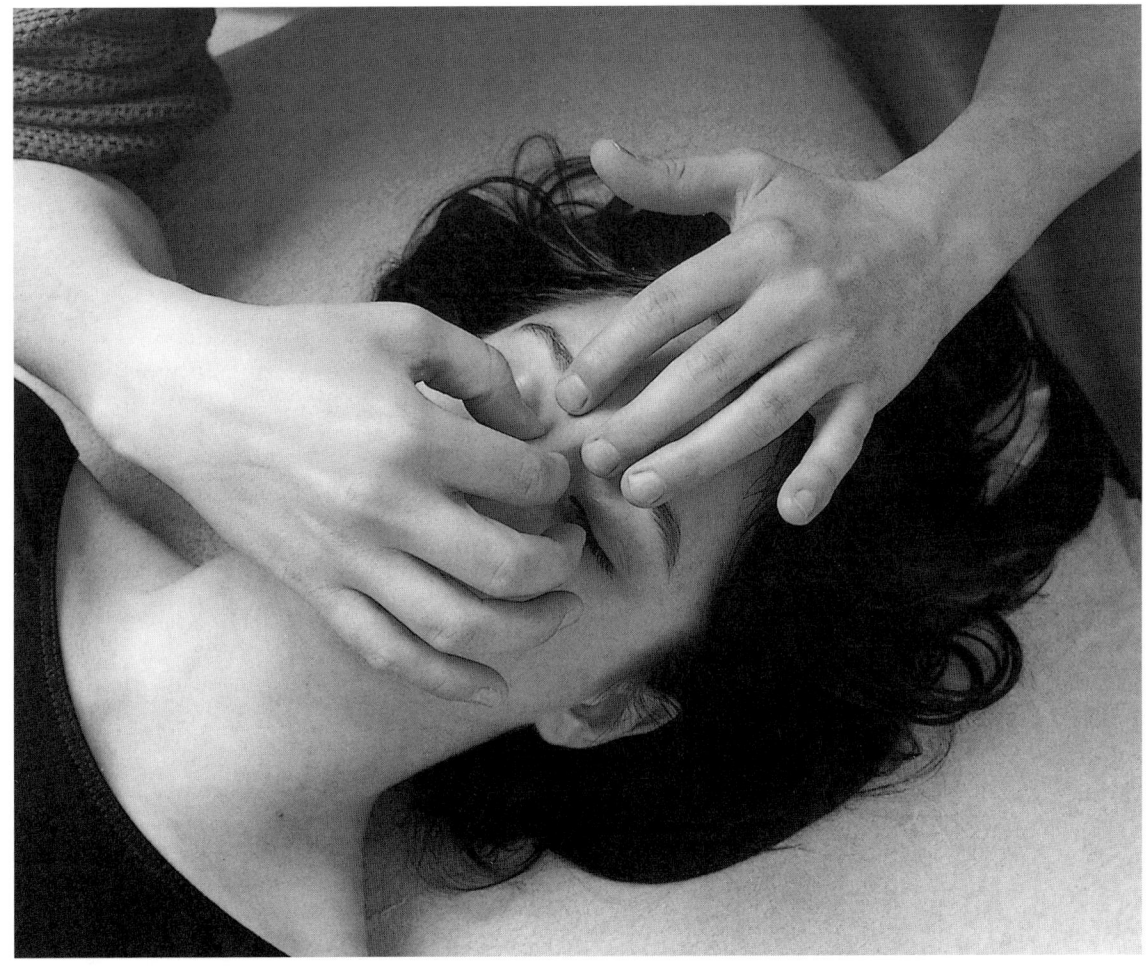

Entspannung für Nasenbein, Oberkiefer und Stirnbein

bieten. Die Mundarbeit setzt das Vertrauen des Klienten und seine Einwilligung voraus. Behandelt wird immer mit Untersuchungsfingerlingen oder, noch besser, mit Untersuchungshandschuhen. Fragen Sie den Klienten, ob er ein Gebiß trägt. Dieses wird vor der Behandlung herausgenommen und dem Klienten wiedergegeben, wenn die Sitzung beendet ist.

Es ist vorteilhaft, mit dem Klienten ein Zeichen zu vereinbaren (z. B. kann er eine Hand hochhalten), auf das hin die Mundbehandlung unterbrochen werden soll. Seine Atmung darf sich im gleichen Rhythmus fortsetzen; wird sie sehr stockend oder hält der Klient die Luft während der Behandlung an, machen Sie ein Pause. Fragen Sie, was empfunden wurde.

Positionieren Sie sich seitwärts am Kopfende des Tisches. Achten Sie darauf, daß Sie ausreichend hoch sitzen, um Ihre Schultern nicht anspannen zu müssen. Liegt der Klient diagonal auf dem Tisch, müssen Sie sich für die Behandlung im Mund nicht über den Tisch beugen, was den Behandlungskomfort für Sie und den Klienten erhöht.

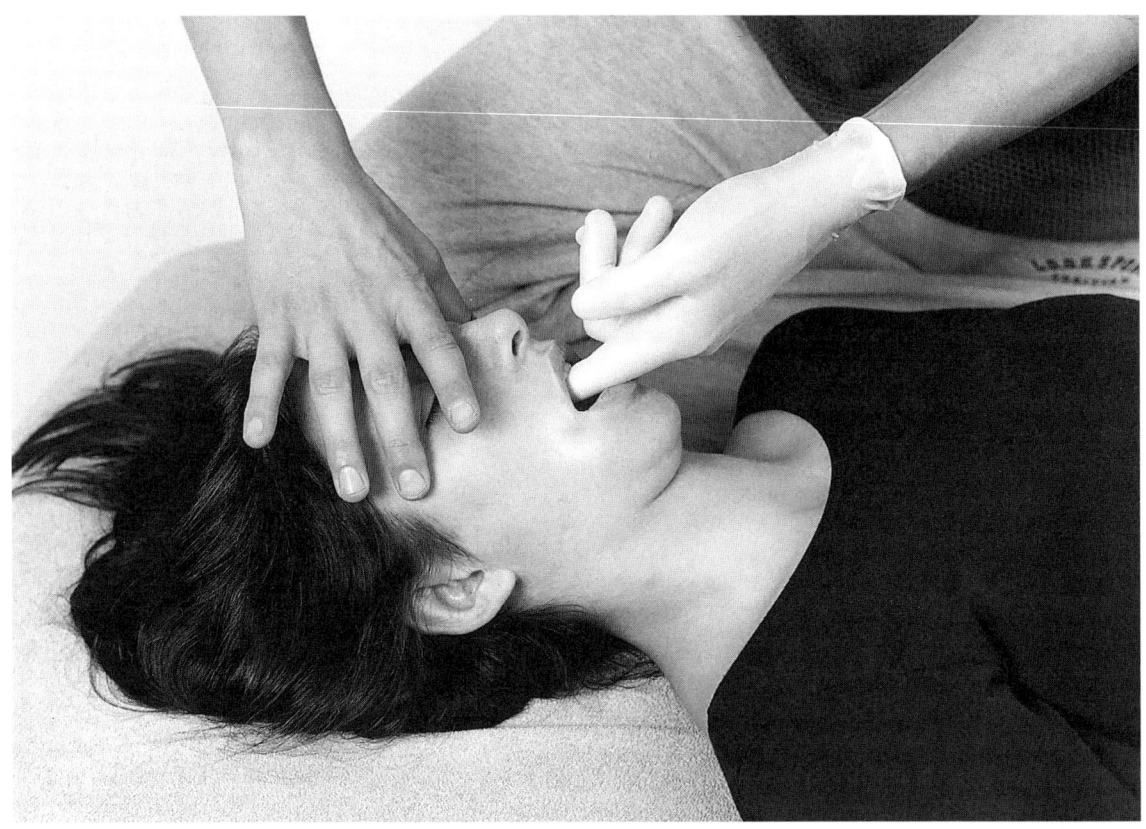

Ertasten von Keilbein und Pflugscharbein

Beispiel für das Pflugscharbein

Das Pflugscharbein ist dünn und liegt unterhalb des Siebbeins und des Keilbeins. Seine untere Kante vereinigt sich mit der mittleren Sutur des Gaumens. Auf das Pflugscharbein überträgt sich vor allem die Bewegung des Keilbeins. Diese Bewegungsübertragung findet in senkrechter Richtung statt; dadurch wird der Oberkiefer in Flexion beidseitig leicht nach außen bewegt. Die Flexionsbewegung des Keilbeins bewegt das Pflugscharbein mit seiner unteren Fläche im vorderen Gaumenbereich leicht nach oben, im hinteren Gaumenbereich leicht nach unten.

Bei der Behandlung am Pflugscharbein wird die kopfwärts gelegene Hand zur Un-

terstützung des Klienten quer unter die Halsmuskulatur gelegt.

Mit den Fingerbeeren Ihres Zeigefingers ertasten Sie das Pflugscharbein an der mittleren Sutur des Gaumens. Palpieren Sie die CS-Bewegungen. Gehen sie mehr in Flexion oder Extension? Ist das Pflugscharbein leicht seitwärts verschoben, auf seiner gesamten unteren Fläche (Seitwärts-/Transversalverschiebung) oder mehr am vorderen Gaumenbereich (Kipp-/Torsionsverschiebung)? Diese Fehlstellungen können mit der Indirekt-Direkt-Methode behandelt werden, indem Sie die Fehlstellung des Pflugscharbeins kurz andeutungsweise verstärken und danach gleich in die zu korrigierende Richtung drehen.

Mit der Dekompression des Pflugscharbeins werden seine Position entspannt und

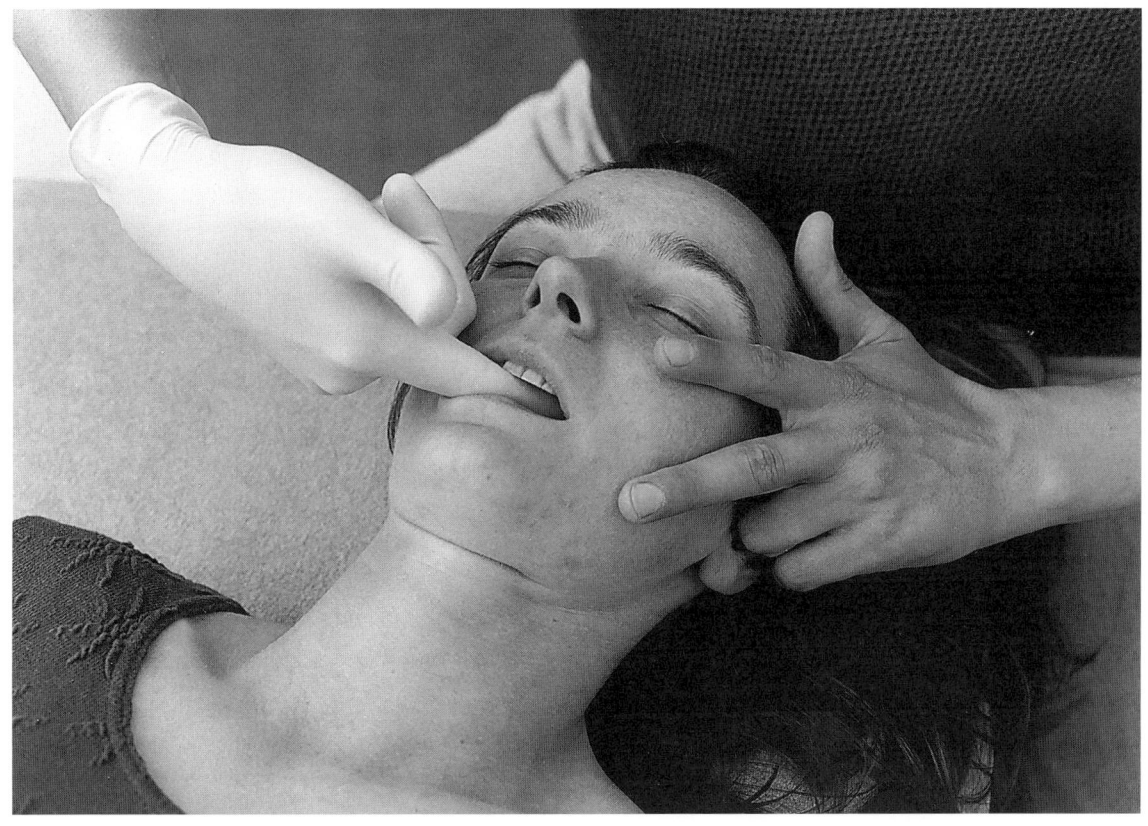

Berühren der Kaumuskulatur kombiniert mit Energie-Senden

Fehlstellungen insgesamt verringert: Ihre näher zum Kopfende liegende Hand unterstützt den Nacken quer zur Halsmuskulatur. Ist der Klient bereit, öffnet er den Mund. Ertasten Sie mit dem vorderen Teil Ihres Zeigefingers das Pflugscharbein. Den Daumen dieser Hand legen Sie unterhalb der Nase des Klienten ab. Spüren Sie in die Tiefe, damit sich der Daumen über das Gewebe der Oberlippe mit dem Oberkiefer bzw. den Zähnen verbindet. Versichern Sie sich, daß Ihre Körperhaltung entspannt ist. Möglichst ohne mit Zeigefinger und Daumen abzurutschen, beginnen Sie mit leichter Dekompression am Pflugscharbein, unterstützend auch am Oberkiefer. Die Dekompressionsrichtung liegt im 45-Grad-Winkel zum Rumpf des Klienten und zur Decke hin. Sie ist etwa dieselbe wie der Neigungswinkel des Zeigefingers. Diese sanfte Dekompression kann ca. eine bis zwei Minuten dauern.

Nach der Mundarbeit sollte die Bewegung des Keilbeins kontrolliert und eventuell korrigiert werden. Ebenfalls wird die Induktion eines Ruhepunktes empfohlen.

Beispiel für die Kaumuskulatur

Der große, kräftige Massetermuskel und verschiedene Pterygoidmuskeln in der Mundregion gehören zu den stärksten Kaumuskeln. Sie stehen oft unter starker Anspannung. Innere Kaumuskeln setzen am Flügelbeinfortsatz des Keilbeins an. Hält die Kaumuskulatur stark, so wird sie dadurch die CS-Bewegungen zahlreicher Schädelknochen einschränken.

193

Ertasten Sie Ihre Kaumuskulatur von außen an Ihren Wangen, danach von innen, seitwärts hinter Ihren Backenzähnen.

Behandeln Sie zuerst die eine Seite, danach die andere. Ist der Klient bereit, öffnet er seinen Mund. Mit Ihrem Zeigefinger rutschen Sie sanft auf der unteren oder oberen Zahnreihe seitwärts nach unten und hinten und ertasten vorsichtig die Kaumuskulatur. Legen Sie Ihren Zeigefinger mit leichter Berührung an die Kaumuskulatur, ohne zu drücken. Versuchen Sie, mit dem Zeigefinger entspannungsfördernde Energie zu senden. Falls der Klient die Hand unter dem Nacken nicht als besonders unterstützend empfindet, können die Finger der freien Hand auf der Außenseite der Kaumuskulatur aufgelegt werden. Mit zwei Fingern an der Außenseite gespreizt, kann das Energiesenden weitere Entspannung fördern, das Berühren der Kaumuskulatur von innen kann pro Seite ca. zwei Minuten andauern. Der Unterkiefer des Klienten darf sich dabei entspannen, da Ihr Zeigefinger seitwärts außerhalb der Backenzähne liegt.

Freiwinden des Unterkiefers

Die folgende Freiwindung am Unterkiefer sollte erst nach der bereits vorgestellten Kopf- und Unterkieferbehandlung angewendet werden. Kenntnisse in Freiwindungsbewegungen an den Extremitäten und vertiefte Erfahrung in der CS-Behandlung werden vorausgesetzt. Es sind außerdem Einmalhandschuhe erforderlich; achten Sie vor und während der Unterkieferbehandlung auch darauf, ob Ihr eigenes Kiefergelenk entspannt ist und Ihr Unterkiefer etwas nach unten sinken darf.

Positionieren Sie sich seitwärts am Tisch, etwa auf Schulterhöhe des Klienten. Dieser sollte diagonal auf dem Tisch oder nahe bei Ihnen liegen.

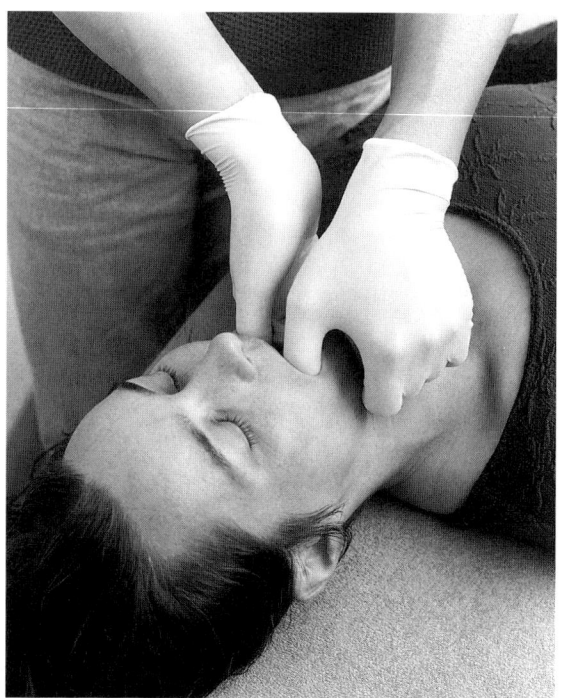

Freiwinden des Unterkiefers

Nachdem er den Mund geöffnet hat, legen Sie einen Daumen seitlich auf die eine untere Zahnreihe, den anderen Daumen auf die andere untere Zahnreihe; die Handgelenke werden dadurch leicht angewinkelt. Mit beiden seitlichen Flächen der Zeigefinger können Sie den Unterkiefer sanft berühren; dies gibt dem Klienten und Ihnen eine klare, kompakte Berührungsqualität am Unterkiefer, ohne ihn einzuengen. Bitten Sie den Klienten, Ihnen zu signalisieren (beispielsweise durch Heben der Hand), wenn sich die Berührung zu intensiv anfühlt. Nehmen Sie sich Zeit, um mit Ihrer Absicht und Ihrem Spürbewußtsein mit den Berührungspunkten zu »verschmelzen«, anstatt mit Druck und willentlicher Bewegung zu behandeln!

Sie können in dieser Position die bereits vorgestellte Kompressions-Dekompressionstechnik ausführen oder dem Unterkiefer in Dekompressionsrichtung die Weitung direkt vorschlagen. Bringen Sie bereits Erfahrung aus den Freiwindbewegungen der Extremitäten mit, so wissen Sie, wie sanft sich diese anfühlen: Am Unterkiefer sollten die Entwicklungsbewegungen noch behutsamer sein. Sie folgen während eines Zeitraums von zwei bis fünf Minuten den spontanen Bewegungen. Dabei respektieren Sie jeden Stopp des Gewebes, halten inne und unterstützen neue Bewegungen erst, wenn Sie vom Klienten aus geschehen.

In der Folge empfiehlt es sich, die Bewegung der beiden Schläfenbeine zu kontrollieren und eventuell zu korrigieren, die Ohrzieh-Technik anzuwenden und einen Ruhepunkt zu induzieren.

3. Fortgeschrittene Selbstbehandlung

Selbstbehandlung der Kaumuskulatur

Die Kaumuskulatur ausstreichen und massieren, die Kaumuskulatur im Mund ertasten und Energie senden:

Mit beiden Händen berühren Sie großflächig Ihre Wangen und den Unterkiefer. Führen Sie einige Kaubewegungen aus. Dabei palpieren Sie die Muskeln, die sich bewegen, und merken sich deren Position.

Kaumuskulatur ausstreichen und massieren (Position im Sitzen):

Legen Sie Ihre Hände seitwärts an Ihr Gesicht, so daß die Fingerspitzen ca. zwei Zentimeter unterhalb von Ohröffnung und Kiefergelenk aufliegen. Lassen Sie nun Ihre Arme schwer werden, als ob Ihre Ellbogen langsam von einem leichten Gewicht zu Boden gezogen würden; dabei üben Sie mit möglichst viel Fingerfläche einen leichten Druck und Zug an der Kaumuskultaur nach unten aus. Ihre Finger dehnen zum Schluß den Unterkiefer leicht nach unten. Sie können dieses Ausstreichen mehrmals wiederholen, achten Sie auf angenehme Druckstärke. Langsameres Ausstreichen ist intensiver. Das Ausatmen von empfundener Spannung über den leicht geöffneten Mund empfiehlt sich.

Die Behandlung der Kaumuskulatur von der Mundinnenseite her (siehe unter »Mundarbeit«) können Sie als Selbstbehandlungstechnik an sich selbst anwenden. Die Position im Liegen ist vorteilhaft, beispielsweise nachdem Sie sich mit den Jonglierbällen am Hinterhauptsbein einen Ruhepunkt induziert haben.

Waschen Sie zuvor Ihre Hände, verwenden Sie Untersuchungsfingerlinge (Schutz vor übertragbaren Krankheiten). Mit leicht geöffnetem Mund ertasten Sie mit Ihrem Zeigefinger die feste Muskulatur. Nebst den starken Massetermuskeln an der Mundinnenseite links und rechts können Sie weitere Kaumuskeln, beispielsweise in Richtung des Kiefergelenks gelegen, ertasten.

Die Fingerbeere Ihres Zeigefingers berührt die Kaumuskeln sanft, ohne zu drücken. Atmen Sie die empfundene Spannung über den geöffneten Mund aus. Je entspannter Ihr Zeigefinger, Handgelenk, Arm und Ihre Schultern sind, um so mehr wird der berührte Muskel eingeladen, sich ebenfalls zu entspannen. Versuchen Sie, mit dem Zeigefinger entspannende, lösende Energie zu senden. Die andere Hand können Sie an der Mundaußenseite positionieren. Sie liegt sanft und mit möglichst viel Fläche im Bereich der von innen behandelten Stelle (siehe auch unter »Ergänzende Behandlungselemente«, »Energie-Senden mit Fingern und Händen«).

Selbstbehandlung bei Kopfschmerzen

Bei anschwellendem Druck im Kopf besteht die Möglichkeit, verschiedene in diesem Buch aufgeführte CS-Techniken und Selbstbehandlungtechniken kombiniert anzuwenden. Vorteilhaft ist die Position im Liegen, z. B. für die Induktion eines Ruhepunktes mit Jonglier- oder Tennisbällen. In der Wahl und Reihenfolge der Selbstbehandlung bei Kopfschmerzen sind Sie frei: Sie selbst entscheiden, wie lange und welche Technik Sie mit welcher Druckintensität ausüben. Wichtig ist, daß Sie dabei ruhig und mit leicht geöffnetem Mund ausatmen.

Visualisieren Sie, wie Sie den leichten Druck im Kopf über Ihren Körper hin zum Becken, zu den Beinen und Füßen ableiten und bei geöffnetem Mund gleichzeitig zu Ihren Füßen hin ausatmen. Die Armbrücke an sich selbst ist empfehlenswert, um zuviel Energie im Kopfbereich ins Becken abzuleiten.

Bei länger anhaltenden Kopfschmerzen ist eine schulmedizinische Abklärung angezeigt.

Vorschlag für die Selbstbehandlung bei Kopfschmerzen: Massage und Ausstreichen der Kaumuskulatur, Massage der Muskelansätze am Schädelrand einschließlich Hinterhauptsbeingegend), Ruhepunkt-Induktion, Armbrücke am Becken, Bewegung des Kreuzbeins erspüren, in die Füße hinunter atmen, Gähnen, bewußt ausatmen, das Stirnbein sanft anheben, die Scheitelbeine sanft anheben, Ohrzieh-Technik, das Nasenbein anheben, Nasenbein und Stirnbein miteinander und voneinander weg anheben (Separationstechnik), Ruhepunkt-Induktion, Ohrzieh-Technik, in Seitenlage nachspüren, eine Hand unterhalb des Nabels positioniert.

VI.
Weitere Anwendungsgebiete

1. Schwangerschaft und Geburt

Während der Schwangerschaft entlastet die CS-Behandlung den Rücken und das Becken der werdenden Mutter (ohne Ruhepunkte, siehe unter »Kontraindikationen«!). Induzierte Ruhepunkte am Kopf oder Becken verstärken die Wehen während des Geburtsvorgangs und erleichtern diesen für Mutter und Kind. Nach der Geburt wirkt Craniosacral gegen Erschöpfungszustände und zur Regeneration.

2. Kinderbehandlung

Immer mehr Hebammen und CS-Therapeuten behandeln Babys und Kinder erfolgreich mit der CS-Therapie, denn oft entstehen während der Schwangerschaft und bei der Geburt Komplikationen; aber auch bei normalen Geburten können Hirnarterien und -venen sowie Hirnnerven eingeengt werden. Die noch sehr beweglichen Schädelnähte und Schädelknochen können beim Geburtsvorgang, im Falle der Scheitelbeine bis zu 1,5 Zentimeter, überlappen. Der eingeschränkte Vagus-Nerv kann beispielsweise zu Koliken und Allergien führen. Auch das Hinterhauptsbein ist großer Spannung ausgesetzt: Dadurch kann der Bereich des großen Hinterhauptlochs beeinträchtigt werden. Zahlreiche Konzentrations- und Lernstörungen sind bedingt durch Kompression und Fehlstellungen der Schädelknochen.

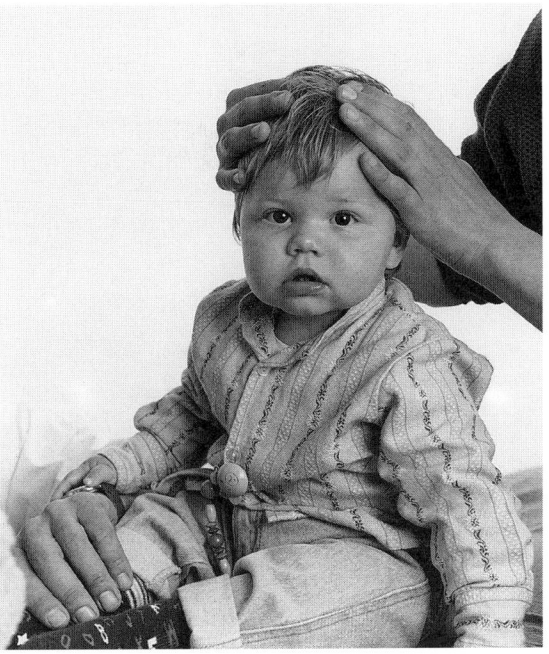

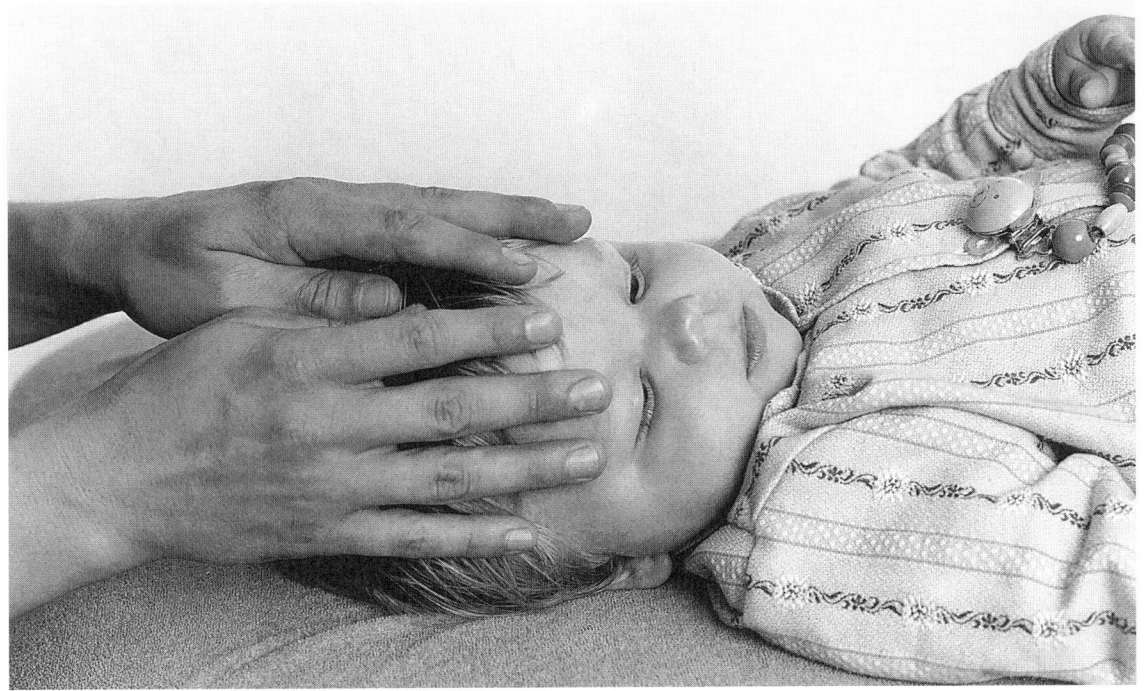

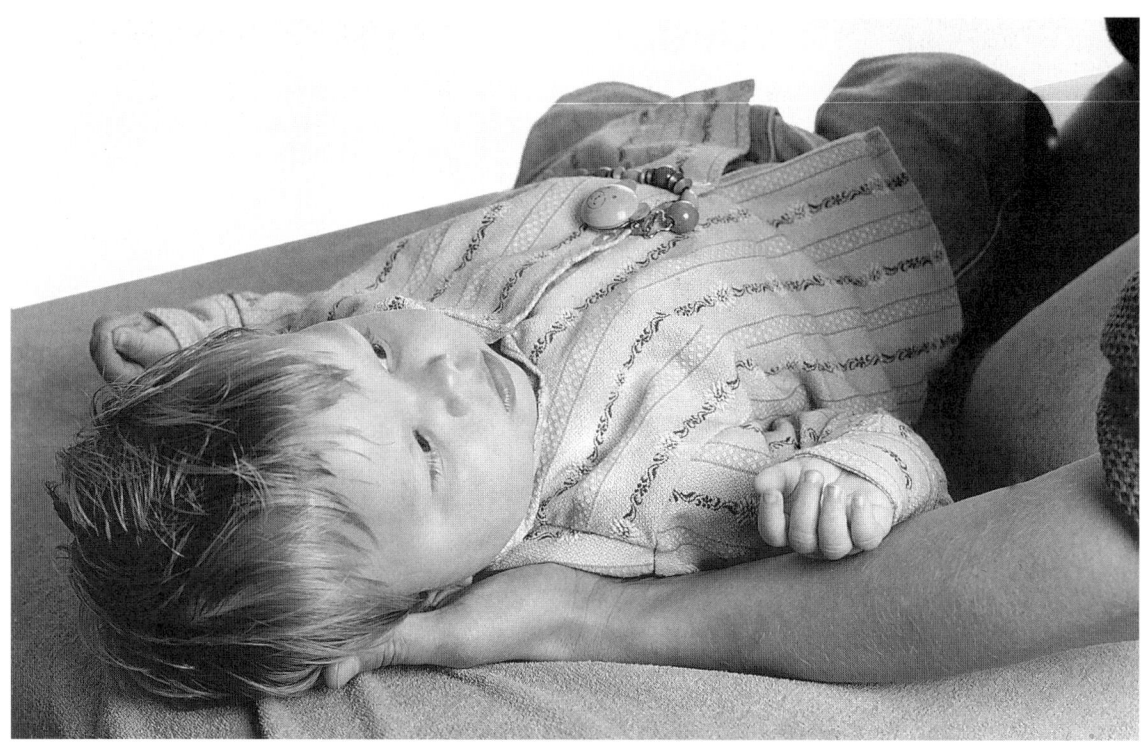

Den CS-Rhythmus palpieren, Freiwindungsbewegungen unterstützen

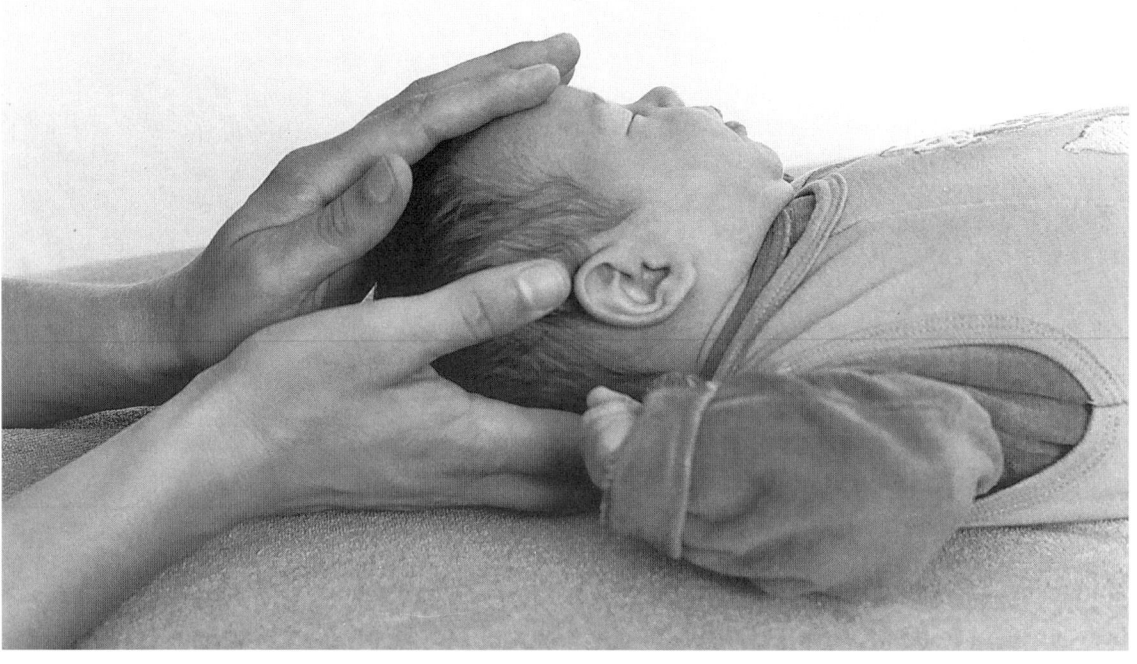

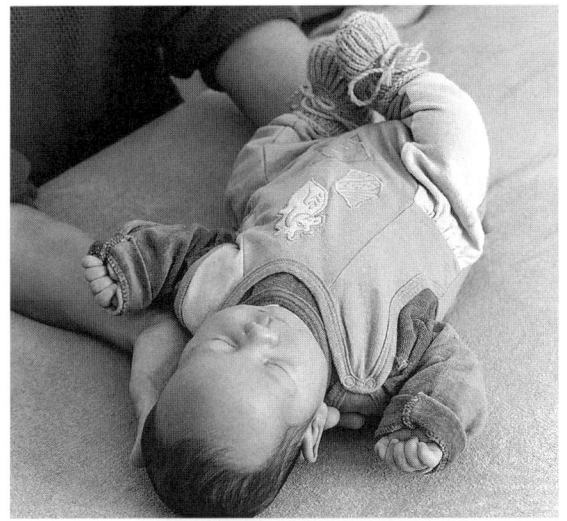

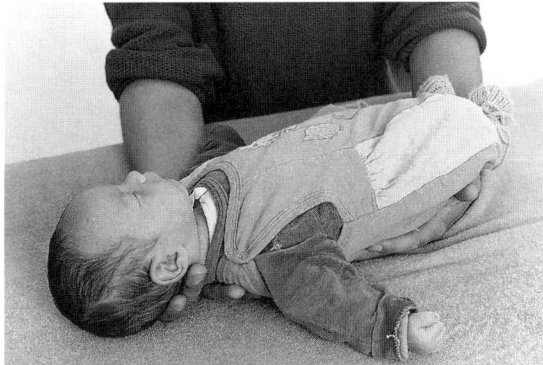

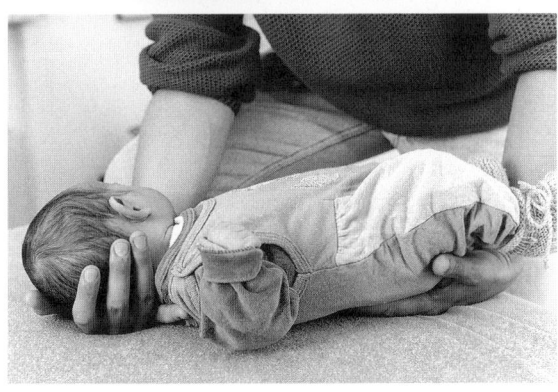

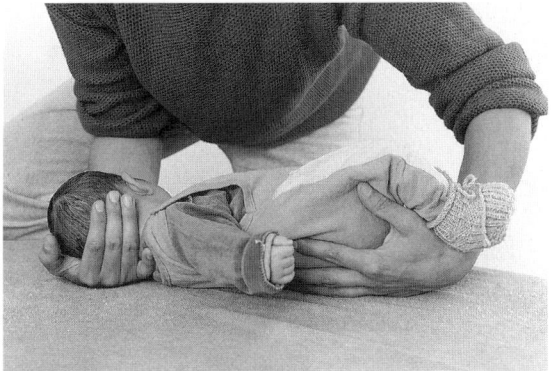

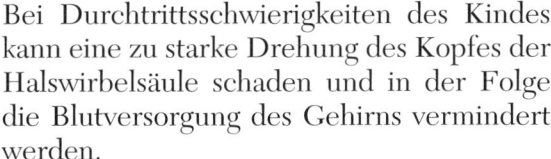

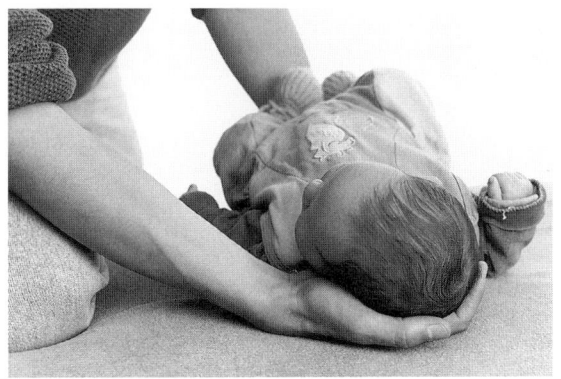

Bei Durchtrittsschwierigkeiten des Kindes kann eine zu starke Drehung des Kopfes der Halswirbelsäule schaden und in der Folge die Blutversorgung des Gehirns vermindert werden.

Anästhesie, Fruchtwasseruntersuchung, Frühgeburt, Impfungen, Kaiserschnitt, Saugglockenentbindung, Zangengeburt, sehr schneller oder langer Geburtsvorgang können zu folgenden Beeinträchtigungen führen: Allergien, Asthma, Atemnot, Autismus, Zerebrale Entwicklungsstörung mit motorischem Rückstand, Fehlsteuerung des zentralen Nervensystems, Husten, Infekte, Schlafstörungen, Wachstumsstörungen.

Die Behandlung von Babys und Kleinkindern sollte von ausgebildetem Fachpersonal ausgeführt werden. Kinderbehandlungen setzen langjährige Erfahrung voraus.

Behandelt wird meist nur, indem den Schädelbewegungen gefolgt wird. Korrigiert wird oft direkt in die zu lösende Richtung, ohne Kompression. Die Behandlungsdauer ist kürzer als bei Erwachsenen. Ruhepunkte am Hinterhauptsbein werden an Babys mit

203

Zeige- und Mittelfinger induziert. Die Frei- windungsbewegungen des Kindes werden unterstützt durch eine Hand am Kreuzbein und eine Hand im Nacken- oder Hinter- hauptsbeinbereich. Der Duralschlauch, durch den Geburtsvorgang oft verdreht, kann sich durch Freiwindungsbewegungen freischau- keln.

3. Zahn,- Mund- und Kieferprobleme

Nach einem Schlag auf den Kopf werden die Schädelknochen versuchen, diesen zu kompensieren. Im Extremfall kann sich die Stellung der Schläfenbeine verändern; dadurch erhalten auch die Kiefergelenke einen anderen Neigungswinkel, was sich auf den Unterkiefer auswirkt und zu Problemen beim Zusammenwirken von Ober- und Unterkiefer führt. Korrekturen des Unterkiefers können sich auch auf die CS-Bewegung der Schläfenbeine auswirken.

Einseitiges Kauen kann die Kaumuskulatur auf dieser Seite in starke Spannung bringen. Die betroffenen Muskeln, die an Schädel- und Gesichtsknochen befestigt sind, können dadurch in ihrer CS-Bewegung behindert werden. Eine Dysfunktion der Kiefergelenke ist sehr unangenehm, Kiefergelenksblockaden können sogar sehr schmerzhaft sein.

Viele Kinder und Jugendliche erhalten Zahnkorrekturen. Diese mögen aus prothetischer Sicht sinnvoll sein, sie engen jedoch die natürlichen, freien Bewegungen des CS-Rhythmus ein. Die Blockierung der CS-Bewegung am Oberkiefer wirkt sich auch auf das Keilbein aus, was zu einer Hypophysenunterfunktion führen könnte.

Zahn- und Kieferkorrekturen können zu Engegefühl, Kopfschmerzen, Lernstörungen oder verminderter Blutversorgung des Gehirns und, bei langjähriger Einschränkung, zu Organerkrankungen (durch Unterfunktion der Hypophyse) führen.

Bei Kindern und Jugendlichen sind die Knochen noch relativ flexibel und dadurch formbar. Durch regelmäßige CS-Behandlung (inklusive Mundarbeit) kann in einigen Fällen die notwendige Korrektur auf natürliche Weise vorgenommen werden. Dies ist nicht immer möglich, aber in den meisten Fällen einen Versuch wert. Bringt die CS-Therapie nicht die gewünschte Korrektur, wird das Kind doch zumindest die statische Korrektur erfahrungsgemäß besser ertragen.

Aufgrund dieser Erkenntnisse ist es wünschenswert, daß Zahnärzte, Zahnarzthelferinnen und Kieferorthopäden sich Kenntnisse der CS-Therapie aneignen und damit die Behandlungsmöglichkeiten zum Wohle der Kinder erweitern.

Übrigens kann auch an jedem einzelnen Zahn die Freiwindungstechnik angewandt werden. Zähne müssen natürlich gut halten, gleichzeitig aber für den Fall eines Aufpralls auch flexibel sein.

4. Krankheiten und Unfälle

Bei Krankheiten oder nach Unfällen sollte eine genaue schulmedizinische Abklärung sowie eine Überweisung erfolgen. Der CS-Therapeut wird in der Folge jeden Fall individuell behandeln. Hier kommen Fortgeschrittenen-Techniken und die Erfahrung des Therapeuten zum Tragen. Es gibt keine Standardbehandlung für jede einzelne Indikation, denn jeder Körper reagiert unterschiedlich. Es ist die gesamte Behandlung, die auf die verschiedenen Körpersysteme einwirkt. Bei der Behandlung von Schleudertraumata kann durch die Induktion von Ruhepunkten an den Füßen und durch die Behandlung in Seitenlage beruhigend eingewirkt werden. Es gibt jedoch Fälle, bei denen der Körper sich zuerst vom Schock erholen muß und keine Berührung erträgt. Dann ist es angezeigt, erst nach drei bis sechs Monaten nach dem Ereignis zu behandeln.

Die CS-Grundbehandlung hilft bei einer Vielzahl von Beschwerden, da sie auf die verschiedenen Körpersysteme selbstregulierend einwirkt. Das Erspüren und Lösen von abgekapselter Energie, Energiesenden, Freiwinden und die Mundarbeit bieten weitere hochwirksame Möglichkeiten, um Krankheiten und die Folgen von Unfällen erfolgreich zu lindern oder zu heilen. Auch Teilerfolge sind oft schon sehr wertvoll. Für einen Wachkomapatienten und seine Angehörigen beispielsweise ist es hilfreich, wenn die Spasmen auf ein Minimum reduziert werden. Für Schmerzpatienten ist die Linderung der Schmerzen und die damit mögliche Reduzierung oder Absetzung von Medikamenten eine große Erleichterung. Vor oder nach Operationen hilft die CS-Behandlung, den Eingriff besser verarbeiten zu können.

5. Beispiele aus der Praxis

Musiker, die Instrumente im Kopfbereich spielen, geraten bei jahrelangem, häufigem Spielen in Schwierigkeiten mit Verspannungen im Schulter-Nacken-Bereich. Nicht selten wird das Gehör mit der Zeit ebenfalls in Mitleidenschaft gezogen, besonders bei lauten oder grelltönenden Instrumenten, die nahe am Ohr liegen, wie z. B. Geige oder Querflöte. Folge davon sind oft lästige Ohrgeräusche (Tinnitus).

Rita spielt für ihr Leben gern Piccolo-Flöte, die klassische Basler Fasnachtsflöte. Ausgelöst durch chronische Nasenschleimhautentzündung und Nasennebenhöhlenentzündung verschlossen sich beide Ohrtrommeln. Das Flöten- und Klavierspielen war in der Folge schmerzhaft für sie und führte zu starkem, beidseitigem Tinnitus.

Bei der ersten CS-Sitzung stellte ich fest, daß der CS-Rhythmus am ganzen Körper nur sehr schwach palpierbar war. Die beiden Schläfenbeine bewegten sich sehr wenig und abgehackt in die Extension und kaum in Flexionsrichtung. Das querverlaufende Bindegewebe war in allen Körpersegmenten stark angespannt. Hier setzte ich mit der Behandlung an, nachdem ich einen Ruhepunkt an den Füßen induziert hatte. Intensiv behandelte ich Rita im Beckenbereich, da sie seit Monaten unter starken Kreuzschmerzen litt. Langsam entspannte sich ihr Körper bis zum Rippenbogen, wo sich der Solarplexus zittrig, aber etwas weicher als zu Sitzungsbeginn anfühlte. Nach der Entspannung des oberen Wirbelsäulenbereichs fühlte sich Rita leichter, während der Entspannung des unteren Wirbelsäulenbereichs verschwanden die Kreuzschmerzen. Nach der Kopfbehandlung, vor allem im Schläfenbereich, empfand Rita ihren

Kopf gelöst und erweitert. Die Ohrgeräusche waren etwas in den Hintergrund getreten und nicht mehr so hoch wie zu Beginn der Sitzung.

In der zweiten Sitzung wurde der Kopf noch ausführlicher behandelt. Ausgehend von der Behandlung des oberen Wirbelsäulenbereichs arbeitete ich an Keilbein, Schläfenbein und Kiefergelenk, kombiniert mit Mundarbeit und begleitet von Ruhepunkten. Zum Schluß der dritten Sitzung, mit Schwerpunkt auf Keil- und Schläfenbeinkorrekturen sowie Nacken-Entwicklungsbewegungen und Mundarbeit, fühlte sich Rita erstmals seit langer Zeit beschwerdefrei. Die Tinnitusgeräusche waren noch da, aber noch mehr in den Hintergrund getreten. Sie wurden in der Folge dann stärker, wenn Rita sich nicht die nötige Ruhe gönnte. Mit wöchentlichem Rückenschwimmen sorgt Rita für ein angenehmes Körpergefühl. Ab und zu kommt sie noch zu einer CS-Behandlung. In der Zwischenzeit wendet sie die Ruhepunkt- und Ohrzieh-Technik regelmäßig selbst an.

Mario kam aus der italienischen Schweiz und besuchte Angehörige in Basel. Diesen Anlaß nutzte er für einige CS-Behandlungen. Nach einer Augenoperation in Vollnarkose hatte Mario nach Einnahme von Antibiotika zuerst leichte, dann starke Windgeräusche in den Ohren. Einige Wochen nach der Augenoperation schwollen die Windgeräusche zu einem lästigen Pfeifen an; sie waren von Hör- und Gleichgewichtsproblemen und zeitweise von leichtem Schwindel begleitet. In fünf Sitzungen arbeitete ich nach der CS-Grundbehandlung jeweils intensiv mit erweiterter Mund- und Kopfarbeit. Ich empfahl Mario, die CS-Behandlungen mit Akupunkturbehandlungen zu kombinieren. Die Behandlung nach diesen beiden Methoden löste die Ohrgeräusche nach fünf CS-Sitzungen nicht auf, reduzierte sie jedoch. So verschwanden die Pfeifgeräusche, und der Klient nahm »nur« noch die Windgeräusche wahr, die manchmal stärker waren, manchmal fast ganz verschwanden. Ich empfahl Mario eine CS-Therapeutin in seiner Region, um intensiver und über einen längeren Zeitraum weitere CS-Behandlungen zu bekommen.

Katharina klagte über tägliche Kopfschmerzen. Dank Akupunktur hatte sie »nur« noch Kopfschmerzen anstatt, wie früher, täglich Migräne. Sie klagte über Rückenschmerzen bis in den Steißbeinbereich, die besonders morgens und nach langem Sitzen oder Stehen stark waren. Katharina hatte eine Leistenbruch-Operation hinter sich; seither schmerzten nach einigen aktiven Stunden beide Oberschenkel. Ihr CS-Rhythmus war an der linken Körperseite stärker und weiter wahrnehmbar, die rechte Seite kam verzögert und mit leichter Einschränkung. Ich behandelte vorwiegend im Beckenbereich und mit der Grundbehandlung. In der Folge hatte die Klientin seit dem vierten Morgen nach der ersten Sitzung keine Oberschenkelschmerzen mehr. Auch die Rückenschmerzen nahmen ab. In der zweiten Sitzung behandelte ich vorwiegend im Beckenbereich. Die Entspannung des oberen Wirbelsäulenbereichs und des Unterkiefers brachten der Klientin große Erleichterung auf der körperlichen, geistigen und seelischen Ebene. Seit der zweiten Behandlung, so berichtete Katharina, hatte sie kaum mehr Rückenbeschwerden und keine »depressiven Tiefs« mehr. Während der dritten Behandlung, als ich eine Hand unter dem Kreuzbein und die andere im Übergang von Becken/Bauch positioniert

hatte, spürte ich plötzlich starkes Pochen und große Hitze. Katharinas Gesicht zeigte Schmerz, den sie im Bereich des vierten Lendenwirbels nach rechts außen ausstrahlend lokalisieren konnte sowie dort, wo meine obere Hand auflag. Ich blieb mit meiner Hand an dieser Stelle und positionierte die Hand unter dem Kreuzbein neu seitwärts, quer oberhalb des Beckenkamms im Bereich von Lendenwirbel 2 bis Sacrum 1. Darauf lösten sich Bindegewebeschichten und der abgekapselte Schmerz im Becken-Bauch-Bereich. Nach den drei folgenden Behandlungen, unter anderem mit mehrfachem Unterstützen von Nacken-Freiwindungsbewegungen sowie Kiefergelenks- und Mundarbeit, waren die Rückenschmerzen nur noch spürbar, wenn Katharina sich verausgabt hatte. Auch die früher alltäglichen Kopfschmerzen meldeten sich nur noch sehr selten.

Andrea hatte als Geschäftsführerin viel Verantwortung und Streß. Neben Bluthochdruck litt sie unter Asthmaanfällen, besonders im Liegen und beim Ausruhen. Zudem hatte sie vor Jahren einen Zwerchfellbruch. Nach sieben Einzelbehandlungen und zwei Multiple-hands-on Sitzungen konnte die Klientin zu mehr innerer Ruhe finden. Die CS-Behandlungen gaben ihr das Empfinden von mehr Raum im Körper, besonders im Brustkorbbereich. Vor allem hatte Andrea beim Liegen keine Angst mehr vor einem Asthmaanfall, was die Ruhephasen wieder zu Erholungsphasen werden ließ.

Anna-Marie klagte über Rücken-Nackenbeschwerden und wollte eine Probessitzung. Auf ihrer linken Körperseite war der CS-Rhythmus unregelmäßig, stockend und eingeschränkt. Bei der Entspannung des Beckenbereichs empfand die Klientin starke Blitze vom Becken ausgehend hin zum

Kopf. Ich sah im ganzen Gesicht Zuckungen, vor allem um Augen und Mund. Anna-Marie berichtete, daß sie ihre Schwachpunkte im Körper, beide Knie und den aufsteigenden Dickdarm, leicht schmerzend wahrnahm. Sie fühlte, wie der Körper schwer wurde und die linke Seite mehr hielt als die rechte. Die Blitze und Zuckungen lösten sich langsam auf. Zum Behandlungsende nahm die Klientin ein subtiles Strömen im Kopf vom Hinterhauptsbein nach vorn zum Stirnbein wahr. Als Anna-Marie sich aufsetzte, waren alle während der Behandlung aufgetauchten Symptome weg. Die linke und rechte Körperseite empfand sie als ausgeglichen. Sie fühlte sich leicht und hatte das Gefühl zu schweben.

Tina kam in die Praxis wegen Allergieanfälligkeit, Asthma und eines Kiefergelenksyndroms durch einen Unfall im Alter von neun Jahren. Zudem war ihr rechtes Fußgelenk nach einer Verstauchung chronisch entzündet; die Cortisonspritze linderte die Entzündung nicht. In zehn Sitzungen begleitete ich Tina durch viele körperliche und emotionale Erfahrungen. Nach der ersten Behandlung verspürte sie starke Wärme im Kiefergelenk. Nach der zweiten Sitzung, erzählte mir Tina, hatte sie mehrere Tage enorm viel Energie und starke Glücksgefühle wahrgenommen. Der weitere Therapieverlauf, inklusive kompletter Kopfarbeit mit Keil- und Schläfenbeinkorrekturen, Mundarbeit und Freiwinden, war begleitet von Gefühlen wie Müdigkeit, Impulsivität oder auch Wut. Insgesamt fühlte sich Tina jedoch von Sitzung zu Sitzung ausgeglichener und entspannter. Sie hatte eine tiefere Atmung, die sie als körperliche Weite wahrnahm. Die chronische Entzündung flachte ab.

Susanne stürzte vor zwei Jahren beim Fahrradfahren auf ihre rechte Schulter. Die Schmerzen in ihrer rechten Schulter klangen nach wenigen Wochen ab, die Schmerzen am Brustbein jedoch blieben konstant. Die ärztliche Untersuchung brachte keine Ergebnisse, die zwölf Sitzungen in manueller Therapie halfen nicht. Über einen Artikel in einer Zeitschrift erfuhr Susanne von der CS-Therapie und begann mit Behandlungen. Ihre Halsmuskulatur und der Kopf hatten starke Neigung nach rechts, an beiden Schultern war kein CS-Rhythmus spürbar. Während der Behandlung schmerzte ihre linke Schulter, die rechte Schulter fühlte sich »wie ein Brett« an. Das Keilbein hatte eine zweifache Verdrehung nach links: waagrechte Fehlstellung / Dysbalance (rechte Torsion) kombiniert mit Seitwärtszug (links). Vorsichtig begann ich mit der Korrektur der Dysfunktion; nach der ersten Behandlung fühlte sich Susanne angenehm entspannt. Während der zweiten Sitzung behandelte ich wieder den gesamten Rumpf- und Kopfbereich und unterstützte die Entwicklungsbewegungen im Nackenbereich. Während der Keilbeinkorrektur strahlte zeitweise ein leichter Schmerz von der linken Schulter zum Brustbein und zur rechten Schulter aus. Nach der zweiten Sitzung konnte Susanne wieder ganze Nächte am Stück durchschlafen: Dies war für sie seit der Geburt ihres Kindes vor fünf Jahren nicht mehr möglich gewesen, weil sie unbewußt nachts immer noch mit einem Ohr auf Geräusche aus dem Kinderzimmer lauschte. Die Schmerzen am Brustbein verminderten sich zeitweise, waren jedoch immer noch konstant vorhanden. Während der dritten und vierten Sitzung behandelte ich intensiv im Brustkorb- und Schulter-Nacken-Bereich sowie an den Schädelknochen, mit Schwerpunkt auf Keil- und Schläfenbein. Nach der vierten Behandlung waren die Schmerzen am Brustbein verschwunden, Susanne hatte sie zu Beginn der fünften Behandlung bereits vergessen! Hingegen machte sich ein leichter, diffuser Schmerz an der linken Schulter und im Lendenwirbelbereich links bemerkbar. In den folgenden drei Sitzungen behandelte ich u. a. mit der Unterstützung der Freiwindungs- und Entwicklungsbewegungen, und die Korrekturen von Keilbein und Schläfenbeinen verringerten die Zugtendenz des Kopfes nach rechts. Vor allem lösten sich die dumpfen Schmerzen im linken Schulter- und Lendenwirbelbereich auf. In den folgenden zwei Sitzungen meldete sich eine Stelle oberhalb des linken Beckenkamms und die Kaiserschnittnarbe von Susanne. Die Behandlungen waren für sie eine Reise durch Gefühle, begleitet von Bildern. Nach der zehnten Sitzung hatte Susanne das Gefühl, die wichtigsten traumatischen Erlebnisse der letzten Jahre abgeschlossen zu haben. Seither kommt sie gelegentlich zu einer Behandlung, um sich etwas Gutes zu gönnen; sie kommt besonders dann, wenn sie spürt, daß ihre Selbstregulationskräfte nachlassen.

Patricia erlitt zwei Verkehrsunfälle und hatte Dauerschmerzen, dazu kam eine Skoliose an der Brustwirbelsäule. Seit fünf Jahren schlief sie wegen ihrer Schmerzen nur noch sehr wenig. Alle schulmedizinischen und alternativen Therapien brachten kaum Linderung. Das Cortison reduzierte zwar zeitweise die Schmerzen, führte jedoch zu Haarausfall und anderen unangenehmen Begleiterscheinungen. Während der gesamten Therapiezeit (zwölf Sitzungen in regelmäßigen Abständen von einer bis maximal drei Wochen) behandelte ich mit allen mir bekannten CS-Techniken. Als Patricia nach vier Wochen zur dritten Behandlung kam, fiel mir ihr sehr klarer Blick auf. Sie erzählte mir, daß sie seit der zweiten Sitzung beinahe schmerzfrei war. Nach der dritten Sitzung hatte sie das Gefühl, wie »neu zusammenge-

setzt« zu sein. Patricias Rückmeldung vor der vierten Behandlung war, daß sie besser schlief und sich insgesamt auch viel besser fühlte. Sie hörte nach der fünften Sitzung bedeutend besser.

Die folgenden Behandlungen unterstützte ich mit Freiwindungsbewegungen am gesamten Körper, mit Mundarbeit und Elementen aus anderen Körpertherapien. Es meldete sich vorwiegend die rechte Körperseite von Patricia, vom rechten Schulterblatt (Bereich der Skoliose!) und rechten Lendenbereich bis zum rechten Auge. Viele Empfindungen, auch Schmerzen, tauchten auf und verließen den Körper wieder. Patricias Rückmeldungen zu Sitzungsbeginn ab der sechsten Behandlung waren: »Ich schlafe viel besser«, »Ich habe das Gefühl zu wachsen«, »Ich fühle mich endlich wieder wohl in meinem Körper«, »Vieles pendelt sich neu ein im Körper«.

Jede Sitzung war für Patricia wie für mich sehr intensiv. Manchmal blieb ich zwanzig Minuten mit einer Hand an einer Stelle, z. B. unter dem Kreuzbein, pro Sitzung behandelte ich bis zu neunzig Minuten.

Ihr ganzes Wesen veränderte sich während der vier Monate. Nach zwölf Behandlungen verabschiedete ich mich von einer »wiederaufgerichteten«, fröhlichen Klientin.

Ich persönlich spüre immer noch große Dankbarkeit für die CS-Methode und die Selbstheilungskräfte, die sie zu aktivieren vermag. Die beschriebenen und zahlreiche weitere Fälle machten mir klar, wie groß ihr Heilungspotential ist.

Ebenfalls wichtig ist der Wille des Klienten, wirklich gesund werden zu wollen, und ein CS-Therapeut, der alle ihm zur Verfügung stehenden Mittel mit Achtsamkeit und Respekt zum Wohle des Klienten einsetzt.

6. Kombination mit medizinischen und feinstofflichen Methoden

Viele Physiotherapeuten behandeln heute erfolgreich mit der CS-Therapie oder einzelnen Techniken. Besonders in Fällen, in denen die klassischen Therapien keine Besserung bringen, steht mit Craniosacral eine wirksame Ergänzung zur Verfügung. Auch Heilpraktiker, Ärzte oder medizinisches Hilfspersonal wenden diese sanfte Körpertherapie an.

Therapieformen wie die Kinesiologie oder Polarity-Therapie haben Teile der CS-Körpertherapie bzw. der Cranialen Osteopathie in ihre Ausbildung und Behandlung integriert.

Bei zahlreichen Behandlungsformen, bei denen die Hände am Körper aufliegen, wie zum Beispiel Massage, Lymphdrainage, Rolfing, Shiatsu oder Reiki, wird die CS-Körpertherapie ergänzend eingesetzt.

Massagen am Fuß (Fußreflexzonenmassage, Pränatale Fußmassage) können durch die CS-Methode erweitert werden, indem der CS-Rhythmus palpiert und ein Ruhepunkt an den Füßen induziert wird. Chiropraktiker, Atlaslogisten und Anwender der Dorn-Breuss-Methode schätzen die CS-Behandlung als Kombinationsmethode oder sanfte Alternative.

Bei der CS-Behandlung liegt der Schwerpunkt auf der Harmonisierung des Liquordrucksystems und der mit ihm verbundenen Strukturen am ganzen Körper. Gleichzeitig liegen die Hände des Therapeuten gelegentlich auf den Chakras (Energiezentren im Körper) und den Akupunkten der Meridiane. Diese feinstofflichen Körpersysteme – in Asien seit Jahrtausenden bekannt – werden mit der CS-Behandlung harmonisiert und gestärkt.

7. Behandlung von Tieren

Die meisten Säugetiere haben ein CS-System und einen CS-Rhythmus. Tierheilpraktiker mit Erfahrung in Craniosacral-Therapie wenden diese Methode auch bei Haustieren an. Bei Pferden eignet sich die CS-Behandlung besonders in Kombination mit der Tellington-Methode.

VII.
Ausklang

Viele Beschwerden können vermieden werden, wenn wir uns Zeit zur Entspannung nehmen. Dadurch wird die alltägliche vegetative Balance, die zahlreiche Körperfunktionen steuert, gefördert. Werden die Signale des Körpers erkannt und handeln wir entsprechend, so entstehen weniger Blockaden. Vielleicht machen Sie einen Test: Beobachten Sie jetzt und jede volle Stunde, welche Muskeln Sie übermäßig anspannen, und lassen Sie sie los. Ist Ihr Unterkiefer locker? Das Gähnen beispielsweise ist sehr gesund, wird aber oft unterdrückt. Sind Ihre Gesäßmuskeln angespannt?

Anstatt mit ungesunden Gewohnheiten fortzufahren, können wir uns mit gesunden Gewohnheiten wie Gähnen, Dehnen, Strecken, Selbstmassage, Schwimmen, Sauna usw. anfreunden. Die Selbstbehandlungstechniken in diesem Buch beispielsweise fördern, regelmäßig angewandt, den CS-Rhythmus und balancieren das autonome Nervensystem aus. Gesundheitsvorsorge beginnt hauptsächlich bei uns selbst. Sie muß nicht kompliziert und teuer sein – im Gegenteil: Sie kann entspannen, Spaß machen und zu einem wertvollen Umgang mit uns und anderen beitragen.

Anhang

Indikationsregister

Der Begriff »Indikationen« wird hier erweitert (im Sinne von: »Wann ist eine CS-Behandlung angezeigt«?) verwendet, nicht ausschließlich im medizinisch-pathologischen Sinn.

Auf die Behandlung der einzelnen Krankheitsbilder kann an dieser Stelle nicht detailliert eingegangen werden. Dieses Buch ist primär als Einstieg zur Behandlung gesunder Personen gedacht. Für die spezifische Behandlung von Krankheitsbildern sind vertiefte Weiterbildungen und Erfahrungen des Behandlers wichtig.

In diesem Buch sind einfache Behandlungsvorschläge und die Grundbehandlung aufgeführt. Mit Behandlungen in dieser Form unterstützen Sie das CS-System insgesamt, was sich auf alle aufgeführten Indikationen positiv auswirkt. Die Verwendung von einzelnen, isoliert angewandten Techniken ist nicht empfehlenswert, da deren Tragweite nur für Therapeuten abschätzbar ist.

Behandeln Sie nur, soweit Ihre Erfahrung dies zuläßt.

Krankheiten oder längeres Unwohlsein müssen vor einer Behandlung medizinisch abgeklärt werden, eine Behandlung sollte in diesem Fall im Auftrag des Arztes / Naturheilpraktikers erfolgen.

Beachten Sie unbedingt die Kontrainidikationen, die im Kapitel »Indikationen und Kontraindikationen« (Seite 49f.) aufgeführt sind.

° = Behandlung / Therapie nur durch Fachpersonal

Allergien
Angstzustände°
Apathie°
Asthma°
Atembeschwerden
Augenbeschwerden, chronische
Bandscheibenvorfall°
Beckenschiefstand
Blutarmut
Bluthochdruck
Bronchitis°
Burn-out-Syndrom
Dysfunktionen, chronische°
Depression°
Suchtkrankheiten°
Emotionales Trauma°
Engegefühl
Entspannungsförderung
Entzündungen, chronische
Erbrechen
Erschöpfungszustände
Fieber
Flugangst
Geburtsvorbereitung und Geburtsnachsorge
Gastritis (keine akute Entzündung!)°
Geburtstrauma°
Gelenkprobleme und Blockaden
Genesungshilfe
Genickstarre°
Gesichtslähmung°

Gleichgewichtsstörungen°
Hautprobleme
Haltungsprobleme
Herzflattern
Herz-Kreislauf-Probleme°
Hexenschuß°
Hormonstörungen
Hörstörungen
Hüftprobleme
Hyperaktivität
Hypertonie
Immunsystem, Stärkung der Abwehrkräfte
Impotenz
Jetlag
Kälteempfinden
Kiefergelenksbeschwerden°
Koma°
Konzentrationsschwierigkeiten
Kopfschmerzen°
Kreislauf, instabiler°
Lähmungserscheinungen°
Lese-Rechtschreib-Schwäche
Lernschwierigkeiten
Lichtempfindlichkeit
Lustlosigkeit
Magenbeschwerden°
Magenverstimmung
Menstruationsbeschwerden
Migräne°
Down-Syndrom

Motorische Störungen
Müdigkeit, chronische
Muskuläre Verspannung (Hypertonus)
Narben
Nasennebenhöhlen, verstopft
Nasennebenhöhlen, entzündet°
Nervosität
Neuralgie, chronische°
Ohrenprobleme
Operationsvorbereitung und -nachsorge
Organe, chronische Beschwerden
Panikanfälle°
Phantomschmerz
Psycho-Organisches Syndrom
Psychische Probleme°
Psychosomatische Beschwerden°, Psychovegetative
   Störungen°
Quecksilbervergiftung
Regeneration
Riechempfinden, eingeschränktes
Rückenprobleme
Rückenschmerzen°
Rundrücken
Schiefhals°
Schielen
Scheuermann, Morbus
Schlafstörungen
Schleudertrauma°
Schluckbeschwerden
Schmerzen, chronische°
Schmerzsymptome ohne pathologischen Befund°
Schock°
Schwangerschaft (ohne Stillpunkte!, siehe unter
Kontraindikationen)

Schwindel°
Sehnenscheidenprobleme, -entzündungen°
Sehstörungen°
Selbstheilungskräfte (Stärkung)
Skoliose°
Stirnhöhlen, -verstopfung, -entzündung°
Spasmen°
Sprachstörungen
Störungen des sexuellen Erlebens
Stoffwechsel, eingeschränkter, Stoffwechselbe-
   schwerden°
Stottern
Streß
Sturz
Sucht°
Temperaturempfinden, gestörtes
Tennisarm°
Tinnitus (Ohrgeräusche)°
Trigeminusneuralgie°
Überarbeitung
Unbehagen
Unfall°
Verdauungsprobleme
Verstopfung
Wirbelsäulenprobleme (Skoliose, Lordose, Kypho-
   se)°
Wochenbett
Zähneknirschen
Zahnstellungsprobleme
Zahnspangen

Vorwiegend noch ungeklärt ist der Einfluß der CS-Behandlung auf: Alzheimer, Parkinson, Multiple Sklerose, epileptische Anfälle, Erkrankungen des Zentralnervensystems.

Glossar

anterior — nach vorn / vorderer
Arachnoidea (mater) — Spinnwebenhaut
Arcus zygomaticus — Jochbogen
Atlas-Occiput-Gelenk — 1. Halswirbel
Axis — 2. Halswirbel
BWS — Brustwirbelsäule
C1 - C7 — Halswirbel 1-7
Calvaria — Schädeldach
Condylus occipitalis — Hinterhauptskondyle (Kopf-Nick-Gelenk)
Cranium — Schädel
CS — Craniosacral
CS-System — Craniosacral-System
Diaphragma — Zwerchfell, Querverbindung
Dura mater — harte Hirnhaut
Dura mater spinalis — Duralschlauch
Energiezyste — abgekapselte Trauma-Energie
ethmoidale, Os — Siebbein (Ethmoid)
Falx cerebri — Großhirnsichel
Falx cerebelli — Kleinhirnsichel
Faszie — Bindegewebe
Foramen magnum (occipitalis) — großes Hinterhauptsloch
frontale, Os — Stirnbein
Ganzkörperevaluation — Ganzkörpereinschätzung
hyoideum, Os — Zungenbein (Hyoid)
HWS — Halswirbelsäule
intrakraniale Membranen — Bindegewebe im Schädel
kranial — nach oben
kaudal — nach unten
lacrimale, Os — Tränenbein
lateral — seitlich
LWS — Lendenwirbelsäule
L1 - L5 — Lendenwirbel 1-5
Ligamentum, Ligament — Band
Liquor cerebrospinalis — Gehirn-Rückenmarkflüssigkeit
Mandibula — Unterkiefer
Masseter, Musculus — Hauptkaumuskel
maxillare, Os — Oberkiefer
medial — nach innen / innerer

Multiple hands-on — mehrere Hände aufgelegt (mit mehreren Therapeuten)
nasale, Os — Nasenbein
occipitale, Os — Hinterhauptsbein (Okziput/ Occiput)
Palpation — Tasten, Erspüren
parietale, Os — Scheitelbein (Parietalis)
pathologisch — krankhaft
Pia mater — weiche Hirnhaut
posterior — nach hinten / hinterer
Processus mastoideus — Warzenfortsatz (Mastoid)
Processus zygomaticus — Jochbeinfortsatz
Ruhepunkt — Stillpunkt, Stillpoint (engl.)
Sacrum — Kreuzbein
Selbstpalpation — Selbsterspüren, Selbstertastung
Sinus venosus — Blutleiter, venöser Hohlleiter
sphenoidale, Os — Keilbein (Sphenoid)
Sphenobasilargelenk / Sphenobasilar-Synchondrose — Keilbein-Hinterhauptsbeingelenk
Stillpoint — Ruhepunkt
Sutura, Sutur — Schädelnaht
Sutura coronalis — Kranznaht
Sutura sagittalis — Pfeilnaht
Sutura squamosa — Schuppennaht
Sutura lambdoidea — Lambdanaht
Th1 - Th12 — Brustwirbel 1 - 12
temporalis, Os — Schläfenbein
Temporomandibular-Gelenk — Kiefergelenk
Tentorium cerebelli — Kleinhirnzelt
Thoracic inlet / Apertura thoracica — Brustkorbeingang, Brustkorbeinlaß
Unwinding — Freiwindungsbewegung, Entwicklungsbewegung
V-Spreiz-Technik — Energie-Lenktechnik
Ventrikel — Hirnkammer (mit Liquor gefüllt)
Vomer — Pflugscharbein
Zygomaticum, Os — Jochbein (Zygoma)

Literatur

Arnold, Anthony: Rhythmus und Berührung, München: Goldmann 1995

Boyesen, Gerda: Über den Körper die Seele heilen. Biodynamische Psychologie und Psychotherapie, München: Kösel 1987

Dahlke, Ruediger: Krankheit als Symbol. Handbuch der Psychosomatik, München: C. Bertelsmann 1996

Dahlke, Ruediger: Reisen nach Innen. Geführte Meditationen, München: Hugendubel 1994

Dahlke, Ruediger, und Doris Ehrenberger: Wege der Reinigung. Entgiften, Entschlacken, Loslassen, München: Hugendubel 1998

Diamond, John: Die heilende Kraft der Emotionen, Freiburg: Verlag für Angewandte Kinesiologie 1987

Diamond, M. C., A. B. Scheibel und L. M. Elson: Neuroanatomie-Malatlas, Neubiberg: Arcis 1993

Eberwein, Werner: Impulse von Innen. Biodynamik, Oldenburg: Transform 1990

Fischer-Rizzi, Susanne: Botschaft an den Himmel. Anwendung, Wirkung und Geschichten von duftendem Räucherwerk, München: Hugendubel 1996

Fischer-Rizzi, Susanne: Himmlische Düfte. Aromatherapie, Anwendung wohlriechender Pflanzenessenzen und ihre Wirkung auf Körper und Seele, München: Hugendubel 1989

Gehin, Alain: Atlas of Manipulative Techniques for the Cranium and Face, Eastland Press 1985

Gertz, David S.: Basiswissen Neuroanatomie, Stuttgart: Thieme 1997

Grey, Alex: Sacred Mirrors. Die visionäre Kunst des Alex Grey, Frankfurt: Zweitausendeins 1996

Grof, Stanislav: Geburt, Tod und Transzendenz, München: Kösel 1985

Grof, Stanislav, und Christina Grof (Hrsg.): Spirituelle Krisen. Chancen der Selbstfindung, München: Kösel 1990

Halbig, Konrad, und Leonard Orr: Das Rebirthingbuch. Die Kunst des Atmens, Burgrain: KOHA 1996

Hay, Louise L.: Heile Deinen Körper, Freiburg: Alf Lüchow 1983

Honauer, Urs: Wasser – Die geheimnisvolle Energie für Gesundheit und Wohlbefinden, München: Hugendubel 1998

Jasmuheen: In Resonanz – Das Geheimnis der richtigen Schwingung, Burgrain: KOHA 1998

Kahle, Werner, Helmut Leonhardt und Werner Platzer: Taschenatlas der Anatomie, Bd. 3: Nervensystem und Sinnesorgane, Stuttgart: Thieme 1991

Krämer, Dietmar: Esoterische Therapien, 2 Bände, Bern/München: Ansata 1993 und 1996

Levine, Peter A: Trauma-Heilung – Das Erwachen des Tigers. Unsere Fähigkeit, traumatische Erfahrungen zu transformieren, Essen: Synthesis 1998

Liem, Torsten: Kraniosakrale Osteopathie, Stuttgart: Hippokrates 1998

Lippert, Herbert: Anatomie, München: Urban & Schwarzenberg 1995

Lowen Alexander: Bio-Energetik. Therapie der Seele durch Arbeit mit dem Körper, Reinbek: Rowohlt 1988

Milne, Hugh: The heart of listening, North Atlantic Books, Berkeley, CA/USA, 1995.

Muller, Mary Louise: Selbsthilfeübungen zur Kranialen Integration, Freiburg: Verlag für Angewandte Kinesiologie 1996

Netter, Frank H.: Atlas der Anatomie des Menschen, Stuttgart: Thieme 1997

Osho: Das Buch der Heilung, München: Heyne 1995

Painter, Jack: Körperarbeit und persönliche Entwicklung, München: Kösel 1984

Pohle, Rita: Lebensräume gestalten mit Feng Shui, München: Hugendubel 1998

Rang, Norbert, und Stefan Höppner: CranioSacral-Osteopathie, Stuttgart: Hippokrates 1997

Reich, Wilhelm: Charakteranalyse, Köln: Kiepenheuer & Witsch 1989

Rohen, Johannes W.: Funktionelle Anatomie des Nervensystems, Stuttgart: Schattauer 1994

Rosenberg, Jack L.: Körper, Selbst und Seele. Ein Weg zur Integration, Oldenburg: Transform 1989

Rossaint, Alexander, Johann Lechner und Raphael van Assche: Das cranio-sakrale System, Heidelberg: Hüthig 1996

Sergueef, Nicette: Die Kraniosakrale Osteopathie bei Kindern, Kötzing: Verlag für ganzheitliche Medizin 1995

Simon, Franz: Angst, Wut und Schmerz, Fellbach: Lucy Körner 1988

Thomas, C., und H. D. Mennel: Nervensystem, Stuttgart: Schattauer 1990

Trepel, Martin: Neuroanatomie. Struktur und Funktion, München: Urban & Schwarzenberg, 1995

Upledger, John E.: Craniosacral Therapy II. Beyond the Dura, Eastland Press 1987

Upledger, John E.: Auf den inneren Arzt hören, München: Hugendubel 1996

Upledger, John E.: Somato-Emotionale Praxis, Heidelberg: Haug 1998

Upledger, John E., und Vredevoogd: Lehrbuch der Kraniosakral-Therapie, Heidelberg: Haug 1991

Musik

Anugama: Healing. Spiritual Environment, Nightingale Records: CD 319

Anugama: Shamanic Dream. Spiritual Environment, Nighingale Records CD: 321

Anugama: Tantra. Spiritual Environment, Nightingale Records: CD 320

Deuter, Chaitanya H.: Ecstasy, Kuckuck: CD 11044-2

Deuter, Chaitanya H.: San, Nightingale Records: CD 331

Deuter, Chaitanya H.: Wind & Mountain. Healing Music, The Relaxation Company: CD 3183

Deuter, Chaitanya H.: Reiki-Hands of light, New Earth, NE 9806-2

Enya: Shepherd moons, WEA: CD 9031-75572-2

Enya: Watermark, WEA: CD 243875-2

Kitaro: Tunhuang, Kuckuck: CD 11058-2

Language of Touch: L'esprit, Serenity: CD SFS-024-2

Neagle, David: Temple in the Forest, New World Music NN: CD 312

Rowland, Mike: The Fairy Ring, Oreade Music: CD OR 2809

Rowland, Mike: The Fairy Ring Suite, Oreade Music: CD ORE 5204-2

Div. Interpreten: Monsoon, this! Commentaries of the bamboo, Tao Music: CD 9102

Wiese, Klaus, Ted de Jong und M. Grassow: El-hadra. The Mystic Dance, Edition Akasha

Danksagung

Herzlicher Dank gilt an dieser Stelle allen meinen Lehrern und Lehrerinnen, insbesondere Bhadrena C. Tschumi, Dr. Anthony P. Arnold und Kavi Gernin. Danke an Achim Cortez und Anubuddha, die mir 1990 und 1991 die ersten Craniosacral-Erfahrungen ermöglichten. Ebenso danke ich allen Therapeuten und den Teams, in denen ich mitarbeiten und lernen durfte.

Ein großer Dank soll dem Begründer und Pionier der Cranialen Osteopathie, William G. Sutherland, ausgesprochen werden, ebenso H. I. Magoun, V. M. Frymann, E. W. Retzlaff sowie John E. Upledger, der diese Therapieform einem breiteren Publikum zugänglich machte. Ohne ihren Forschergeist könnten wir heute nicht mit Craniosacral so großartige Erfolge erzielen.

Danke auch allen Bekannten und Freunden, die mich bei der Arbeit an diesem Buch motiviert und unterstützt haben, besonders Joachim Lichtenberg, Sabine Neuper, Heini Müller, Sonja Gaum, Dianne Lapan, Karin Wenger und Jürgen Doerder. Herzliches Dankeschön den Modellen Amélie B Kim und Garimaa B. Wettengel.

Dank an den Fotografen Toni Blättler, ebenso an Michael Hartmann und Susanne Noller für die Zeichnungen. Ein herzliches Dankeschön dem Herausgeber, Dr. Ruediger Dahlke und den beteiligten Mitarbeiterinnen des Hugendubel Verlags.

Den Patienten meiner Praxis und den Teilnehmern meiner Ausbildungskurse gilt besonderer Dank, denn die Craniosacral-Arbeit beinhaltet für mich ein gegenseitiges Lernen und Wachsen.

Adressen

Informationen über Basiskurse und Weiterbildungen in Deutschland, in der Schweiz und in Italien bei:

SPHINX-CRANIOSACRAL-INSTITUT
Postfach 629
CH-4003 Basel
Tel. (++4161) 2740774
Fax (++4161) 2740775
Internet: www.craniosacral.ch
E-Mail: sphinx@sphinxworkshops.ch

Fachkurse für Heilpraktiker- und Physiotherapieschulen auf Anfrage.

Adressen und Kurse für Craniosacrale Kinderbehandlung:

Joachim Lichtenberg
Diplompsychologe & Heilpraktiker
Hechinger Str. 64
72072 Tübingen
Tel. (07071) 52608

Adresse für Therapeutenangaben und Ausbildungsmöglichkeiten in den USA:

THE UPLEDGER INSTITUTE INC.
11211 Prosperity Farms Road
Suite D 325
Palm Beach Gardens, FL 33410-3487
USA
Tel. (++1561) 622-4334
Fax (++1561) 622-4771

Therapeutenanfragen für Schweiz, Deutschland, Italien, Österreich:

SPHINX-CRANIOSACRAL-INSTITUT
Postfach 629
CH-4003 Basel
Nur schriftlich; bitte DM 3,-/SFr 2,- in Briefmarken beilegen, Sie erhalten dann eine Therapeutenliste.

Massagetische und Zubehör

Deutschland:

Bodynova GmbH
Oakworks
Lütticherstr. 40
50674 Köln
Tel. (0221) 5104338
Fax (0221) 515216

Earthlite Massagetische
Brigitte N. Koch
Schopfgraben 1
83714 Miesbach
Tel. (08026) 93680
Fax (08026) 93681

Schweiz:

Oakworks
Graham Dawson
Berninastr. 9 + 11
8057 Zürich
Tel. (++ 411) 3122607
Fax (++411) 3122720

Craniosacral-Behandlungsprotokoll

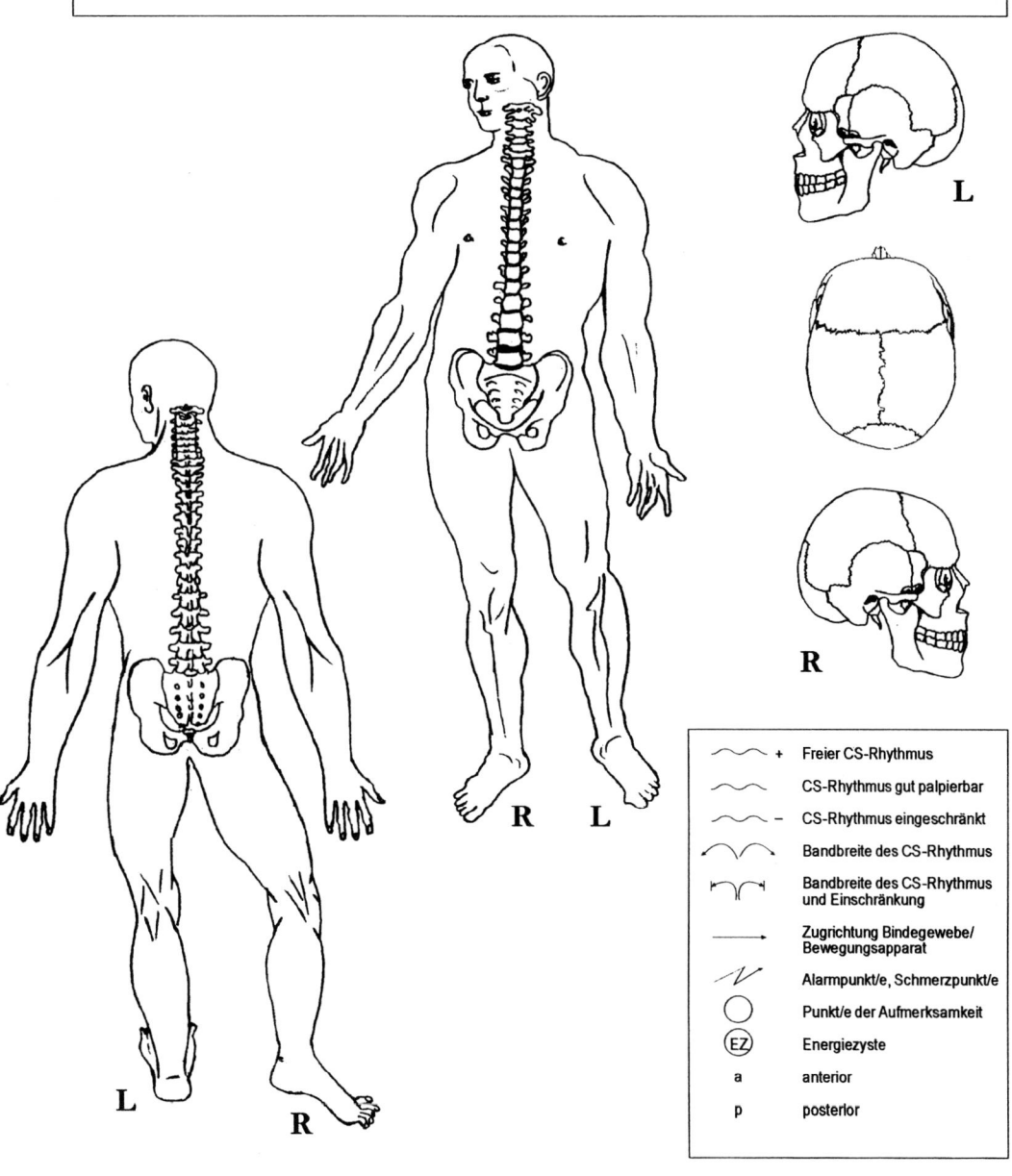

Name und Vorname Klient/in:	Krankenkasse:
Adresse:	Operationen:
PLZ und Wohnort:	
Tel. P: Tel. G:	Unfälle:
Fax e-mail:	
Datum: Sitzungs-Nr.:	Weiteres:
Name Praktizierender:	

L

R

R L

L

R

∼∼∼ +	Freier CS-Rhythmus
∼∼∼	CS-Rhythmus gut palpierbar
∼∼∼ −	CS-Rhythmus eingeschränkt
⌒⌒	Bandbreite des CS-Rhythmus
⊢⌒⌒⊣	Bandbreite des CS-Rhythmus und Einschränkung
→	Zugrichtung Bindegewebe/ Bewegungsapparat
⋎	Alarmpunkt/e, Schmerzpunkt/e
◯	Punkt/e der Aufmerksamkeit
(EZ)	Energiezyste
a	anterior
p	posterior

Anwendung/Behandlung

	Was der Behandelnde feststellt	Was der Klient empfindet/äußert
Palpierstationen		
Entspannung Rumpf/Hals		
Kopfbehandlung		
Weitere, andere		
Abschluß		
Hinweise für die nächste Behandlung		